New York Times-Bestseller

KEINE CHANCE
für Grippe und Erkältung

So wird Ihr Immunsystem unbezwingbar

Joel Fuhrman

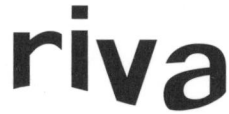

Bibliografische Information der Deutschen Nationalbibliothek
Die Deutsche Nationalbibliothek verzeichnet diese Publikation in der Deutschen Nationalbibliografie. Detaillierte bibliografische Daten sind im Internet über http://dnb.d-nb.de abrufbar.

Für Fragen und Anregungen
info@rivaverlag.de

Wichtiger Hinweis
Dieses Buch ist für Lernzwecke gedacht. Es stellt keinen Ersatz für eine individuelle medizinische Beratung dar und sollte auch nicht als solcher benutzt werden. Wenn Sie medizinischen Rat einholen wollen, konsultieren Sie bitte einen qualifizierten Arzt. Der Verlag und der Autor haften für keine nachteiligen Auswirkungen, die in einem direkten oder indirekten Zusammenhang mit den Informationen stehen, die in diesem Buch enthalten sind.

1. Auflage 2019
© 2013 by riva Verlag, ein Imprint der Münchner Verlagsgruppe GmbH
Nymphenburger Straße 86
D-80636 München
Tel.: 089 651285-0
Fax: 089 652096

Die amerikanische Originalausgabe erschien 2011 bei HarperOne unter dem Titel Super Immunity. © 2011 by Joe Fuhrman. All rights reserved.

Alle Rechte, insbesondere das Recht der Vervielfältigung und Verbreitung sowie der Übersetzung, vorbehalten. Kein Teil des Werkes darf in irgendeiner Form (durch Fotokopie, Mikrofilm oder ein anderes Verfahren) ohne schriftliche Genehmigung des Verlages reproduziert oder unter Verwendung elektronischer Systeme gespeichert, verarbeitet, vervielfältigt oder verbreitet werden.

Übersetzung: Martin Rometsch
Redaktion: Dr. Doortje Cramer-Scharnagl
Umschlaggestaltung: Manuela Amode
Umschlagabbildung: shutterstock/Photobank gallery
Satz: Georg Stadler, München
Druck: CPI books GmbH, Leck
Printed in Germany

ISBN Print 978-3-7423-0747-7
ISBN E-Book (PDF) 978-3-7453-0372-8
ISBN E-Book (EPUB, Mobi) 978-3-7453-0373-5

Weitere Informationen zum Verlag finden Sie unter

www.rivaverlag.de
Beachten Sie auch unsere weiteren Verlage unter www.m-vg.de

Meiner Frau Lisa gewidmet, deren Unterstützung und Liebe es mir ermöglicht haben, meinen Träumen nachzugehen

INHALT

Einführung: So wird Ihr Immunsystem unbezwingbar 7
1 Essen = Gesundheit. 17
2 Das Versagen der modernen Medizin 41
3 Superimmun durch Superlebensmittel 59
4 Erkältung und Grippe – was wir wissen müssen 85
5 Gesunde Kohlenhydrate, Fette und Proteine 107
6 Die richtigen Entscheidungen 131
7 Menüs und Rezepte. 167

Menüs für Superimmunität 171
Verzeichnis der Rezepte 177
Frühstücksrezepte 181

Anmerkungen 235
Glossar 260
Register 267
Danksagung 272

EINFÜHRUNG

So wird Ihr Immunsystem unbezwingbar

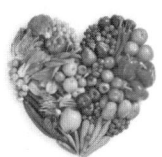

Eben dämmerte mir, dass ich vor zweieinhalb Jahren mit Ihnen die wundervolle Reise zurück zu meiner Gesundheit begann. Ich habe nicht nur mehr als 40 Kilo verloren; ich habe seither auch weder einen Schnupfen oder eine Grippe noch irgendeine andere Infektion gehabt. Wenn man bedenkt, dass ich über 30 Jahre lang jeden Winter eine heftige Bronchitis bekam und sechs Wochen wie verrückt hustete, ist diese Befreiung wirklich großartig – nicht nur, weil ich dadurch Fettleibigkeit, Krebs, Diabetes Typ 2 und Herzkrankheiten vorbeuge.

Emily Boller

Die moderne Wissenschaft hat nachgewiesen, dass die richtigen Lebensmittel und die richtigen Nährstoffe die Abwehrkraft des Immunsystems verdoppeln und verdreifachen können. Wenn Sie lernen, in das Schloss jedes Zellrezeptors den richtigen Nährstoffschlüssel zu stecken und den Bedarf jeder Zelle zu decken, können die Abwehrkräfte den Körper schützen wie Superhelden – und Sie werden kaum jemals krank. Wichtiger noch: Der Übergang von der durchschnittlichen Immunität zur Superimmunität kann Ihnen das Leben retten.

KEINE CHANCE FÜR GRIPPE UND ERKÄLTUNG

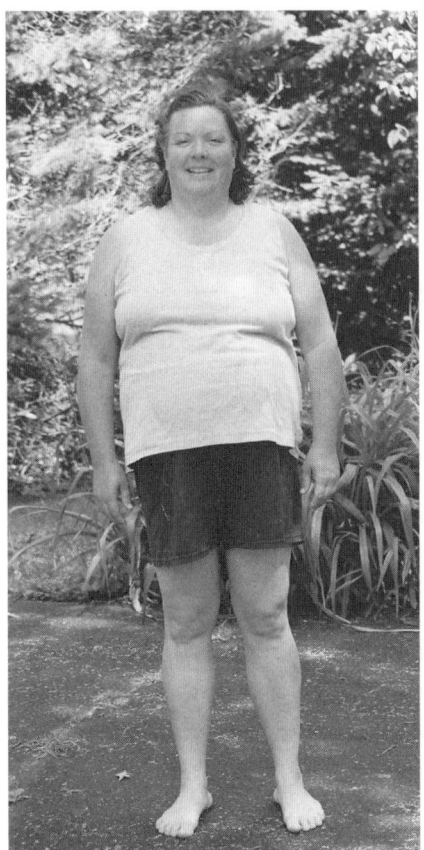 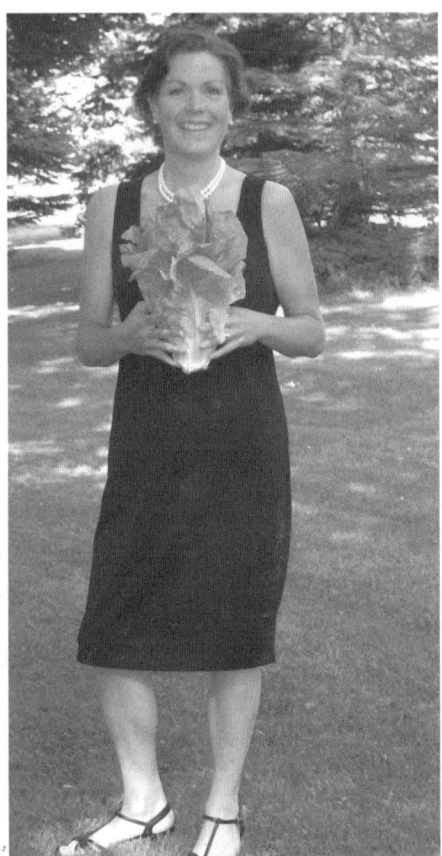

Emily Boller im Juli 2008 … und im Juni 2009

Tatsache ist, dass wir ein starkes Immunsystem heute dringender brauchen denn je. In den Vereinigten Staaten können Erwachsene damit rechnen, sechs- bis zehnmal im Jahr eine Erkältung zu bekommen. Alle diese Erkältungen zusammen kosten die amerikanische Wirtschaft direkt und indirekt rund 40 Milliarden Dollar. Außerdem ist es kein Vergnügen, krank zu sein. Aus einer Grippe kann beispielsweise eine lange, ernste Krankheit werden. Mediziner warnen vor möglichen neuen Grippeviren, und Viruskrankheiten breiten sich heutzutage weltweit aus. Darum ist es wichtig, dass unser Immunsystem stark bleibt und dass wir uns und unsere Familien schützen.

Bei Menschen ohne starkes Immunsystem kann eine kleine Infektion durchaus sechs Wochen andauern. Schlimmer noch, sie kann ernste Folgen haben, etwa Herzschäden oder eine Nervenlähmung, und sie kann sich zu einer schwer behandelbaren bakteriellen Infektion entwickeln, zum Beispiel zu einer lebensgefährlichen Lungenentzündung.

Unser Immunsystem schützt uns auch vor Krebs. Die gleichen weißen Blutkörperchen und anderen Bestandteile des Immunsystems, die Keime bekämpfen, reagieren auch auf entartete eigene Zellen und beseitigen sie, bevor sich ein Tumor oder Krebs bilden kann.

Das Immunsystem gleicht einem Engel, der über unser Leben wacht und uns vor allerlei Gefahren schützt. Mit einen starken Immunsystem können Sie gesünder, glücklicher, angenehmer und produktiver leben. Superimmunität kann Ihr Leben sogar verlängern, weil sie den Körper in ein schützendes Kraftfeld hüllt und das Risiko, an lästigen kleinen Infektionen, schweren Infektionen oder gar Krebs zu erkranken, drastisch verringert.

Nie zuvor haben uns so viele gefährliche Keime aus der ganzen Welt bedroht wie heute. Im Urlaub, auf Flughäfen, in öffentlichen Verkehrsmitteln und Städten kommen wir ständig mit Menschen in Berührung, die mit exotischen oder neuen Krankheitserregern Kontakt hatten. Unsere Schulen und Krankenhäuser sind mit Bakterien verseucht, die resistent sind gegen Antibiotika. Wissenschaftler sind der Meinung, dass Veränderungen in unserer Umwelt, Gesellschaft und Ernährung zu einer beispiellosen Zunahme der Infektionskrankheiten beigetragen haben: Mehr als 35 vorher unbekannte Infektionskrankheiten sind in den letzten 30 Jahren irgendwo auf der Welt ausgebrochen. In den USA sterben heute bis zu 170 000 Menschen jährlich an Infekten, doppelt so viele wie im Jahr 1980. Da jedes Jahr zwei Milliarden Menschen mit dem Flugzeug reisen, dürfte die Gefahr schwerer Viruserkrankungen in Zukunft noch steigen.[1]

Wenn sich heutzutage Krankheitserreger etablieren, breiten sie sich aufgrund des globalisierten Personen- und Handelsverkehrs oft rasch weltweit aus. Man nimmt beispielsweise an, dass ein infizierter Vogel das West-Nil-Virus auf einem Schiff oder Flugzeug von seiner alten Heimat im Nahen Osten nach New York brachte. Im November 2002 tauchte das Schwere Akute Atemwegssyndrom (engl. SARS) zum ersten Mal auf; sechs Wochen später hatten arglose Reisende es auf der ganzen Welt verbreitet. Der Weltgesundheitsorganisation (WHO) zufolge haben sich 8000 Menschen mit dieser schweren

KEINE CHANCE FÜR GRIPPE UND ERKÄLTUNG

Viruskrankheit infiziert, etwa 800 von ihnen starben daran.[2] SARS ist gewiss nicht die letzte Viruskrankheit, die von einer Region auf dem Globus in eine andere wanderte und sich in bevölkerungsreichen Gebieten rasch ausbreitete; aber SARS hält den Rekord, was die Schnelligkeit der Ausbreitung von Kontinent zu Kontinent anbelangt.

Doch nicht nur das weltweite Risiko für gefährliche Infektionen ist gestiegen. Ein großer Teil unserer Bevölkerung ist von einer zweiten modernen Epidemie betroffen: Krebs. Die Wahrscheinlichkeit, irgendwann im Leben die Diagnose »Krebs« zu erhalten, beträgt bei Männern 44 Prozent und bei Frauen 37 Prozent. Da Brustkrebs im Vergleich zu anderen häufigen Krebsarten jedoch in einem früheren Alter diagnostiziert wird, ist die Wahrscheinlichkeit, vor dem 60. Geburtstag an Krebs zu erkranken, bei Frauen etwas höher. Von vier Todesfällen in den Vereinigten Staaten ist derzeit einer auf Krebs zurückzuführen. Der statistische Trend bei Frauen ist düster: Vor 100 Jahren war Brustkrebs noch nahezu unbekannt, heute ist jede achte Frau im Laufe ihres Lebens davon betroffen, und es gibt Anzeichen dafür, dass diese Zahl in den nächsten paar Jahrzehnten noch steigen wird.

Gemeinsam können wir diese Entwicklung umkehren. Ernährungswissenschaftliche Studien belegen, dass wir selbst unsere Gesundheit verbessern und erhalten und Krankheiten aller Art abwehren können.

Meiner Meinung nach sind die Forschungsergebnisse und Informationen über Ernährung auf den folgenden Seiten so wichtig, dass alle sie kennen sollten. Unsere heutige Kost schwächt das Immunsystem drastisch. Wir konsumieren immer mehr industriell verarbeitete Produkte, künstliche Nahrungsmittel, Zusatzstoffe und krebserregende Substanzen. Dadurch schaden wir unserer Gesundheit. Hier müssen wir mit ernährungswissenschaftlichen Erkenntnissen eingreifen und die Menschen in die Lage versetzen, sich selbst zu schützen – bevor ihre Gesundheit sich weiter verschlechtert, bevor eine lebensgefährliche Epidemie ausbricht und bevor die Zahl der Krebserkrankungen erneut sprunghaft zunimmt.

Superimmunität ist erreichbar. Bevor wir erklären, wie, müssen Sie jedoch wissen, was das Immunsystem für Sie und Ihre Gesundheit tun kann.

Mehr Medizin ist keine Lösung

Wir leben in einer Ära der raschen wissenschaftlichen Fortschritte. Ein Großteil dieses neuen Wissens kann uns helfen, besser, länger und glücklicher zu leben als je zuvor. Aber ich muss Sie warnen: Mehr medizinische Behandlung, mehr Medikamente, mehr Impfungen und mehr Ärzte führen nicht zur Superimmunität. Im Gegenteil: Die Medizin ist Teil des Problems, nicht dessen Lösung.

Wenn von Prävention die Rede ist, denken die meisten Menschen an Impfungen, Medikamente sowie diagnostische Tests und Check-ups. Wir sind seit 50 Jahren an diese Mittel und Verfahren gewöhnt und haben daher ein Glaubenssystem verinnerlicht, das mehr medizinische Versorgung mit besserer Gesundheit und Langlebigkeit gleichsetzt. Diese Gleichung ist einfach nicht wahr.

Die Kaiser Health Foundation, eine private US-amerikanische gemeinnützige Gesellschaft, hat sich mit diesem Thema gründlich auseinandergesetzt. Dabei wurde festgestellt, dass ein Drittel aller Gesundheitskosten auf Dienstleitungen entfällt, die weder unsere Gesundheit noch die Versorgung der Kranken verbessern – sondern sie möglicherweise verschlimmern![3] Zu viele Menschen werden immer kränker. Ein Mangel an medizinischer Versorgung ist nicht das Problem, und mehr medizinische Versorgung ist gewiss nicht die Lösung.

Die neuen Patienten, die ich jeden Tag in meiner Praxis sehe, sind gute Beispiele dafür. Manche leiden wochenlang an Erkältung oder Grippe und husten anschließend noch monatelang. Ein einfacher Schnupfen zieht oft eine Nebenhöhlenentzündung sowie Schmerzen und ein Druckgefühl im vorderen Kopfbereich nach sich, die erst nach Monaten abklingen. Leichte Beschwerden entwickeln sich zu ernsthaften Krankheiten, die mit immer mehr Medikamenten bekämpft werden müssen. Anfangs mögen diese Arzneien helfen, doch nach einer Weile lässt ihre Wirkung nach und die Symptome kehren zurück, oft stärker als davor. Diese Komplikationen treten ein, weil falsche Ernährung und Medikamente das Immunsystem geschwächt haben, sodass der Körper sich nicht mehr selbst schützen kann.

Laura Kaminski ist ein gutes Beispiel dafür, wie richtige Ernährung das Immunsystem heilt und stärker macht als je zuvor. Laura, eine meiner ehemaligen Patientinnen, schilderte mir ihre Erfahrungen:

KEINE CHANCE FÜR GRIPPE UND ERKÄLTUNG

Ich war allergisch gegen Pollen, Gras, Beifuß-Ambrosie und Katzen. Meine Nase war ständig verstopft. Ich bekam Antihistaminika und immer wieder Antibiotika. Schließlich begann ich unter wiederkehrenden Infektionen der Harnwege und der Nebenhöhlen zu leiden. Ich probierte eine Diät nach der anderen, auch um abzunehmen. Die Folgen waren Heißhunger und Schuldgefühle. Es war eine Berg-und-Tal-Fahrt von einer Krankheit zur nächsten. Ich nahm immer mehr Medikamente – dabei war ich erst in den Dreißigern.

Nachdem ich Ihr Buch gelesen hatte, ergab alles einen Sinn. Mir wurde klar, dass ich ein schwaches Immunsystem hatte. Ich nahm sechs Kilo ab, was ich zuvor jahrelang vergeblich versucht hatte. Innerhalb weniger Wochen fühlte ich mich geistig klarer und hatte keine Magenbeschwerden mehr. Wirklich aufregend wurde es sechs Monate später, als ich merkte, dass meine Allergien verschwunden waren. Endlich konnte ich wieder frei atmen. Die Allergien, Nebenhöhlenentzündungen und Harnwegsinfekte waren einfach nicht mehr da. Ich brauchte keine Medikamente mehr. Jetzt weiß ich ein für alle Mal, was mir wirklich hilft, gesund zu bleiben.

Was Laura geholfen hat, kann auch Ihnen helfen. Die neuen Erkenntnisse, die ich Ihnen vorstellen werde, sind zu wertvoll, um in der Bibliothek im Keller einer Medizinfakultät zu verstauben. Alle Menschen sollen erfahren, dass auch sie ihr Leben ändern können.

Den meisten Leuten ist nicht bewusst, dass die übliche Ernährungsweise ihr Immunsystem schwächt und sie anfälliger für Krankheiten macht. Zudem gibt es Hinweise darauf, dass der übermäßige Einsatz von Antibiotika und anderen Medikamenten die Entwicklung bösartiger Tumore begünstigt.

Eine Studie, die im anerkannten *Journal of the American Medical Association (JAMA)* veröffentlicht wurde, belegt, dass Antibiotika das Brustkrebsrisiko erhöhen. Die Autoren, die am National Cancer Institute in Bethesda, Maryland, an der University of Washington in Seattle und am Fred Hutchinson Cancer Center, ebenfalls in Seattle, tätig sind, schließen daraus, dass Frauen umso häufiger an Brustkrebs erkranken, je mehr Antibiotika sie eingenommen haben.[4]

Die Autoren der Studie stellten fest, dass Frauen, denen während eines Zeitraums von durchschnittlich 17 Jahren öfter als 25-mal Antibiotika verordnet worden waren, mehr als doppelt so oft von Brustkrebs betroffen waren wie Frauen, die keine Antibiotika eingenommen hatten. Selbst bei Frauen, deren Arzt ihnen im gleichen Zeitraum nur ein- bis 25-mal Antibiotika verabreicht hatte, war das Risiko erhöht: Die Wahrscheinlichkeit einer Brustkrebsdiagnose war bei ihnen etwa anderthalbmal größer als bei Frauen, die gar keine Antibiotika bekommen hatten. Das Erkrankungsrisiko war bei allen Arten von Antibiotika erhöht, mit denen die Studie sich befasste.

Ich erinnere mich an die erste Pharmakologievorlesung, die ich an der Universität gehört habe. Der Professor betonte: »Denken Sie immer daran, dass alle Medikamente giftig sind und sogar einen vorzeitigen Tod bewirken können. Man darf sie nur nach sorgfältiger Risiko-Nutzen-Analyse anwenden, denn sie alle bringen erhebliche und ernste Risiken mit sich.« Unsere nährstoffarme Kost – und die damit verbundene Schwächung des Immunsystems, die zu häufigen Erkrankungen führt – und der gleichzeitige Missbrauch von Medikamenten (Antibiotika, Impfstoffen und zum Teil auch Immunsuppressiva) stellen eine gute Erklärung für die starke Zunahme der Krebserkrankungen in den letzten 70 Jahren dar. Aber wir können diese Entwicklung aufhalten.

Die gefährliche Kombination von Nährstoffdefiziten und einem übermäßigen Einsatz von Medikamenten zerstört im Laufe unseres Lebens unsere Gesundheit. Wenn Sie wie Laura ständig krank sind, wenn Sie Medikamente brauchen, nur um sich »normal« zu fühlen, ist das ein Alarmsignal. Häufige Infekte sind sozusagen der Immunitätsalarm des Körpers. Es kommt nicht nur darauf an, wie Sie sich derzeit fühlen, sondern vor allem darauf, wie widerstandsfähig Ihr Immunsystem gegen Krankheitserreger und somit auch gegen Krebs ist. Das ist ein ernstes Thema, über das manche nicht gerne sprechen; aber es ist so wichtig, dass wir ihm nicht ausweichen dürfen. Lauras häufige Infektionen und ihre Abhängigkeit von Medikamenten lösten schließlich einen inneren Alarm bei ihr aus. Ihr wurde klar, dass sie ihr Leben ändern musste. Heute ist sie gesund und hat sich vor dem Schlimmsten bewahrt, denn sie war auf eine echte Tragödie zugesteuert, die sie gerade noch rechtzeitig abgewendet hat.

KEINE CHANCE FÜR GRIPPE UND ERKÄLTUNG

Schützen Sie sich mit Superimmunität

Uns wurde beigebracht, dass Viren durch zwischenmenschliche Kontakte übertragen werden und wir ihnen daher kaum ausweichen können. Wenn das stimmt, warum werden dann manche Menschen häufiger krank als andere? Was macht sie anfälliger? Müssen wir uns zwangsläufig anstecken, wenn ein Angehöriger oder Arbeitskollege krank ist?

Was wäre, wenn die Wissenschaft herausgefunden hätte, wie Sie fast vollständig resistent gegen Erkältungen, Grippe und andere Infektionen werden können – oder wie Sie innerhalb von 24 Stunden genesen können, falls Sie doch einmal einen Erreger »einfangen«? Was wäre, wenn wir die Folgekomplikationen viraler oder bakterieller Infektionen verhindern könnten, sodass ein Infekt nur noch eine kleine Unpässlichkeit wäre, aus der sich nie eine gefährliche Krankheit entwickeln würde? Wie wäre es, Superimmunität gegen Infektionen aufzubauen? Ist das nicht ein reizvoller Gedanke?

Was wäre, wenn wir herausgefunden hätten, wie wir mit richtiger Ernährung superimmun werden und über 80 Prozent aller Krebserkrankungen verhindern können? Und dabei auch noch langsamer altern und selbst in den späten Jahren unseren jugendlichen Elan und unsere Gesundheit vollständig erhalten können?

Die Wahrheit ist, dass die Ernährungswissenschaft in den letzten Jahren enorme Fortschritte gemacht hat. Tatsächlich können Sie Ihre Gesundheit in die eigene Hand nehmen, wenn Sie das neue Wissen anwenden. Wir verfügen heute über Beweise dafür, dass eine optimale Nährstoffversorgung unser Immunsystem »aufladen« kann, sodass es uns besser vor Krankheiten schützt. Ich werde Ihnen helfen, diese neuen Erkenntnisse zu verstehen und in Ihrer Küche und in Ihrem Alltag anzuwenden.

Nahrung liefert uns Energie und die Bausteine für unser Wachstum, und zwar in Form von Kalorien. Dabei unterschätzen wir die kalorienfreien Mikronährstoffe in unserem Essen – vor allem jene, die weder Vitamine noch Mineralien sind, aber das Immunsystem stärken und unterstützen. Dieses Buch informiert Sie über diese wichtigen Substanzen. Wenn Sie Lebensmittel essen, die reich an solchen hochwirksamen, immunstärkenden sekundären Pflanzenstoffen und anderen Mikronährstoffen sind, können Sie den meisten modernen Krankheiten vorbeugen. Und wenn Sie die Funktion und

Abwehrkräfte Ihres Immunsystems optimieren, können Sie Superimmunität erlangen.

Superimmunität schützt vor Schnupfen und Grippe ebenso wie vor Krebs. Es geht hierbei nicht nur darum, die Grippesaison zu überstehen, sondern darum, bis ans Lebensende bei bester Gesundheit zu bleiben. Ich spreche hier nicht von einer »Schnellreparatur«, sondern von einer völlig neuen Einstellung zur Gesundheit und zum Wohlbefinden.

Natürlich gibt es kein Leben ganz ohne Risiken, und auch eine optimale Ernährung kann nicht *alle* Infektionen und Krebsarten verhindern. Die Fortschritte der modernen Medizin, der Ernährungswissenschaft und der Mikrobiologie könnten jedoch dafür sorgen, dass die meisten schweren Krankheiten bald äußerst selten werden.

Ich hoffe, dass Sie die Informationen, die ich mit diesem Buch vorlege, eingehend und kritisch prüfen. Vielleicht lesen Sie sogar die angegebene wissenschaftliche Literatur. Sie werden feststellen, dass die wissenschaftlichen Nachweise so überzeugend sind, dass man sie nicht ignorieren kann – und dabei ist die Lösung so köstlich. Superimmunität steht uns allen zur Verfügung!

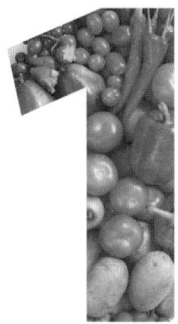

Essen = Gesundheit

Bevor ich anfing, Dr. Fuhrmans Ideen anzuwenden, war ich oft erkältet und litt an einer fast chronischen Nebenhöhlenentzündung. Zweimal starb ich beinahe an Lungenentzündung! Jetzt bin ich nie krank. Seit drei Jahren war ich nicht mehr erkältet. Ich schreibe auf, was ich esse, und habe selbst festgestellt, dass mein Essen jetzt fast alle Vitamine und Mineralien mindestens in der empfohlenen Menge enthält. Und mir ist nun klar, warum ich früher so krank war: Ich habe zu wenig Nährstoffe zu mir genommen. Danke, Dr. Fuhrman.

Aram Barsamian

Die alten Kulturvölker überall auf der Welt wussten, dass bestimmte Nahrungsmittel die Gesundheit stärken und uns vor Krankheiten schützen. Das haben Historiker und Archäologen herausgefunden. Schon vor Tausenden von Jahren benutzten die Menschen Pflanzen und Pflanzenextrakte als Arzneien.

Die Pflanzen in der Natur sind komplexe Pakete voller biologisch aktiver Verbindungen. Der Begriff »sekundäre Pflanzenstoffe« oder auch »Phytochemikalien« wurde geprägt, um die vielen Tausend Verbindungen in den Pflanzen zu bezeichnen, die im menschlichen und tierischen Gewebe subtile, aber tief greifende Wirkungen auf die Immun- und Organfunktionen entfalten. Seit einigen Jahren wissen wir auch, dass unser Immunsystem viele dieser Phytochemikalien benötigt. Unser Essen versorgt uns also nicht nur mit Makronährstoffen (Kohlenhydraten, Eiweiß und Fett) und Mikronährstoffen (Vitaminen und Mineralien), sondern auch mit Phytochemikalien. Sie machen uns noch widerstandsfähiger gegen Krankheiten und verlängern unser Leben. Diese Wirkungen werden erst seit Kurzem verstanden und anerkannt.

Die menschliche Evolution fand inmitten einer reichen Pflanzenwelt statt. Deshalb hat unser Organismus gelernt, die komplexen biochemischen Verbindungen der Pflanzen zu nutzen und mit ihnen die eigenen Zellfunktionen zu unterstützen. In den letzten Jahren wurden faszinierende und enorm komplizierte Interaktionen innerhalb der Zellen entdeckt: Verschiedene Phytochemikalien unterstützen gemeinsam ein bis dahin unbekanntes Abwehrsystem, das sich selbst reparieren kann.

Phytochemikalien sind bioaktive Substanzen, die für das Wachstum und Überleben der Pflanze wichtig sind. Sie haben sich also zum Nutzen der Flora entwickelt. Aber auch das menschliche Immunsystem ist im Laufe der Evolution von diesen Stoffen abhängig geworden. Es braucht sie, um optimal arbeiten zu können. Manche Leute stören sich an dem Wort »Chemikalien«, weil es sie an künstliche und giftige Verbindungen erinnert. Sie ziehen den Begriff »sekundäre Pflanzenstoffe« vor, der jedoch das Gleiche bedeutet. Wir sollten allerdings bedenken, dass das Wort »Chemikalie« in Wahrheit neutral ist und nichts mit irgendwelchen Dogmen zu tun hat. Daher ist das allgemein bekannte Wort »Phytochemikalien« durchaus ein korrekter Begriff für die vielen neu entdeckten Verbindungen mit ihren komplizierten gesundheitlichen Wirkungen.

Richtige Ernährung ist das Geheimnis der Superimmunität, und sie ist ziemlich einfach zu erreichen. Sie müssen nicht jahrelang studieren und nachdenken, um Ernährungsexperte zu werden. Die einzige Voraussetzung ist, dass Sie wissen, nach welchen Kriterien Sie Nahrungsmittel auswählen und zubereiten sollten. Wie das komplizierte Immunsystem des Menschen sind auch Pflanzen vielschichtige und wundersame Lebensformen. Sie enthalten Tausende komplexer Zellen und Biochemikalien, die harmonisch zusammenarbeiten. Zwischen den Tieren und den Pflanzen auf der Erde hat sich eine labile symbiotische Beziehung entwickelt, und auch wir Menschen sind auf Pflanzen angewiesen, wenn wir überleben und gesund bleiben wollen. Wenn wir die Überlebensfähigkeit von Tieren und Menschen untersuchen, stellen wir fest, dass sie von der Qualität der Nahrung abhängig sind, die die Erde uns schenkt: Die Gesundheit der Nahrung, die wir essen, bestimmt unsere eigene Gesundheit. Wenn wir gesunde Nahrung essen, werden wir gesund. Wenn nicht, werden wir krank. Letztlich besteht unser Körper aus dem, was wir essen: Wir sind, was wir essen.

Wenn uns längere Zeit wichtige Nährstoffe fehlen, vor allem in der Kindheit, sind Zellschäden und in den späteren Jahren Krankheiten die Folge, die schwer zu heilen sind. Zudem schwächen diese Defizite das Immunsystem.

Zum Glück für uns alle eröffnen die jüngsten Fortschritte der Ernährungswissenschaft die Chance, gezielt so zu essen, dass wir gesund werden. Wie Sie noch sehen werden, haben nicht nur die hochwirksamen Verbindungen (zum Beispiel in Beeren und Granatäpfeln) selbst eine schützende Wirkung. Nein, wenn sie mit anderen Phytochemikalien (beispielsweise in Grüngemüse, Pilzen und Zwiebeln) kombiniert werden, kurbeln sie zudem die erstaunlichen Selbstschutz- und Selbstheilungskräfte an, die im menschlichen Genom bereits angelegt sind. Die Summe all dieser Wirkungen ist Superimmunität.

Eine Kombination der Verbindungen ist also wirksamer als eine einzelne Substanz, selbst in hoher Dosis. Eine hohe Dosis Vitamin C oder Vitamin E ist beispielsweise nicht sehr wirksam – erst recht nicht, wenn gar kein Mangelzustand vorliegt. Obwohl manche Phytochemikalien stärker und länger gegen freie Radikale wirken als bekannte Antioxidanzien (wie zum Beispiel die Vitamine C und E; mehr dazu später), ist die Einnahme einer hohen Dosis *einer* natürlichen Phytochemikalie, die aus einem grünen Gemüse extrahiert wurde, weniger nützlich als die *Kombination* Hunderter anderer Verbindungen in nährstoffreichen »ganzen« Nahrungsmitteln. Diese neu entdeckten Mikronährstoffe arbeiten nämlich zusammen. Sie fördern eine Reihe von Prozessen, die Zellschäden verhindern und irreparabel geschädigte Zellen vernichten, bevor sie für den Körper gefährlich werden.

Meine »Nährstofftherapie« nutzt und kombiniert die wirksamsten Nahrungsmittel, die wir kennen. Sie ist natürlich und ungiftig, und sie kann menschliche Tragödien verhindern. Das heißt, sie stärkt nicht nur das Immunsystem im Kampf gegen Infektionen und Krebs, sondern beugt auch Herzinfarkten, Schlaganfällen und Demenz vor.

Die Ernährungskatastrophe: Tod durch industriell verarbeitete Nahrung

Da die meisten Menschen auf der Welt heute eine Menge industriell verarbeiteter Produkte und Nahrungsmittel tierischer Herkunft konsumieren, sind fast alle drastisch unterversorgt, was Phytochemikalien anbelangt. Die Folgen sind weitreichend und gefährlich.

Vor 25 Jahren haben wir Vitamine und Mineralien geradezu verehrt. Kaum ein Ernährungsexperte wusste, dass Phytochemikalien existieren. Heute gelten diese Verbindungen als die wichtigsten Mikronährstoffe in natürlichen Nahrungsmitteln, und ihre Wirkungen sind als umfassend und tief greifend anerkannt. Mit anderen Worten: Wir wissen jetzt, dass Vitamine und Mineralien nicht annähernd ausreichen. Für ein gut funktionierendes Immunsystem benötigen wir Hunderte zusätzlicher Phytochemikalien, die in Pflanzen enthalten sind. Zwar gibt es Ergänzungsmittel zu kaufen, die nützliche Verbindungen enthalten und vielversprechend sind; aber nichts stärkt das Immunsystem so sehr wie eine ausreichende Menge und Vielfalt dieser gesundheitsfördernden Substanzen in naturbelassenen pflanzlichen Nahrungsmitteln.

Ein US-Amerikaner nimmt heute über 60 Prozent seiner Kalorien in Form von verarbeiteten Produkten zu sich. Dieser Prozentsatz ist in den letzten 100 Jahren allmählich, aber unaufhaltsam gestiegen. In diese Kategorie gehören die meisten Nahrungsmittel, die Süßstoffe, Weißmehl und Öle enthalten, zum Beispiel Weißbrot, Brötchen, Chips, Nudeln, Kuchen, Kekse, Müsliriegel, Frühstücksflocken, Limonaden, Brezeln, Würzmittel und Fertigsoßen für Salate. Diese verarbeiteten Produkte enthalten meist Zusatzstoffe, Farbstoffe und Konservierungsstoffe, um die Haltbarkeit zu verlängern, und sie werden in Plastikbeuteln oder Schachteln aus Karton verkauft.

Limonaden, Zucker, Glukosesirup und andere Süßungsmittel machen heute einen Großteil unserer Mahlzeiten aus. Auch Käse und Hühnerfleisch verzehren wir heute beträchtlich häufiger als noch vor 100 Jahren. Mehr als 25 Prozent unserer Kalorien konsumieren wir in Form tierischer Produkte. Für naturbelassene pflanzliche Nahrung bleibt also nicht mehr viel Platz.

So ist die moderne Kost nicht nur arm an wichtigen Mikronährstoffen, sondern auch Hunderte von immunstärkenden Phytochemikalien fehlen ihr. Diese Stoffe sind nicht nebensächlich – ohne sie ist es unmöglich, ein Leben lang gesund zu bleiben.

Essen = Gesundheit

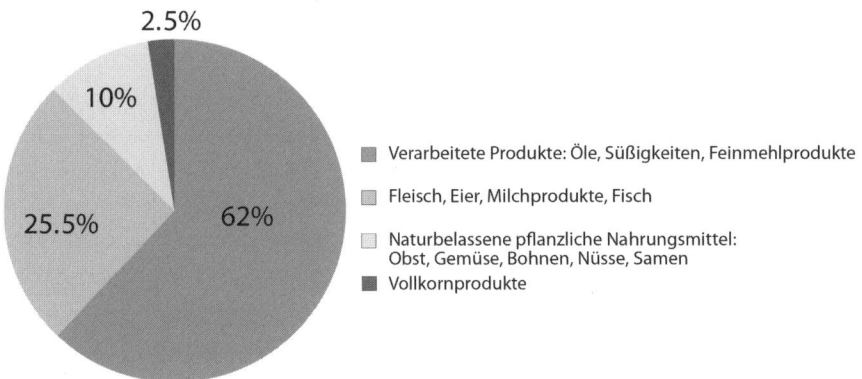

USDA Economics Research Service 2005;
www.ers.udsa.gov/Data/FoodConsumption/FoodGuideIndex.htm#calories

Um die wichtigen Antioxidanzien und Phytochemikalien zu benennen, die in unserem Essen fehlen, müssen wir eine große Gruppe nützlicher Verbindungen kennenlernen, zum Beispiel die Carotine (Lycopin, Alpha-Carotin, Beta-Carotin, Lutein, Zeaxanthin u. a.) und eine Reihe anderer Verbindungen, die unsere Zellfunktionen optimieren, sodass die Immunzellen ihre Arbeit verrichten können: Alpha-Liponsäure, Flavonoide, Bioflavonoide, Polyphenole, Phenolsäuren, Quercetin, Rutin, Anthocyane, Isothiocyanate, Lignane und Pektine. Alle diese Verbindungen beeinflussen unser Wohlbefinden. Ohne sie wird unsere Gesundheit, vor allem das Immunsystem, erheblich geschwächt.

Einerlei, wie viele Ernährungstheorien es geben mag, fast alle räumen ein, dass Gemüse »gesund« ist. Umstritten ist nur, *wie* gesund es ist. Leider sind die Befunde empirischer Studien oft unzuverlässig, weil die meisten Menschen so wenig Gemüse essen, dass dessen gesundheitliche Wirkung nicht messbar ist. Immerhin belegen einige empirische Langzeitstudien, dass der Gemüseverzehr der wichtigste Faktor bei der Vorbeugung gegen Krankheiten und vorzeitigen Tod ist.[1]

KEINE CHANCE FÜR GRIPPE UND ERKÄLTUNG

Was sind Antioxidanzien und wie wirken sie?

Da verarbeitete Nahrungsmittel und tierische Produkte kaum Antioxidanzien oder Phytochemikalien enthalten, ist die moderne Kost äußerst krankheitsfördernd. Anders gesagt: Wir essen uns krank. Antioxidanzien sind Vitamine, Mineralien und Phytochemikalien, die dem Körper helfen, freie Radikale zu beseitigen und ihre Entstehung zu verhindern.

Warum ist das so wichtig? Freie Radikale sind Moleküle, die ein freies (ungepaartes) Elektron enthalten, das sie chemisch hochreaktiv macht. Diese instabilen Moleküle entreißen anderen Molekülen Elektronen, wenn sie mit ihnen in Kontakt kommen, und können so unter anderem Zellschäden verursachen. Ohne einen ausreichenden Vorrat an Antioxidanzien – den natürlichen Feinden der freien Radikale – sind Entzündungen und vorzeitige Alterung die Folge. Vitamin C, Vitamin E, Folat, Selen, Alpha- und Beta-Carotin sowie verschiedene Phytochemikalien haben eine antioxidative Wirkung.

Die weitaus meisten Antioxidanzien konsumieren wir in Form von Obst, Gemüse und anderen Pflanzen. Tierische und Fabriknahrungsmittel enthalten kaum Antioxidanzien. (Phytochemikalien haben noch zahlreiche andere positive Wirkungen, die derzeit untersucht werden.)

Oxidative Schäden entstehen, wenn freie Radikale in den Zellen und in deren Organellen wüten. Allerdings sind nicht alle freien Radikale schädlich. Manche haben sogar eine wichtige Aufgabe: Sie vertilgen Abfallprodukte, und die Immunzellen nutzen sie, um beschädigte Zellen zu beseitigen, die für uns gefährlich wären, wenn sie weiter entarten oder sich gar zu Krebszellen entwickeln würden. Das Problem mit freien Radikalen und anderen Toxinen (Giftstoffen) in den Zellen besteht darin, dass sie immer zahlreicher werden und sich ausbreiten, wenn wir nicht jeden Tag viele verschiedene Antioxidanzien und Phytochemikalien zu uns nehmen. Freie Radikale können gesundes Gewebe zerstören, nicht nur Abfallstoffe und krankes Gewebe. Das führt zu Zellschäden und erhöht die Konzentration von Zellgiften.

Da Gemüse viele nützliche Verbindungen enthält, ist der Gemüseanteil (vor allem der Anteil von Grüngemüse) ein einfacher Parameter, um die antioxidative Gesamtkapazität unserer Kost einzuschätzen. Wissenschaftler bestimmen zum Beispiel den Carotingehalt des Blutes, um herauszufinden, wie viel Gemüse wir verzehren. Beta-Carotin – reichlich in Möhren und anderen orangefarbenen Gemüsearten enthalten – ist das am besten untersuchte Carotin. Alpha-Carotin spiegelt den Gemüseverzehr genauer wider, weil es in den meisten Multivitaminpräparaten und anderen Ergänzungsmitteln fehlt und sehr genau widerspiegelt, wie viel nährstoffreiches Gemüse wir essen. Dunkelgrünes und orangefarbenes Gemüse ist nämlich die reichste Quelle für Alpha-Carotin, eines von über 40 Carotinen, die als Antioxidanzien nachweislich vor Krankheiten schützen und die Lebenserwartung steigern.

Vor Kurzem maßen Forscher bei allen Teilnehmern einer Studie den Alpha-Carotin-Gehalt des Blutes und verfolgten anschließend 14 Jahre lang die Zahl der Sterbefälle. Sie stellten fest, dass das Sterberisiko – unabhängig von den Ursachen – mit dem Alpha-Carotin-Gehalt im Blut zusammenhing: Bei den Teilnehmern mit dem höchsten Alpha-Carotin-Gehalt war das Sterberisiko um 39 Prozent geringer als bei jenen mit dem niedrigsten Alpha-Carotin-Gehalt.[2] Eine ähnliche Korrelation bestand zwischen Alpha-Carotin und der Zahl der Todesfälle als Folge von Herz-Kreislauf-Erkrankungen, Krebs, Infektionen und anderen Ursachen.

Alpha-Carotin ist ein beachtliches Antioxidans, aber es ist vor allem auch ein Marker für die Tausende weiterer Verbindungen im grünen und orangefarbenen Gemüse, die synergetisch zusammenarbeiten und den Körper gesund erhalten. Grüngemüse ist am nährstoffreichsten, das heißt, es enthält die meisten Mikronährstoffe je Kalorie und hat natürlich auch den höchsten Alpha-Carotin-Gehalt.

Die oben erwähnte große Langzeitstudie spricht für eine nährstoffreiche Ernährung, wie ich sie empfehle; denn viele Nahrungsmittel, die reich an Alpha-Carotin sind, sind auch reich an anderen Mikronährstoffen. Bei optimaler Zufuhr unterschiedlicher Mikronährstoffe sinkt das Krankheitsrisiko im höheren Alter beträchtlich, und die Lebenserwartung steigt. Mit anderen Worten: Wenn wir reichlich verschiedene, nicht verarbeitete Gemüse zu uns nehmen, steigen unsere Chancen, gesünder zu bleiben und länger zu leben.

Zu den Nahrungsmitteln mit hohem Alpha-Carotin-Gehalt pro Kalorie gehören:

Pak Choi	Möhren
Spargel	Erbsen
Weiß-/Rotkohl	Mangold
Markstammkohl	Winterkürbis
Rote Paprikaschoten	Grüne Paprikaschoten
Brokkoli	

Eine Kost, die wenig Phytochemikalien enthält, ist die Hauptursache für ein schwaches Immunsystem. Bevölkerungsgruppen mit einem deutlich höheren Gemüseverzehr haben viel niedrigere Krebsraten; im Laufe der Geschichte war die Lebenserwartung immer bei den Gruppen am höchsten, die am meisten Gemüse konsumierten.[3]

Ich behaupte, dass Phytochemikalien die wichtigste Entdeckung der Ernährungswissenschaft in den letzten 50 Jahren sind. Mehrere Hundert pflanzliche Wirkstoffe sind bisher identifiziert worden, davon etwa 150 im Detail; aber es gibt möglicherweise mehr als 1000 Phytochemikalien, die unser Immunsystem stärken. Wie hoch der Gehalt an diesen Verbindungen ist, erkennen wir oft an den lebhaften Farben der Pflanzen: Schwarz, Blau, Rot, Grün und Orange. Die einzelnen Klassen von Phytochemikalien weisen sehr unterschiedliche Strukturen und jeweils einzigartige gesundheitliche Wirkungen auf. Deshalb sollten wir viele verschiedene Pflanzen zu uns nehmen.

Zu den zahlreichen nützlichen Phytochemikalien gehören unter anderem: Allium, Allylsulfid, Anthocyane, Betalaine, Cumestane, Flavonoide, Flavonole, Glucosinolate (Senfölglykoside), Indole, Isoflavone, Lignane, Limonoide, Organosulfide, Pektine, Phenolverbindungen, Phytosterine (-sterole), Proteininhibitoren (Eiweißhemmer), Terpene (Isoprenoide) und Tyrosolester. Und innerhalb jeder Kategorie gibt es Hunderte von Verbindungen!

Viele Phytochemikalien in frisch geernteten Pflanzen werden durch moderne Verarbeitungsverfahren zerstört oder gehen verloren. Das gilt in manchen Fällen auch für das Kochen. Pflanzen sind sehr komplex; deshalb kennen wir ihre genaue Struktur und die meisten der in ihnen enthaltenen nützlichen Verbindungen immer noch nicht. Sicher ist jedoch, dass der Verzehr vieler verschiedener Phytochemikalien die Funktion und Produktion von Immunzellen fördert. Wir könnten die meisten Krankheiten, auch Krebs, verhindern, wenn wir mehr Phytochemikalien zu uns nähmen.[4]

Ein Stück Hähnchenfleisch oder ein Keks enthält weder Antioxidanzien noch Phytochemikalien. Tierischen und verarbeiteten Produkten fehlen diese Mikronährstoffe, die unsere Abwehrkraft stärken. Je mehr minderwertige Produkte wir konsumieren, desto schwächer wird unser Immunsystem und desto größer ist unser Risiko, krank zu werden oder gar Krebs zu bekommen. Gängige fettarme Diätprodukte aus Eiweiß, Fleisch und Nudeln schwächen das Immunsystem und sind krebserregend. Das hat viele Gründe, aber der wichtigste ist das Fehlen schützender Phytochemikalien.

Mehrere Studien belegen, dass Phytochemikalien schützende Wirkungen entfalten, die Vitamine und Mineralien uns nicht bieten können:

- Sie regen die Produktion entgiftender Enzyme an.
- Sie hemmen die Entstehung freier Radikale.
- Sie deaktivieren und entgiften krebserregende Substanzen.
- Sie schützen Zellen vor Schäden durch Toxine.
- Sie kurbeln die Reparatur beschädigter DNA-Sequenzen an.
- Sie hemmen die Replikation (Verdoppelung) des DNA-Gehalts einer Zelle, wenn die DNA beschädigt ist.
- Sie bekämpfen Pilze, Bakterien und Viren.
- Sie hemmen die Funktionen beschädigter oder genetisch veränderter DNA.
- Sie verbessern die Fähigkeit der Immunzellen, Krankheitserreger und Krebszellen zu vernichten (zytotoxische Wirkung).

Man könnte diese Liste auf eine Hauptfunktion reduzieren: Phytochemikalien sind der Treibstoff unserer krebshemmenden Abwehr. Eine Kost, die reichlich Phytochemikalien enthält, ist die beste Artillerie, über die wir im Kampf gegen den Krebs verfügen. Diese Abwehr schließt die Fähigkeit des Immunsystems ein, eindringende Krankheitserreger (Viren und Bakterien) zu vernichten und körpereigene abnorme Zellen zu zerstören, bevor sie zu Krebszellen werden. Wenn DNA-»Brüche« zunehmen und eine Zelle immer mehr entartet, reagiert das Immunsystem darauf und versucht, diese Zelle zu beseitigen; das heißt, es veranlasst die kranke (präkanzeröse oder kanzeröse) Zelle, sich selbst zu zerstören. Diesen Prozess nennt man Apoptose.

Ernährung aus wissenschaftlicher Sicht

Die Wirkung der Ernährung auf unsere Gesundheit ist immer noch umstritten, vor allem wenn Forscher ihre vorgefassten Meinungen und Ernährungsgewohnheiten verteidigen wollen. Dennoch ist die Zahl der wissenschaftlichen Studien in den letzten Jahren enorm gewachsen, die den Nutzen der gesunden Ernährung für das Immunsystem belegen – die Stärkung der Abwehrkräfte gegen Infektionen und Krebs.

Wer sich gründlich mit Ernährung befasst hat und die neuesten Forschungsergebnisse kennt, kann nicht bestreiten, dass bestimmte natürliche Nahrungsmittel Mikronährstoffe enthalten, die eine tief greifende schützende Wirkung haben. Ich nenne sie »Supernahrungsmittel«, weil sie zu Superimmunität führen. Die Beweise dafür sind so überwältigend, dass wir alle diese Supernahrungsmittel bevorzugen sollten – sie sind der Schlüssel zu robuster Gesundheit und der Zugang zum Jungbrunnen.

In den 1930er-Jahren identifizierten Wissenschaftler die ersten Mikronährstoffe: Vitamine und Mineralien. Außerdem isolierten sie jene Pflanzenbestandteile, die uns »Treibstoff« in Form von Kalorien liefern: Fett, Kohlenhydrate und Eiweiß (Protein). Diese Verbindungen nannten sie »Makronährstoffe«. Wasser gehört ebenfalls dazu, obwohl es keine Kalorien enthält.

MAKRONÄHRSTOFFE	MIKRONÄHRSTOFFE
Fett	Vitamine
Kohlenhydrate	Mineralien
Eiweiß	Phytochemikalien
Wasser	Enzyme

Damals entdeckten die Forscher auch, dass ein Mangel an bestimmten Mikronährstoffen verschiedene akute Krankheiten mit exotischen Namen auslösen kann, zum Beispiel Skorbut, Pellagra und Beriberi. Bis in die 1940er-Jahre waren Mangelkrankheiten in den USA weit verbreitet; deshalb verfügte die FDA (eine Behörde, die Lebensmittel überwacht und über die Zulassung von Medikamenten entscheidet) eine »Anreicherung« von Grundnahrungsmitteln wie Brot und Milch mit Mikronährstoffen. In vielen armen Ländern sind diese Krankheiten heute noch häufig anzutreffen.

Vitamin-A-Mangel: Xerophthalmie (eine Augenkrankheit)
Vitamin-C-Mangel: Skorbut
Vitamin-D-Mangel: Rachitis und Osteoporose
Jodmangel: Kropf und angeborenes Jodmangelsyndrom
Eisenmangel: Erkrankungen von Haut, Schleimhaut und Nervensystem
Thiaminmangel (Vitamin-B_1-Mangel): Beriberi
Niacinmangel (Vitamin-B_3-Mangel): Pellagra

Um 1940 waren Vitaminpräparate ein Milliarden-Dollar-Geschäft. Man riet den Menschen, Orangensaft zu trinken und Vitamin-C-Kapseln zu schlucken, und die Nahrungsmittelkonzerne begannen, ihre Fabrikprodukte mit den Vitaminen A, D und B anzureichern. In den 1950er- und 1960er-Jahren nahm die Zahl der angereicherten industriellen Nahrungsmittel zu, und bald waren diese in den entwickelten Ländern die wichtigsten Kalorienlieferanten.

In den 1960er-Jahren breiteten sich allmählich auch Schnellrestaurants in den Vereinigten Staaten aus, und im Jahrzehnt darauf erzielten diese schon einen Umsatz von sechs Milliarden Dollar. 20 Jahre später fand man sie überall. Im Jahr 2005 setzte die Fast-Food-Industrie allein in den USA mehr als 120 Milliarden Dollar um.[5] Die Anreicherung von Nahrungsmitteln wurde zu einer Strategie, die verbergen sollte, dass verarbeitete Nahrungsmittel prinzipiell arm an Mikronährstoffen sind. Kalorienreiche Produkte wurden zur Regel, aber ihnen fehlten die Mikronährstoffe. Die Folge ist, dass viele Menschen heutzutage von Industrienahrung, Fertiggerichten und Fast Food leben und kaum noch Gemüse, Bohnen, Kerne oder Pilze essen.

Die Anreicherung industriell verarbeiteter Nahrungsmittel war die Folge einer einseitigen Auffassung von Ernährungswissenschaft. Forscher und Behörden glaubten, man könne trotz falscher oder unzureichender Ernährung

Krankheiten verhindern, indem man bestimmte fehlende Nährstoffe einfach ersetze. Zwar konnte man auf diese Weise tatsächlich einige Mangelkrankheiten (siehe Liste oben) verhindern und heilen. Doch war diese Einstellung der Auslöser einer Fabriknahrungs- und Junkfood-Revolution, die unsere Ernährung und damit unsere Gesundheit von Grund auf in eine falsche Richtung lenkte.

Diese Einstellung, die unsere Ernährungsweise veränderte, ist heute noch verbreitet und richtet immer noch Schaden an. Unser Immunsystem wird dadurch geschwächt, und wir werden anfälliger für Hunderte von Krankheiten. Die allzu simple Auffassung von scheinbar guter Ernährung führte zur Entwicklung »medizinischer« Nahrungsmittel (Babynahrung, Flüssignahrung für Krankenhäuser, angereicherte Getränke, Nahrungsergänzungsmittel usw.), die unsere Gesundheitskrise noch verschlimmerte und letztlich eine sprunghafte Zunahme der Krebserkrankungen bewirkte.

Die Krebsepidemie in der modernen Welt

Zwischen 1935 und 2005 stieg die Zahl der Krebserkrankungen jedes Jahr – 70 Jahre lang! Als industriell verarbeitete Nahrungsmittel und Fast Food sich in der Dritten Welt verbreiteten, wurden auch dort immer mehr Menschen übergewichtig, und die Krebsrate stieg. Heute erleben wir in den Vereinigten Staaten und in anderen Ländern eine gewaltige Zunahme von Immunstörungen, Allergien, Autoimmunkrankheiten und Krebserkrankungen.

In den 1960er- und 1970er-Jahren konzentrierten sich die meisten Ernährungswissenschaftler auf das Studium der Makronährstoffe. Sie wollten herausfinden, wie viel Fett, Eiweiß und Kohlenhydrate wir zu uns nehmen müssen, um optimal gesund zu sein. Ärzte und Forscher glaubten, wir könnten unseren Bedarf an Mikronährstoffen mit Multivitaminpräparaten decken, und hielten eine nährstoffreiche Kost daher für unnötig. Meist ignorierten sie sogar den Mikronährstoffgehalt der originären Nahrungsmittel, denn sie wussten noch nicht, dass unser Immunsystem auf Nahrungsmittel angewiesen ist, die Hunderte noch nicht identifizierter organischer Verbindungen enthalten.

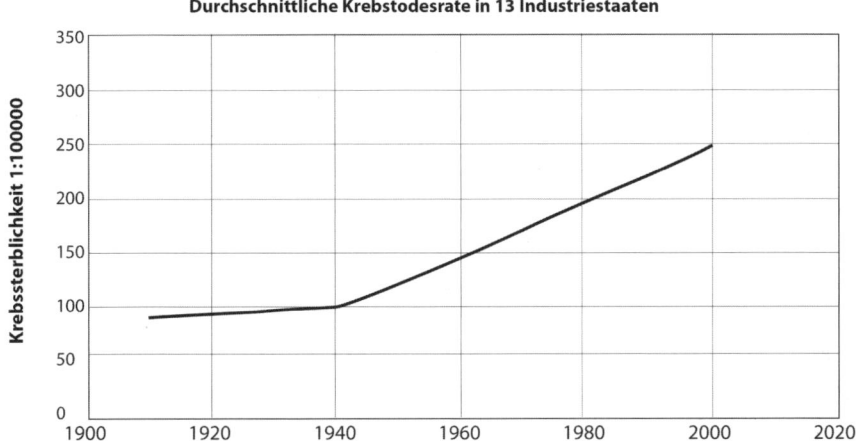

O. Hallberg und O. Johansson: Cancer Trends During the 20th Century. *Journal of Australian College of Nutritional and Environmental Medicine* 2002, 21(1): 3–8

Selbst heute noch glauben viele Menschen, gesunde Ernährung definiere sich durch ein ideales Verhältnis zwischen den Makronährstoffen. Manche Experten befürworten eine fettarme Ernährung, andere eine kohlenhydratreiche, wieder andere eine kohlenhydratarme Ernährung. Leider verhindert diese Fokussierung auf die Makronährstoffe, dass wir die optimale Ernährung wirklich umfassend und effektiv untersuchen. Viele Menschen machen sich Sorgen über ihr Gewicht, aber fast alle – selbst jene, die ihre Kalorienzufuhr sorgfältig überwachen – vernachlässigen ihre Gesundheit.

Wir wissen heute, dass eine »gesunde« – also gesundheitsfördernde – Kost beispielsweise mehr Fett und weniger Kohlenhydrate oder mehr Kohlenhydrate und weniger Fett enthalten kann. Das Problem ist, dass der Kohlenhydrat- oder Fettgehalt uns nicht sagt, wie *gesundheitsfördernd* ein Nahrungsmittel ist. Entscheidend sind der Gehalt an Mikronährstoffen und deren Vielfalt. Beispielsweise kann eine Kost mit einem Fettanteil von 15 Prozent ebenso reich an Mikronährstoffen sein wie eine Kost mit 40 Prozent Fettanteil. Das ist ein wichtiger Punkt; darum möchte ich wiederholen: Nicht das Verhältnis zwischen Fett und Kohlenhydraten ist für Ihre Gesundheit wichtig. Viele Menschen halten Fett für einen Bösewicht und ignorieren dabei die schützende Wirkung der Mikronährstoffe. Sie dürften von einer neuen Erkenntnis der Ernährungswissenschaft überrascht sein: Wenn eine Mahlzeit Fett enthält, werden die wirksamsten Mikronährstoffe im Gemüse oft besser resorbiert. Mit anderen Worten: Fett an sich ist nicht ungesund.

Denken Sie daran: Ein Mangel an pflanzlichen Mikronährstoffen schwächt das Immunsystem und vergrößert das Risiko, an Infektionen und Krebs zu erkranken. Der Weg, den wir eingeschlagen haben – wir essen immer mehr verarbeitete und abgepackte Fertiggerichte und füttern unsere Kinder ständig mit Fast Food –, macht mir vor allem deshalb Sorgen, weil die Zahl der Krebserkrankungen bei jüngeren Frauen in den nächsten 20 bis 30 Jahren (oder früher) stark zunehmen könnte.

Ich hoffe, dass es uns gemeinsam gelingt, das Wissen über die vielen hochwirksamen Mikronährstoffe im Gemüse zu verbreiten; denn sie bieten uns die unglaubliche Chance, uns und unsere Familien zu schützen. Die Antwort ist einfach: Wir brauchen unserem Körper nur hochwirksamen Brennstoff zu geben – also jene Nahrungsmittel, welche die meisten Mikronährstoffe enthalten.

Grüngemüse: der König der Gemüsearten

Wie wir gesehen haben, sind Mikronährstoffe Substanzen, die für unser Überleben und ein langes Leben wichtig sind, aber keine Kalorien enthalten. Sie liefern uns also keinen Brennstoff, keine Energie – das ist die Aufgabe der Makronährstoffe. Der Schlüssel zur gesunden Ernährung besteht folglich darin, Mikronährstoffe in ausreichender Menge aufzunehmen und dabei einen Kalorienüberschuss zu vermeiden. Das bedeutet, dass wir eine Menge Gemüse essen müssen. Zum Glück enthält Gemüse relativ wenig Kalorien, sodass wir uns daran satt essen können, ohne zu viele Kalorien zu uns zu nehmen.

Ernährungswissenschaftler haben immer wieder nachgewiesen, dass Menschen, die natürliche pflanzliche Kost – Gemüse, Obst, Hülsenfrüchte – bevorzugen, seltener krank werden. Aber haben alle Gemüsearten die gleiche Schutzwirkung? Wenn wir nach Superimmunität streben, wollen wir wissen, welche Nahrungsmittel am wirksamsten sind. Dann können wir diesen Nahrungsmitteln jeden Tag reichlich zusprechen und unseren Körper mit ihren schützenden Substanzen anreichern.

Also – welche Nahrungsmittel sind für uns am gesündesten? Untersuchen wir einmal die immunstärkenden Mikronährstoffe in verschiedenen Nahrungsmitteln und vergleichen sie dann. In Kapitel 15 finden Sie eine Liste der »Top 25«.

Sie werden sehen, dass Grüngemüse das Rennen gewinnt. Kein Wunder, dass es uns am nachhaltigsten vor Herzkrankheiten und Krebs schützt. Eine Analyse von mehr als 206 epidemiologischen Studien belegt, dass der Verzehr von rohem grünen Gemüse das Krebsrisiko am deutlichsten senkt. Das gilt für alle Krebsarten, einschließlich Magen-, Pankreas-, Darm- und Brustkrebs.[6] Wie viel Grüngemüse essen Sie jeden Tag?

Eine Frage der Gewichtung

Die meisten Gesundheitsexperten sind heute der Meinung, dass wir mehr Obst und Gemüse essen sollten. Ich sehe das anders. Wer so denkt, löst das Problem nicht. Anstatt unsere krank machende Kost zu »ergänzen«, müssen wir Obst, Gemüse, Bohnen, Kerne und Nüsse als *Grundnahrungsmittel* betrachten.

DR. FUHRMANS INDEX DER GESAMTNÄHRSTOFFDICHTE

Lebensmittel	Wert
Grünkohl	1000
Brunnenkresse	1000
Markstammkohl	1000
Mangold	895
Pak Choi	865
Spinat	707
Rucola	604
Römersalat	510
Rosenkohl	490
Möhren, Möhrensaft	458
Weiß-/Rotkohl	434
Brokkoli	340
Blumenkohl	315
Rote Gemüsepaprika	265
Pilze	238
Spargel	205
Tomaten	186
Erdbeeren	182
Brombeeren	171
Lauch	135
Himbeeren	133
Heidelbeeren	132
Eisbergsalat	127
Granatäpfel, Granatapfelsaft	119
Weintrauben	119
Cantaloupe-Melonen	118
Zwiebeln	109
Pflaumen	106
Orangen	98
Gurken	87
Tofu	82
Bohnen aller Art	71
Kerne und Samen: Leinsamen, Sonnenblumenkerne, Sesam, Hanfsamen, Chiasamen (Durchschn.)	68
Grüne Erbsen	63
Kirschen	55
Äpfel	53
Erdnussbutter	51
Mais	45
Pistazien	37
Haferbrei	36
Lachs	34
Milch, 1 %	31
Eier	31
Bananen	30
Walnüsse	30
Weizenvollkornbrot	30
Mandeln	28
Avocados	28
Kartoffeln	28
Cashewnüsse	27
Hühnerbrust	24
Rinderhackfleisch (mager)	21
Weißbrot	17
Weiße Nudeln	16
Cheddar, fettarm	11
Olivenöl	10
Maischips	7
Cola	1

Um die Gesamtnährstoffdichte zu bestimmen, habe ich von jedem Nahrungsmittel eine Portion verwendet, alle mit dem gleichen Kaloriengehalt. Folgende Nährstoffe wurden bewertet: Ballaststoffe, Kalzium, Eisen, Magnesium, Phosphor, Kalium, Zink, Kupfer, Mangan, Selen, Vitamin A, Beta-Carotin, Alpha-Carotin, Lycopin, Lutein, Zeaxanthin, Vitamin E, Vitamin C, Thiamin, Riboflavin, Niacin, Pantothensäure, Vitamin B_6, Folat, Vitamin B_{12},

Essen = Gesundheit

> Cholin, Vitamin K, Phytosterine, Glucosinolate, Angiogenesehemmer, Organosulfide, Aromatasehemmer, resistente Stärke, Resveratrol und der ORAC-Wert. Der ORAC-Wert (Oxygen Radical Absorbance Capacity – »Sauerstoffradikal-Absorptionsvermögen«) gibt an, wie viele Radikale ein Nahrungsmittel unschädlich machen kann. Wegen der besseren Vergleichbarkeit wurden die Nährstoffmengen nicht in Milligramm, Mikrogramm oder internationalen Einheiten (IE) gemessen, sondern in Prozent der empfohlenen Tagesmenge (ETM). Für Nährstoffe, für die noch keine ETM vorliegt, wurden anhand der verfügbaren Forschungsergebnisse und der heutigen Erkenntnisse über den Nutzen dieser Substanzen Zielwerte bestimmt.
>
> Um Nahrungsmittel leichter vergleichen zu können, wurden die ermittelten Ergebnisse so umgerechnet (mit der jeweils gleichen Zahl multipliziert), dass die hochwertigsten Nahrungsmittel (grüne Blattgemüse) den Wert 1000 und die anderen entsprechend niedrigere Werte erhielten.

Sobald wir uns diese neue Denkweise angeeignet und damit begonnen haben, hauptsächlich Obst, Gemüse, Bohnen, Samen, Kerne und Nüsse zu essen, können wir Nahrungsmittel hinzufügen, die nicht in diese Kategorie gehören.

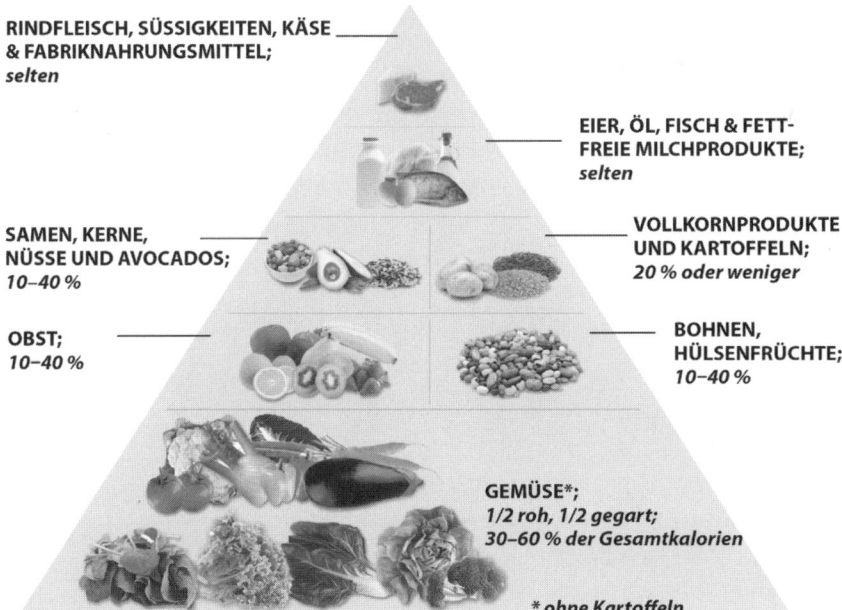

Dr. Fuhrmans Nahrungsmittelpyramide

- RINDFLEISCH, SÜSSIGKEITEN, KÄSE & FABRIKNAHRUNGSMITTEL; selten
- EIER, ÖL, FISCH & FETTFREIE MILCHPRODUKTE; selten
- SAMEN, KERNE, NÜSSE UND AVOCADOS; 10–40 %
- VOLLKORNPRODUKTE UND KARTOFFELN; 20 % oder weniger
- OBST; 10–40 %
- BOHNEN, HÜLSENFRÜCHTE; 10–40 %
- GEMÜSE*; 1/2 roh, 1/2 gegart; 30–60 % der Gesamtkalorien

*ohne Kartoffeln

In einer Nahrungsmittelpyramide befinden sich die Nahrungsmittel, die wir am reichlichsten verzehren, ganz unten. Die traditionelle amerikanische Pyramide – die angeblich aufzeigen will, wie man sich gesund ernährt – setzt Brot, Gebäck, Reis und Nudeln an die Basis, und auch die Deutsche Gesellschaft für Ernährung legt den Schwerpunkt auf Getreide, Getreideerzeugnisse und Kartoffeln. Das ist einer der Gründe dafür, dass so viele Menschen verwirrt sind, was die Ernährung anbelangt, und an Übergewicht und vermeidbaren Krankheiten leiden. Ist es nicht vernünftiger, die gesündesten und nährstoffreichsten Nahrungsmittel als »Basis« zu betrachten? Wäre es nicht besser, mehr gesunde Nahrungsmittel und weniger ungesunde zu essen?

Meine Nahrungsmittelpyramide will die Menschen gesund machen. Sie könnte jedes Jahr Millionen von Menschen das Leben retten und unsere teure und tragische Gesundheitskrise beenden. Es gibt keine andere Lösung: Wenn wir gesund sein wollen, müssen wir mehr nährstoffreiche und weniger kalorienreiche Nahrungsmittel zu uns nehmen. Darum stehen die Produkte, die am wenigsten Nährstoffe enthalten und die wir selten konsumieren sollten – Fabriknahrung wie zum Beispiel Chips und Kekse –, ganz oben auf der Pyramide, während die nährstoffreichen Nahrungsmittel das Fundament bilden. Wenn wir unsere Ernährung dementsprechend umstellen, können wir erheblich länger leben und länger gesund bleiben.

Einfach ausgedrückt, bedeutet das, dass wir eine Menge nährstoffreiche, naturbelassene pflanzliche Nahrungsmittel essen müssen: Gemüse, Obst, Bohnen, Nüsse und Samen. Andererseits sollten wir viel weniger tierische Produkte essen und viel weniger oder gar keine Produkte konsumieren, die keine Nährstoffe enthalten oder sogar schädlich sind: Zucker, Süßstoffe, Weißmehl, industriell verarbeitete Nahrungsmittel, raffinierte Öle und Fast Food.

Ihr Immunsystem leistet Erstaunliches

Es ist Zeit umzudenken, wenn es um unser Essen geht, und der erstaunlichen Abwehr- und Heilkraft des Körpers zu vertrauen.

Wir alle sollten uns die Idee aus dem Kopf schlagen, dass Viren die einzige oder auch nur die wichtigste Ursache schwerer Viruserkrankungen sind. Der

Essen = Gesundheit

Kontakt mit einem Virus und dessen Vorhandensein während einer Krankheit ist meist nicht die einzige Ursache des Krankseins, ja nicht einmal die Hauptursache. Natürlich können wir uns mit Viren infizieren. Aber – auch wenn diese Lehrmeinung nicht allgemein anerkannt ist – ein Virus passt sich dem Wirt (unserem Körper) an. Es wird erst dann gefährlich und vermehrt sich nur dann, wenn falsche Ernährung ein krankheitsförderndes Milieu im Wirt geschaffen hat. Ein Virus bleibt meist harmlos, wenn es auf einen gesunden, gut ernährten Organismus trifft. Unsere Anfälligkeit für ein Virus und unsere Unfähigkeit, es abzuwehren, ist auf falsche Ernährung vor der Ansteckung zurückzuführen. Das heißt, falsche Ernährung macht uns nicht nur anfälliger für Viren, sondern verlängert und verschlimmert zudem eine Krankheit.

Falsche Ernährung ist so weit verbreitet, dass 98 Prozent aller US-Amerikaner einem erheblichen Krankheitsrisiko ausgesetzt sind. In anderen Industrienationen dürfte die Situation ebenso bedrohlich sein. Hinzu kommt, dass Bakterien durch Gebrauch und Missbrauch von Antibiotika resistent geworden sind. Beide Faktoren haben eine neue Ära der modernen Medizin eingeleitet; denn die Zahl der gefährlichen Infektionskrankheiten, die nicht mehr auf Antibiotika reagieren, hat sprunghaft zugenommen. In den Vereinigten Staaten ist die Zahl der Todesfälle durch Infektionen zwischen 1980 und 1992 um 58 Prozent gestiegen, und sie steigt immer noch. Hiroshi Nakajima, von 1988 bis 1998 Generaldirektor der Weltgesundheitsorganisation, drückte es so aus: »Wir stehen am Rande einer weltweiten Krise der Infektionskrankheiten.«[7]

Traditionell besteht die Ätiologie (Ursache) einer bakteriellen oder viralen Infektion aus folgenden Elementen. Diese bestimmen hauptsächlich, ob Sie krank werden und wie krank Sie werden:

1. *Die Menge* der eingedrungenen Krankheitserreger.
2. *Die Virulenz* (Infektionskraft) der Eindringlinge.
3. *Die Reaktion Ihres Immunsystems.* Erinnert sich Ihr Immunsystem an die Krankheitserreger (oder an ähnliche Erreger), sodass es schnell reagieren und die Erreger vielleicht sogar abwehren kann, ehe sie sich vermehren können?
4. *Ihre Gesundheit und Ihre Ernährung.* Ist Ihr Immunsystem geschwächt oder kann es sein volles Potenzial nutzen, um die Krankheitserreger zu bekämpfen und schließlich zu besiegen?

Wir können diese Risikofaktoren nur zum Teil beeinflussen, zum Beispiel indem wir häufiger die Hände waschen und mit ungewaschenen Händen nicht das Gesicht berühren. Allerdings haben wir sehr wohl Einfluss auf einen wichtigen Faktor, der die Gleichung verändern kann: nämlich auf unsere Versorgung mit Mikronährstoffen. Nur sehr wenige Menschen sind ausreichend mit allen bekannten und unbekannten Mikronährstoffen versorgt, da die übliche Kost zu viele minderwertige industriell verarbeitete Nahrungsmittel enthält. Wir müssen also unsere Ernährungsweise ändern und alle immunstärkenden Nährstoffe zu uns nehmen, die uns zur Verfügung stehen.

Denken Sie darüber nach: Eine Infektion, die bei den meisten Menschen schwere oder gar lebensgefährliche Folgen hätte, würde bei Ihnen nicht einmal Krankheitssymptome auslösen, wenn Ihr Nährstoffbedarf gedeckt wäre. Es gibt heute klare wissenschaftliche Beweise für die Risiken einer falschen Ernährung. Dennoch wissen viel zu viele Menschen immer noch nicht, welche Nährstoffe für ihre Gesundheit unerlässlich sind. Das können wir gemeinsam ändern.

Oft hören wir jemanden sagen: »Das Virus hat sein Herz angegriffen« oder »Ihr Krebs wurde von Viren verursacht«. Aber wir stellen uns meist nicht die Frage, warum diese Viren so viel Schaden anrichten konnten. Wir sind nicht dazu verurteilt, hilflos auf einen Angriff zu warten, denn ein gesunder Organismus ist einem Virus durchaus gewachsen. Wenn Kinder mehr Gemüse essen, leiden sie nachweislich seltener an Infektionen. Das belegt eine Studie mit ziemlich schlecht ernährten Kindern in Vietnam. Fünf Monate bis zwei Jahre alte Kinder wurden nach dem Zufallsprinzip ausgewählt und je nach Wohnort einer von zwei Gruppen zugewiesen. Die eine aß die übliche Reiskost, die zweite bekam mehr Gemüse und andere nährstoffreiche Nahrungsmittel. Wie sich herausstellte, litten die Kinder in der zweiten Gruppe nur halb so oft an Krankheiten der Atemwege wie die Kinder in der ersten Gruppe.[8] Es ist heute wissenschaftlich anerkannt, dass ein Mangel an Mikronährstoffen die Krankheits- und Todesfallrate erhöht und dass eine nährstoffreichere Kost für eine bessere Gesundheit notwendig ist.[9]

Die Gefahren der Virusmutation

Die Beziehung zwischen dem Ernährungsstatus und dem Immunsystem wird seit über 50 Jahren untersucht. In den letzten 20 Jahren haben wir sehr viel mehr über die Komplexität der Immunreaktion und ihre Abhängigkeit von der Ernährung gelernt. Bedeutsame neue Erkenntnisse über das Immunsystem und die Mikronährstoffe, welche die Immunreaktion beeinflussen, belegen einen erstaunlichen Zusammenhang zwischen dem Ernährungsstatus und der Immunität gegen fast alle bekannten Erreger.[10]
Zwei wichtige Faktoren wollen wir uns genauer ansehen:

1. Der Ernährungsstatus entscheidet darüber, ob Viren und Bakterien eine Infektion auslösen können oder nicht.
2. Nährstoffmangel ermöglicht es Viren, zu infektiöseren bzw. gefährlicheren Formen zu mutieren.

Dass eine gesunde Ernährung die Abwehrkräfte stärkt, ist nicht nur eine Meinung oder das Ergebnis zufälliger Beobachtung, sondern eine Realität der menschlichen Physiologie. Hunderte wissenschaftlicher Studien bestätigen das. Wenn dem Körper Nährstoffe fehlen, kann ein Virusinfekt zu schweren oder gar tödlichen Krankheiten führen, die ohne Nährstoffmangel gar nicht erst auftreten.[11] Ein gesundes Immunsystem wehrt Infektionen ab, und falls sie dennoch vorkommen, sind ihre Folgen mit größerer Wahrscheinlichkeit harmlos.

Wenn Ernährungswissenschaftler über Ernährung und Infektionen sprechen, geht es meist nur um die Auswirkung der Ernährung auf den Menschen. Wir wissen seit Jahren, dass Fehlernährung die Immunreaktion schwächt, sodass der Organismus anfälliger gegenüber Angriffen von Viren und anderen Krankheitserregern wird. Neuere Studien zeigen nun, dass der Ernährungsstatus des Wirtes auch die Gene eines Virus und somit seine Virulenz (Infektionskraft) beeinflusst.[12] Mit anderen Worten, gesunde Ernährung fördert die Widerstandsfähigkeit gegen Infektionen sowohl direkt als auch indirekt.

Die wirksamste Artillerie, die uns vor möglichen gefährlichen Folgen einer Grippe oder einer anderen Infektionskrankheit schützt, ist eine nährstoffreiche Kost. Und diese haben wir selbst in der Hand!

Forschungen belegen, dass ein Mangel an fast jedem bekannten Vitamin oder Mineral die Abwehr schwächt. Und wenn Sie wenig grünes und gelbes Gemüse essen (das reich an Carotinen ist), können Viren heftigere Symptome auslösen. Viele Mikronährstoffe – einschließlich Lutein, Lycopin, Folat, Bioflavonoide, Riboflavin, Zink und Selen – beeinflussen das Immunsystem.[13] Darauf werde ich später noch genauer eingehen. Der entscheidende Punkt ist: Diese Nährstoffe stärken das Immunsystem, verringern unsere Anfälligkeit für Infektionskrankheiten und beeinflussen deren Verlauf zu unserem Vorteil.

Unterschiedliche Studien – sogar solche zu HIV (dem Aidsvirus) – haben bestätigt, dass ein gesundes Immunsystem genetische Mutationen von Viren verhindern kann, die es dem Erreger ermöglichen würden, unsere Abwehr zu unterlaufen.[14] Viele HIV-Infizierte leiden an einem Mangel an Mikronährstoffen, und viele Studien belegen, dass diese Defizite die Immunreaktion schwächen und die Vermehrung des HIV begünstigen.

Zahlreiche Studien lassen beispielsweise darauf schließen, dass gesunde Ernährung das Risiko, sich mit dem Aidsvirus anzustecken, signifikant verringert (und sogar unwahrscheinlich macht). Das bedeutet, dass eine nährstoffreiche Kost ohne erkennbare Defizite vielleicht die wichtigste Waffe im Kampf gegen beginnende Infektionen ist. Sie versetzt den Organismus in die Lage, die Vermehrung eines Virus zu hemmen und Mutationen, die ihn unangreifbar machen würden, zu verhindern.[15] Bestimmte Mutationen ermöglichen es dem Virus nämlich, sich vor unserem Immunsystem zu verstecken – aber nur in einem Wirt, der mit Nährstoffen unterversorgt ist.

Forschungen haben vor Kurzem gezeigt, dass das Grippevirus virulenter wird, wenn der Wirt an Nährstoffmangel leidet. Auch Veränderungen im Genom des Virus kommen in diesem Fall häufiger vor. Anders gesagt: Ein Virus, das einfache grippale Infekte auslöst, kann mutieren und den Lungen sowie anderen Teilen des Körpers schwerere Schäden zufügen. Wir wissen zwar seit vielen Jahren, dass eine schlechte Ernährung die Immunreaktion schwächt, aber die Erkenntnis, dass die Ernährung auch die genetische Sequenz eines Krankheitserregers beeinflusst, ist neu. Das ist ein wichtiger Befund, der gründlicher erforscht werden muss.

Ein gutes Beispiel ist eine neuere Studie, die den Ernährungsstatus von Patienten untersuchte, bei denen nach einer Viruserkrankung Neuropathien (Nervenschäden) auftraten. Die Patienten, deren Nervensystem das Virus schädigte, wiesen einen Mangel an Riboflavin, Vitamin E, Selen, Lycopin sowie Alpha- und Beta-Carotin auf. Wurden den Patienten diese Nährstoffe verabreicht, besserte sich ihr Zustand. Dies deutet darauf hin, dass die Fähigkeit eines Virus, Infektionen auszulösen, vom Ernährungsstatus des Wirtes abhängt.[16]

Diese Befunde lassen darauf schließen, dass eine nährstoffreiche Kost eine wirksame Therapie gegen Virenkrankheiten wie Aids, Mononukleose (Pfeiffersches Drüsenfieber), Herpes und Grippe ist, weil sie Virusmutationen hemmt und dadurch die Virulenz der Erreger verringert.

Leider schwächen die meisten Nahrungsmittel, die wir zu uns nehmen, unsere Abwehr gegen banale Virusinfekte. Obwohl die Wissenschaft heute Tausende von schützenden Mikronährstoffen in Pflanzen kennt, konsumieren die Menschen in den Industrieländern hauptsächlich Feinmehlprodukte, Süßigkeiten und Nahrungsmittel, die reich an raffiniertem Öl und tierischen Bestandteilen ist. In den Vereinigten Staaten stammen beispielsweise weniger als fünf Prozent der Gesamtkalorien aus frischem Obst, Gemüse, Samen und Nüssen. Aber genau diese Nahrungsmittel enthalten die meisten Mikronährstoffe!

Wer die heutige Standardkost isst, nimmt zu viele Kalorien, aber nur sehr wenige Nährstoffe je Kalorie zu sich und ist daher chronisch fehlernährt. Diese epidemische Kombination von Übergewicht und Fehlernährung ist die wahre Lebensgefahr in der modernen Welt. Sie ist die Ursache unserer medizinischen Krise und vermeidbarer gesundheitlicher Tragödien. Da fast alle Menschen nährstoffarme Fabriknahrung konsumieren, ist Nährstoffmangel heute die Norm.

Die weltweiten demografischen Folgen der Grippeepidemie von 1918 und 1919 faszinieren die Forschung immer noch. Wenn wir ihre Auswirkungen auf die Gesellschaft und Daten zu Übertragungswegen, Ausbreitung, Sterberaten sowie typischen Merkmalen der betroffenen Regionen untersuchen, erkennen wir, wie wichtig die Stressbelastung und die Ernährungsgewohnheiten für die Krankheitsverbreitung sind. Der Iran war zum Beispiel eine der Regionen, die von der Epidemie am härtesten getroffen wurden; dort war die Zahl der Toten erheblich höher als in den meisten anderen Gegenden der Welt. Forschungsergebnisse deuten darauf hin, dass Hunger, Opiumkonsum, Malaria und Anämie die wichtigsten Ursachen der hohen Sterblichkeit unter den grippekranken Iranern waren. Wer ein schwaches Immunsystem hatte, litt am meisten.[17] Genau wie heute ernährten sich die Westeuropäer damals hauptsächlich von Fleisch, Brot, Kartoffeln, Schweineschmalz, Butter und Käse. Frisches Obst und Gemüse kam selten auf den Tisch. Das alles geschah jedoch zum Ende des Ersten Weltkrieges, und fast zwei Prozent der Infizierten starben an einer Sekundärinfektion: an bakterieller Lungenentzündung. Betroffen waren viele junge Soldaten. Die engen Quartiere, die Belastungen durch Kampf und Krieg und die Fehlernährung trugen zur Schwächung ihres Immunsystems bei und machten sie anfälliger.

Früher befassten sich die Forscher vor allem mit den Auswirkungen von Nährstoffmangel auf Menschen, nie aber mit den Folgen für die Erreger. Heute wissen wir, dass die Krankheitserreger in einem fehlernährten Wirt zunehmend gefährlicher werden – und früher war das Essen extrem nährstoffarm. Weil niemand wusste, wie wichtig Vitamin C, die Mikronährstoffe in frischem Grüngemüse und das unter Sonneneinstrahlung gebildete Vitamin D sind, waren Virusepidemien weit verbreitet, zumal Frischgemüse im dunklen Winter kaum zur Verfügung stand.

Der Zusammenhang zwischen Hunger und Epidemien ist den Menschen schon sehr früh aufgefallen. Heute belegen neue wissenschaftliche Studien zwar eindrucksvoll, dass gesunde Ernährung vor Herzkrankheiten, Schlaganfällen, Demenz, Krebs und schweren Infektionen schützt; dennoch bevorzugen wir immer noch eine Kost, die zu Mangelernährung mit tragischen gesundheitlichen Folgen führt.

Es ist Zeit, dass wir uns von fettarmen Diäten mit Huhn und Nudeln ebenso verabschieden wie von Cheeseburgern und Cola. Wir müssen auf Pommes frites verzichten und mit einem Umdenken über unsere Ernährung und ihre gesundheitlichen Folgen beginnen. Das Wissen über den Zusammenhang zwischen gesunder Ernährung und Superimmunität ist eine Chance – ein Privileg, das wir nutzen und mit anderen teilen sollten. Die Wissenschaft hat uns gezeigt, welchen Schutz die immunstärkenden Verbindungen in Kreuzblütlern, rohem Gemüse, Bohnen, Obst, Nüssen und Samen uns bieten. Wir alle haben ein erstaunliches Potenzial, lange und gesund zu leben. Epidemiologische und kontrollierte Studien sowie die klinische Erfahrung liefern eine überwältigende Fülle von Beweisen dafür. Wir dürfen diese Befunde nicht ignorieren. Es geht hier nicht um »alternative«, sondern einfach um *gute* Medizin.

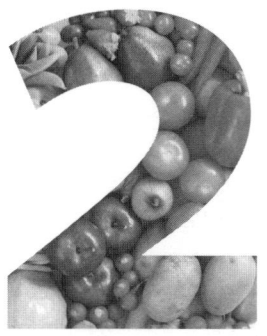

Das Versagen der modernen Medizin

Mein Mann und ich haben drei Kinder, die sich seit ihrer Geburt so ernähren, wie Dr. Fuhrman es empfiehlt. Keines von ihnen hat je eine schwere Krankheit gehabt. Wenn sie einmal Fieber bekommen (mein Sechsjähriger hatte in seinem Leben etwa dreimal Fieber, mein Vierjähriger nur einmal und meine Sechzehnjährige nie), dauert es einen Nachmittag lang und ist verschwunden, wenn sie von ihrem Nickerchen erwachen oder morgens aufstehen. Wir nehmen keine fiebersenkenden Medikamente und lassen uns nicht gegen Grippe impfen. Keines meiner Kinder hatte je Grippe. Wenn ihre Freunde und Cousins krank sind und husten, bleiben sie gesund. Von Krankheiten, die bei anderen Kindern Wochen dauern (die Kinder meiner Schwester und meiner Schwägerin sind oft tage- oder wochenlang krank), bleiben unsere Kinder vollständig verschont.

Diana Ricci

Im Mittelalter war die Sterblichkeit in Europa sehr hoch. Dies war eine Folge der schlechten hygienischen Verhältnisse und der Mangelernährung. Die Bevölkerung wuchs schneller als die landwirtschaftliche Produktion. Zudem gab es viele Kriege, und grausame Herrscher beuteten ihre Untertanen aus. Das Leben eines Durchschnittsmenschen war damals hart und kurz.

Dennoch hat es in der Welt immer Regionen gegeben, in denen eine relativ gesunde Ernährung und eine friedliche Umgebung ein langes, gesundes Leben begünstigten. Die Hunzukuc im Himalaja, die Peruaner in den Anden und die Einwohner von Okinawa in Südjapan lebten beispielsweise im Durchschnitt deutlich länger als der moderne Mensch.

Die Hauptursachen für den vorzeitigen Tod in früheren Jahrhunderten waren Gewalt und Infekte. Infektionskrankheiten gingen in den letzten paar Jahrhunderten deutlich zurück, meist weil mehr sauberes Wasser und seit dem vorigen Jahrhundert WCs zur Verfügung standen. Ein dramatischer Rückgang der meisten Infektionen war die Folge, als sich überall in den Industrieländern die hygienischen Verhältnisse in den Städten verbesserten.[1] Dieser Rückzug der Infektionskrankheiten war dem WC (nicht dem medizinischen Fortschritt!) zu verdanken. Dies ist der Hauptgrund für die vielbesungene Zunahme der Lebenserwartung in der heutigen Zeit.

Es ist jedoch immer noch unklar, ob Erwachsene tatsächlich länger leben als ihre Vorfahren. Gewiss, die durchschnittliche Lebenserwartung der Erwachsenen ist gestiegen, vor allem weil heute weniger Säuglinge und Kleinkinder an Infektionen und weniger Frauen bei bzw. nach der Entbindung sterben. Andererseits ist die Lebenserwartung erwachsener Männer kaum gestiegen. Zwar sterben heutzutage weniger Männer durch Infektionen im höheren Alter; aber dieser Rückgang wird mehr als ausgeglichen durch die Zunahme chronischer Krankheiten, deren Ursachen mangelndes Ernährungswissen und falsche Essgewohnheiten sind. Seitdem industrielle Nahrungsmittel, Fast Food und Produkte aus der Massentierhaltung zur Norm geworden sind, füllen Herzkrankheiten, Schlaganfälle und Krebs immer häufiger die »Lücke«, die der Rückgang der Infektionskrankheiten hinterlassen hat.

Stimmt es wirklich, dass wir heute länger leben als früher? Nun, wir besitzen gut belegte Daten über die Lebensspanne von mehr als 150 Renaissancekünstlern im 14. Jahrhundert – ihr Sterbealter lag deutlich über dem eines durchschnittlichen heutigen US-Amerikaners.[2] Oft wird behauptet, Fortschritte in der Medizin und Pharmakologie hätten dazu geführt, dass wir heute gesünder seien und länger lebten als früher. Aber die Realität sieht anders aus: Die medizinische Versorgung hat wenig Einfluss auf die Gesundheit der Bevölkerung und auf das durchschnittliche Lebensalter in den Industrieländern.

Im Gegenteil – ärztliche Behandlungen und hohe Krankheitskosten verringern die Zahl der gesunden Lebensjahre.[3] Die medizinische Notversorgung ist wertvoll; aber in den Industrieländern sind Notfälle, die mit Verletzungen, Unfällen und Infektionen zusammenhängen, nicht mehr die Hauptursachen für Todesfälle. Die großen Drei sind heute Herzkrankheiten, Schlaganfälle und Krebs.

Falsche Ernährung – die nach vielen Jahren der Selbstschädigung im höheren Alter zu Krankheiten führt – mit Medikamenten zu behandeln wird niemals eine Lösung sein.

Fast alles, was Ärzte heutzutage tun, um Krankheiten zu behandeln, hat kaum Einfluss auf die Lebenserwartung; in den meisten Fällen ist es so gut wie nutzlos. Warum? Weil die von Ärzten verordneten Medikamente Symptome unterdrücken und deshalb die Patienten ermutigen, auch künftig falsch zu leben und zu essen. Symptome sind aber nicht die eigentliche Krankheit; sie zeigen nur an, dass sich eine Krankheit entwickelt hat. Eine Symptombehandlung kann nicht verhindern, dass die Krankheit sich höchstwahrscheinlich verschlimmert. Das ist ebenso eine Scheinlösung wie das Durchtrennen des Kabels, damit die Warnlampe am Armaturenbrett Ihres Autos nicht mehr blinkt. Stünden uns keine Medikamente zur Verfügung, die Symptome unterdrücken, könnten Ärzte und andere Verantwortliche viel überzeugender darauf hinwirken, dass Kranke und Gesunde ihre Lebensweise ändern.

Medikamente und Operationen sind riskant. Eine gesündere Lebensweise – zum Beispiel der weitgehende Verzicht auf Salz, mehr Bewegung, eine Ernährungsumstellung und Gewichtsabnahme – hat hingegen keine Nebenwirkungen und beseitigt die Ursache, anstatt nur Symptome zu behandeln.

Medikamente im Zuckerland

John Abramson, klinischer Professor in Harvard und Autor des Buches *Overdosed America*, ist der Meinung, dass wir den Kontext berücksichtigen müssen, wann immer wir über eine medizinische Maßnahme nachdenken, weil Ärzte meist nur einseitige Informationen erhalten. Studien werden von Pharmakonzernen bezahlt und interpretiert, zumindest aber von den Geldgebern beeinflusst. Was in den angesehensten medizinischen Zeitschriften veröffentlicht wird, ist meist keine seriöse Wissenschaft mehr, sondern letztlich Werbung für Medikamente. Welche Informationen Ärzte erhalten, hängt davon ab, welche wirtschaftlichen Folgen das für die Pharmakonzerne hat. Der eigentliche Zweck der »Information« besteht darin, die Profite der Firmen zu mehren.

Die moderne Medizin ist zu einem Arzneivertrieb der Pharmakonzerne geworden. Es geht nicht mehr hauptsächlich darum, die Gesundheit der Menschen zu verbessern. Eine echte Gesundheitspflege, der das Wohlbefinden der Patienten am Herzen liegt, würde das beseitigen, was einer guten Gesundheit im Wege steht. Sie würde positive Gewohnheiten fördern (zum

Beispiel Verzicht auf Zigaretten, mehr Bewegung und bessere Ernährung) und die Patienten vor Chemikalien, Toxinen und anderen bekannten Krankheitsursachen schützen. Stattdessen sind verschreibungspflichtige Medikamente, die alle auch toxische und gefährliche Wirkungen haben, heute die primäre Therapie für jede in Wirklichkeit ernährungsbedingte Krankheit.

Denken Sie zum Beispiel daran, wie eine Handvoll der beliebtesten Arzneien wirkt, die den Blutdruck bzw. den Blutzucker senken. Vor Kurzem verglich eine Studie die Wirkung von zwei der populärsten Diabetesmedikamente: Metformin und einem Präparat auf Sulfonylharnstoffbasis. Untersucht wurde die Wirkung auf Herz und Gefäße von über 90 000 Diabetikern vom Typ 2. Ähnlich wie in früheren Studien stellten die Forscher bei den mit Sulfonylharnstoff behandelten Patienten ein um rund 40 Prozent erhöhtes Sterberisiko fest. Das Risiko, an Herzinsuffizienz zu erkranken, war um etwa 25 Prozent erhöht.[4]

Einfach ausgedrückt: Wer den Blutzucker mit Medikamenten senkt, beseitigt damit nicht die Ursachen des Diabetes Typ 2 – nämlich Bewegungsmangel und Übergewicht als Folge kalorienreicher, nährstoffarmer Ernährung. Überschüssiges Körperfett hemmt die Wirkung des Insulins und zwingt die Bauchspeicheldrüse zu einer Überproduktion von Insulin. Mit der Zeit bricht das überlastete Organ zusammen. Medikamente, die die ohnehin überlastete und allmählich versagende Bauchspeicheldrüse zwingen, noch härter zu arbeiten, beschleunigen nur das Absterben der Insulin produzierenden Zellen. Und wenn die Patienten weiter ihre ungesunde Kost beibehalten, nehmen sie noch mehr zu, leiden noch häufiger an Herzkrankheiten und werden schließlich insulinabhängig.

Medikamente gelten heute als anerkannte Therapie bei Diabetes, obwohl sie oft die Gewichtszunahme fördern, den Appetit steigern und die Krankheit verschlimmern. Außerdem vergrößern sie das Risiko, an verschiedenen Krebsarten zu erkranken, erheblich.[6] Übrigens ist nicht nachgewiesen, dass blutzuckersenkende Medikamente das Sterberisiko senken – sie erhöhen es vielmehr. Mit der ACCORD-Studie (Action to Control Cardiovascular Risk in Diabetes: Maßnahmen zur Senkung des kardiovaskulären Risikos bei Diabetes) wollten Mediziner herausfinden, ob die medikamentöse Senkung des Blutzuckerspiegels auf fast normale Werte das Herz-Kreislauf-Risiko verringert. Sie mussten die Studie jedoch abbrechen, weil sich herausstellte, dass die Arzneimittel das Sterberisiko erhöhten – auch das Risiko, an Herzkrankheiten zu sterben.[6] Wir sehen: Wenn die eigentliche Ursache (die ungesunde Ernährung) nicht beseitigt wird, nützt es nichts, immer mehr Medikamente zu verabreichen.

Anders als die Öffentlichkeit glaubt, hat der Versuch, den Blutdruck mit Medikamenten zu senken, ähnlich negative Folgen. Beispielsweise gehören Angiotensin-Rezeptorenblocker (ARB), mit denen Bluthochdruck und Herzversagen bekämpft werden, im Grunde zu den weniger gefährlichen Blutdrucksenkern. Sie wirken auf ein Hormonsystem, das den Gefäßwiderstand sowie den Wasser- und Salzhaushalt des Körpers reguliert. Das Hormon Angiotensin kann die Überlebensdauer von Zellen und die Angiogenese (die Bildung neuer Blutgefäße) beeinflussen. Das Problem dabei ist, dass diese Arzneimittel möglicherweise das Wachstum von Blutgefäßen und dadurch auch das Wachstum gutartiger und bösartiger Tumoren anregen.

Um herauszufinden, ob ARB das Krebsrisiko erhöhen, überprüften Wissenschaftler zwei Studien. Sie stellten fest, dass ARB die Zahl neuer Krebsdiagnosen signifikant (um acht Prozent) und das Lungenkrebsrisiko stark (um 25 Prozent) erhöhten.[7] Diese Metaanalyse enthüllte zudem bei Patienten, die ARB einnahmen, ein erhöhtes Risiko für plötzlichen Herztod, Tod durch Herzinfarkt und Tod durch Schlaganfälle, verglichen mit Patienten, die ein Placebo bekamen. Die FDA untersucht diese Daten immer noch.[8]

Betablocker werden ebenfalls bei Bluthochdruck verordnet. In der großen POSE-Studie (Perioperative Ischemic Evaluation: Bewertung des Risikos einer Minderdurchblutung im zeitlichen Umfeld chirurgischer Eingriffe), die in 23 Ländern durchgeführt wurde, teilten die Forscher 8351 Patienten in zwei Gruppen ein. Die erste erhielt Metoprolol (einen üblichen Betablocker), die zweite ein Placebo. Nach 30 Tagen waren in der ersten Gruppe 3,1 Prozent der Teilnehmer gestorben, in der zweiten Gruppe 2,3 Prozent. Außerdem war das Schlaganfallrisiko in der ersten Gruppe fast doppelt so hoch wie in der zweiten.[9] Bei zusätzlichen Analysen fand man keine einzige Untergruppe, die vom Metoprolol profitiert hätte. Der künstlich ermäßigte Blutdruck war eindeutig riskant – das Medikament schadet mehr, als es nützt.

Es gibt keine Daten, die darauf schließen lassen, dass diese Medikamente bei gesunden Menschen mit leichtem Bluthochdruck Herzanfälle verhindern. Die letzte kritische Prüfung der Sachlage wurde 2007 im *Journal of the American College of Cardiology* vorgelegt.[10] Obwohl Ärzte seit drei Jahrzehnten Betablocker gegen Bluthochdruck verordnet hatten, erklärten die Autoren der aktuellen Metaanalyse, keine Studie habe bewiesen, dass Betablocker die Sterblichkeit bei Hochdruckpatienten reduzierten, nicht einmal im Vergleich mit Placebo-Gruppen. Eine Analyse der hoch angesehenen Cochrane Database of Systematic Reviews stellte im Wesentlichen das Gleiche fest: Betablocker, die bei hohem Blutdruck verordnet werden, verlängern das Leben nicht.[11]

Diese Forschungsergebnisse belegen, dass der großzügige Einsatz von Medikamenten, die uns vor den Folgen unserer falschen Ernährung schützen sollen, in Wirklichkeit eigene Risiken aufweist. Arzneimittel, die den Blutdruck senken, führen auch zu Müdigkeit, Benommenheit und Gleichgewichtsstörungen. Bei älteren Menschen erhöhen sie die Gefahr von Stürzen, die zu Oberschenkelhalsbrüchen führen können. Manchmal senken sie den diastolischen Blutdruck so stark, dass Herzrhythmusstörungen auftreten, die potenziell tödlich sind.[12] Wenn Patienten Medikamente einnehmen, die den diastolischen Blutdruck zu stark senken, leiden sie nachweislich häufiger an Vorhofflimmern, einer anderen ernsten Herzrhythmusstörung.[13]

Bei älteren Menschen verringert ein leicht erhöhter Blutdruck die Lebenserwartung nicht. Andererseits besteht ein Zusammenhang zwischen niedrigem Blutdruck (unter 140/70) und erhöhter Sterblichkeit bei Älteren, vor allem wenn Medikamente den diastolischen Blutdruck zu stark senken.[14]

Der systolische Blutdruck ist die erste, höhere Zahl des Blutdruckwertes. Sie gibt an, mit welcher Kraft das Herz gegen den Widerstand der Blutgefäßwände pumpt. Die zweite, niedrigere Zahl steht für den diastolischen Blutdruck, das heißt für den Druck gegen die Blutgefäße während der Zeit, in welcher das Herz sich entspannt und wieder mit Blut füllt. Wenn eine Krankheit oder das Alter dazu führt, dass die Blutgefäße steifer werden, steigt der systolische Druck, weil die Gefäße sich während der Systole nicht hinreichend erweitern. Der diastolische Druck fällt hingegen, weil die Gefäßwände sich auch nicht mehr genügend zusammenziehen.

Da die Herzkranzarterie sich während der Diastole füllt, besteht bei Menschen mit koronarer Herzkrankheit die Gefahr, dass das Herz unzureichend mit Blut und Sauerstoff versorgt wird, sobald der diastolische Druck unter einen bestimmten Wert fällt. Wenn nämlich der diastolische Blutdruck zu niedrig ist, füllt sich das Herz während der Diastole nicht ausreichend mit Blut. Als Forscher 22 000 Patienten aus 14 Ländern untersuchten, entdeckten sie eine auffallende Zunahme der Herzanfälle bei denjenigen Kranken, deren Medikamente den diastolischen Druck unter 84 senkten. Bei Patienten mit einem diastolischen Druck unter 60 kamen Herzanfälle dreimal so oft vor wie bei jenen mit einem diastolischen Druck über 80!

Wir gehen fälschlicherweise davon aus, dass Impfstoffe und Medikamente gegen Erkältungen, Schmerzen, Bluthochdruck oder Diabetes unsere Lebenserwartung deutlich erhöhen. Dieser Irrtum ist verständlich, denn Studien über Medikamente werden in der Regel so geplant, dass sie potenzielle Nebenwirkungen verschleiern. Die langfristigen negativen Folgen werden meist verschwiegen, sofern sie überhaupt bekannt sind. Die Nebenwirkungen und Risiken bei gleichzeitiger Einnahme mehrerer Medikamente sind noch größer. Die Gefahren dieses großen medizinischen Problems sind enorm; sie werden nur selten erforscht und sind nicht vorhersehbar. Seit einigen Jahren werden immer mehr Patienten in Notaufnahmen und Krankenhäuser eingeliefert, die unter Nebenwirkungen von Medikamenten leiden. Die folgende Liste begnügt sich mit wenigen Beispielen:[15]

Medikamentengruppe	Besuche in Notaufnahmen	Krankenhauseinlieferungen
Antibiotika	95 000	131 300
Betäubungsmittel	44 300	121 200
Gerinnungshemmer	29 200	218 800
Steroide	13 300	283 700

Unser Körper ist sehr widerstandsfähig, und er kann sich selbst heilen. Aber Medikamente können das biologische Gesetz von Ursache und Wirkung nicht außer Kraft setzen. Wenn wir uns mit giftigen Nahrungsmitteln schädigen, werden wir krank.

Medikamente können die Zellschäden nicht beseitigen, die durch lebenslange falsche Ernährung entstehen.

Der entscheidende Punkt ist, dass wir für unsere Gesundheit selbst verantwortlich sind und die eigentlichen Ursachen der Krankheiten sorgfältig vermeiden müssen. Wir müssen uns auf eine wissenschaftlich begründete gesunde Ernährung umstellen. Und wir müssen uns die Idee aus dem Kopf schlagen, dass Ärzte und Pharmakonzerne unsere Retter seien und dafür sorgen könnten, dass wir lange und gesund leben.

Die Vor- und Nachteile der Grippeimpfung

Alle medizinischen Eingriffe haben Vorteile und Nachteile, die wir gegeneinander abwägen müssen. Die langfristigen Risiken von Medikamenten werden jedoch oft nicht angegeben und sind meist unzureichend erforscht. Pharmakonzerne sowie Ärzte und Behörden, die unter ihrem Einfluss stehen, übertreiben den Nutzen eines Arzneimittels fast immer.

Auch Grippeimpfstoffe haben Vor- und Nachteile. Wissenschaftler und Ärzte befassen sich mit diesem Problem und versuchen herauszufinden, ob die Vorteile die Risiken überwiegen. Aber kein fachkundiger Wissenschaftler würde behaupten, die Grippeimpfung berge keinerlei Risiko. Wenn wir also darüber nachdenken, ob wir uns gegen Grippe impfen lassen sollen, müssen wir untersuchen, wie wirksam die Impfung ist und welchen bekannten (und möglicherweise unbekannten) Risiken sie uns aussetzt. Denken Sie daran, dass die Grippe für kränkliche und schlecht ernährte Menschen am gefährlichsten ist, während Gesunde die einfache Grippe kaum fürchten müssen.

Fakten über die Grippe

Angeblich erkranken jedes Jahr etwa zehn Prozent der US-Amerikaner an echter Grippe (Influenza). Ungefähr 100 000 von ihnen kommen ins Krankenhaus, und angeblich sterben jährlich 36 000 US-Amerikaner an den Komplikationen der Grippe. Doch diese ziemlich alten Zahlen werden neuerdings bezweifelt. Kürzlich veröffentlichte die US-Regierung aktuellere Schätzungen über die Zahl der mit Grippe zusammenhängenden Todesfälle in den USA während der drei Jahrzehnte vor 2007. Die Seuchenschutzbehörde CDC schätzt, dass von 1976/77 bis 2006/07 jährlich mindestens 3000 und höchstens 49 000 Menschen an Grippe starben. Ein Durchschnitt von 25 000 Todesfällen pro Jahr wäre also zutreffender.[16] Die schwerste Komplikation der Grippe und die häufigste Todesursache ist die bakterielle Lungenentzündung. Daran erkranken vor allem ältere Menschen und Patienten, deren Immunsystem medikamentös unterdrückt wird. Grippesymptome sind unter anderem:

- hohes Fieber
- Kopfschmerzen
- extreme Schwäche
- Muskelschmerzen
- Husten, Halsentzündung und verstopfte Nase (häufig, aber nicht immer)
- Magen-Darm-Störungen, z. B. Übelkeit, Erbrechen und Durchfall (häufiger bei Kindern)

Vor allem die starken Kopf- und Muskelschmerzen unterscheiden die Grippe von anderen Viruserkrankungen wie beispielsweise dem Schnupfen.

Nach der Erkrankung bleiben Infizierte etwa eine Woche lang ansteckend. Die gute Nachricht lautet: Wenn Sie im Allgemeinen gesund sind und sich gesund ernähren – d. h. einen Großteil Ihrer Kalorien in Form von Obst, Gemüse, Samen und Nüssen zu sich nehmen –, brauchen Sie keine Angst zu haben. Bei Gesunden ist die Grippe keine gefährliche Krankheit. Selbst die besonders virulenten Grippeviren, zum Beispiel Vogelgrippeviren, haben gegen ein wirklich gesundes Immunsystem kaum eine Chance.

40 Prozent der US-Amerikaner sterben an Herzinfarkt oder Schlaganfall, aber fast alle diese Todesfälle wären bei optimaler Ernährung vermeidbar. Etwa 35 Prozent aller US-Amerikaner sterben an Krebs, und auch diese Todesfälle sind fast immer die Folge falscher Ernährung. Ähnliches gilt für die Bewohner anderer Industrieländer. 2011 entfielen in Deutschland 40 Prozent aller Todesfälle auf eine Herz-Kreislauf-Erkrankung, 26 Prozent auf Krebs. Ich bin davon überzeugt, dass Krebs nicht überwiegend genetische Ursachen hat, sondern meist auf ein Immunsystem zurückzuführen ist, das durch falsche Ernährung geschwächt wurde. Wenn es uns an Nährstoffen fehlt, gedeihen Krankheiten; wenn wir mit allen wichtigen Nährstoffen versorgt sind, wird unser Körper zu einem wunderbar gegen Krankheiten gefeiten Organismus. Grippe ist da keine Ausnahme.

Die angeblichen Vorteile der Grippeimpfung

Die Frage ist nicht, ob Grippe gefährlich und in seltenen Fällen tödlich sein kann – wir wissen, dass dies zutrifft. Die richtige Frage lautet: Kann eine Impfung die Gefahr verringern? Die amerikanische Seuchenschutzbehörde CDC empfiehlt eine Impfung für alle Menschen, die älter als sechs Monate sind. Aber wie effektiv ist die Impfung?

Bei ihrer Empfehlung stützt sich die CDC auf folgende Behauptungen:

- Der Impfstoff verringert die Zahl der Grippeerkrankungen.
- Der Impfstoff mildert die Komplikationen der Grippe.
- Der Impfstoff reduziert die Zahl der Ansteckungen.
- Der Impfstoff ist ungefährlich.

Grippe und grippale Infekte können von mehr als 200 verschiedenen Viren verursacht werden. Zu den Symptomen gehören Fieber, Husten, Kopfschmerzen, Schmerzen im Körper und eine laufende Nase. Für einen Impfstoff kann man nur einen kleinen Teil der zirkulierenden Stämme auswählen. Selbst im besten Fall – wenn die wichtigsten Influenza-A- und Influenza-B-Viren der bevorstehenden Saison korrekt prognostiziert und in den Impfstoff einbezogen wurden – enthält der Grippeimpfstoff weniger als zehn Prozent der zirkulierenden Viren, die diese Krankheit auslösen können. Wie wirksam ist also die Grippeimpfung, die ja eine Erkrankung verhindern soll?

Mehr noch: Kann die Impfung die Komplikationen der Grippe verhindern, die bei Erwachsenen ohne chronische Grunderkrankungen selten auftreten? Um diese Fragen zu beantworten, werfen wir am besten einen Blick auf die bereits erwähnte angesehene Cochrane Database of Systematic Reviews, die sich mit solchen Fragen befasst. Dort fand man nur schwache Belege für die Wirksamkeit der Impfung.[17]

Die Wissenschaftler suchten in den medizinischen Datenbänken bis Juni 2010 nach randomisierten (Teilnehmer werden per Zufallsauswahl festgelegt), kontrollierten Studien über Grippeimpfungen. Nicht randomisierte Studien wurden ebenfalls berücksichtigt, wenn sie Daten zum Risiko des Impfstoffs enthielten. Bei der Metaanalyse ging es um die Zahl der Infektionen und die Schwere der Symptome sowie um die Zahl der Komplikationen und der Fehltage bei Berufstätigen. Außerdem untersuchten die Wissenschaftler das Risiko für ernste Nebenwirkungen der Impfung. Analysiert wurden 50 Studien mit über 70 000 Teilnehmern. Wenn man bedenkt, wie eifrig Ärzte und Behörden für die Grippeimpfung eintreten, war das Ergebnis überraschend: Die unabhängige Bewertung der Daten enthüllte, dass die Impfung die Zahl der ins Krankenhaus eingelieferten Patienten und die Zahl der Fehltage nicht verringerte. Außerdem hatte keiner der verschiedenen Impfstoffe eine signifikante Wirkung, was das Risiko von Komplikationen bei gesunden Erwachsenen anbelangt.

Die Metaanalyse untersuchte auch das Risiko für schwere negative Nebenwirkungen des Grippeimpfstoffs und stellte fest, dass eine Million Impfungen möglicherweise 1,6 zusätzliche Fälle des sogenannten Guillain-Barré-Syndroms verursachen. Dabei handelt es sich um eine Nervenstörung, die mit Fehlempfindungen beginnt und schließlich zu Muskelschwäche, Lähmung und Atemlähmung führt.

Alles in allem waren die Befunde, die für eine Impfung aller Bürger sprechen könnten, nicht überzeugend. Daher kritisierten die Forscher auch die Empfehlung der CDC, gesunde Erwachsene ebenfalls zu impfen.

Die Cochrane-Metaanalyse stellte zudem klar, dass etwa die Hälfte der untersuchten Studien von den Herstellern der Impfstoffe finanziert worden war. Sie hielt die Ergebnisse in diesen Fällen für fragwürdig, weil solche Studien unter Idealbedingungen durchgeführt werden (die Viren im Impfstoff stimmen mit den Erregern genau überein) und mögliche Nebenwirkungen kaum thematisiert werden. Den Cochrane-Experten fiel auf, dass die Ergebnisse der von Impfstoffproduzenten finanzierten Studien häufig manipuliert wurden. Doch selbst wenn wir uns diese tendenziösen Studien ansehen, in denen der Impfstoff genau den zirkulierenden Viren angepasst wurde, erkennen wir, dass die Grippeimpfung einen vollständigen Schutz vor Infektionen nicht einmal annähernd erreichte, die Zahl der Fehltage nicht signifikant verringerte und Komplikationen nicht verhinderte.

Die Cochrane-Forscher analysierten auch die Grippeimpfung bei Kindern. Nachdem sie die Daten von 51 Studien geprüft hatten, bei denen es um die Wirkungen und Nebenwirkungen von Grippeimpfstoffen bei Kindern ging, übten sie harsche Kritik an der Empfehlung der US-Behörden, alle Menschen zu impfen. Sie stellten nämlich fest, dass die Impfung bei Kindern unter zwei Jahren eine ähnliche Wirkung wie ein Placebo hatte. Zudem war es unmöglich, anhand der verfügbaren Studien Aussagen über die Risiken der Impfstoffe zu machen – in den Studien fehlten die dafür erforderlichen Daten. Noch schwerwiegender war die Schlussfolgerung der Wissenschaftler, dass die Studien diese Daten absichtlich verschwiegen. Deshalb kritisierten die Cochrane-Autoren erneut die Empfehlungen der CDC und schrieben: »Bevor die Immunisierung von Kindern als öffentliches Anliegen empfohlen wird, benötigen wir dringend umfangreiche Studien, die wichtige Ergebnisse auswerten und Impfstofftypen unmittelbar miteinander vergleichen.«[18]

Selbst bei älteren Menschen, die häufiger an Infektionen sterben, sind die Studien über die Grippeimpfung nicht eindeutig günstig. Eine Analyse von Grippeimpfungen bei Erwachsenen ab 65 Jahren lässt darauf schließen, dass die Wirkung der Impfstoffe zweifelhaft war.[19] Zwar schienen die Impfungen die Grippesymptome zu lindern, aber die schlechte Qualität der gesammelten Daten machte klare Aussagen darüber unmöglich, wie wirksam die Impfstoffe bei dieser Risikogruppe Komplikationen verhindern konnten.

Die Tatsache, dass Ärzte und Behörden so eifrig für Grippeimpfungen werben, obwohl der Nutzen derart gering ist, sät Misstrauen gegen Mediziner, Pharmakonzerne und Behörden. Das alles sieht nach Absprachen und Interessenkonflikten aus. Diese Situation spiegelt ein fundamentales Problem der heutigen Gesundheitssysteme wider: Behörden, die unsere Entscheidungen beeinflussen, werden ihrerseits stark von der Industrie (und deren Parteispenden) sowie von mächtigen Lobbyisten und von der Industrie bezahlten Experten beeinflusst.

Die Wissenschaftler der Cochrane Database kritisierten unverblümt die Empfehlung der Behörden, noch mehr Menschen gegen Grippe zu impfen: »Die Autoren der CDC richten ihre Interpretation offenkundig nicht nach der Qualität der Befunde, sondern zitieren alles, was ihre Theorie unterstützt.« Das ist kein Wunder, weil fast alle der 15 Mitglieder des CDC-Impfausschusses finanzielle Zuwendungen von Impfstoffherstellern erhalten! Die CDC befreit diese Mitglieder von den Vorschriften, die Interessenkonflikte verhindern sollen – mit der Begründung, gerade ihre Berufserfahrung mache sie zu Impfexperten.[20]

Die bekannten Risiken der Grippeimpfung

Wenn Sie die Informationen der Impfstoffhersteller lesen, erfahren Sie, dass jede Dosis Spuren von Formaldehyd und als Konservierungsmittel 25 Mikrogramm Thiomersal (eine quecksilberhaltige Verbindung) enthält. Die jährliche Injektion selbst dieser kleinen Menge Quecksilber könnte später im Leben eine neurotoxische Wirkung haben. Das tatsächliche Risiko dafür ist schwer einzuschätzen.

Wir wissen allerdings, dass die Risiken sich im Laufe des Lebens »ansammeln« und dass ein junger, sich noch entwickelnder Körper auf giftige Substanzen empfindlicher reagiert. Die Amerikanische Akademie der Kinderärzte und der Öffentliche Gesundheitsdienst der USA (eine Bundesbehörde) fordern gemeinsam, das Quecksilber aus allen Impfstoffen zu entfernen. Chronische niedrige Quecksilberdosen könnten subtile Nervenschäden verursachen, die sich im höheren Alter bemerkbar machen. Wenn man bedenkt, wie oft Kinder heutzutage geimpft werden, sollten wir ernsthaft darüber nachdenken, ob wir diesem Gemisch auch noch den jährlichen Grippeimpfstoff hinzufügen sollen. In der wissenschaftlichen Literatur wird diese kritische Frage in der Tat gestellt.

Wenn wir dazu raten, jeden Menschen von der frühen Kindheit an jährlich gegen Grippe zu impfen, müssen wir die langfristigen Folgen genauer prüfen. Bisher wurde noch nicht untersucht, ob der Grippeimpfstoff Krebs auslösen kann und welche Wirkungen er innerhalb mehrerer Jahre auf die Reproduktion von Tieren hat. Mit anderen Worten: Es fehlt an Tierversuchen, die zeigen, ob der Impfstoff Geburtsfehler, Entwicklungsstörungen oder gar Krebs verursacht.

Zu den bekannten negativen Reaktionen auf den Impfstoff gehören den Herstellern zufolge Gelenkschmerzen, Schwellungen der Lymphknoten, Juckreiz, Entzündungen der Blutgefäße und andere Vergiftungssymptome. Allergische Reaktionen (zum Beispiel Nesselausschlag und allergische Schocks), Nervenstörungen (zum Beispiel Neuritis, Enzephalitis und optische Neuritis) sowie Krankheiten, welche die Myelinschicht der Nerven zerstören (etwa Multiple Sklerose und das bereits erwähnte Guillian-Barré-Syndrom), wurden zeitweilig ebenfalls mit dem Grippeimpfstoff in Verbindung gebracht. Dabei wird es wahrscheinlich nicht bleiben, denn typischerweise werden umso mehr Nebenwirkungen eines Medikaments entdeckt, je länger man es anwendet. Erst vor Kurzem wurden Grippeimpfungen verdächtigt, Purpura rheumatica auszulösen, eine seltene, aber schwere Krankheit, die zu Nierenversagen führen kann.[21]

KEINE CHANCE FÜR GRIPPE UND ERKÄLTUNG

Jeder von uns sollte für sich und seine Kinder die Vor- und Nachteile selbst abwägen, da selbst ein einfacher Virusinfekt wie die Grippe zu ernsten Komplikationen und sogar zum Tod führen kann. Dennoch ist der Nutzen der Impfung wegen ihrer begrenzten Wirkung selbst bei Hochrisikogruppen gering.

Die Medizin räumt ein, dass die Grippe für bestimmte Menschen gefährlicher ist als für andere. Wer ein schwaches Immunsystem hat, ist bei jeder Infektion stärker gefährdet. Zu den Risikogruppen gehören:

- ältere Menschen (über 75)
- Menschen mit chronischen Krankheiten wie Diabetes oder Aids und Menschen, denen ein Organ transplantiert wurde
- Patienten, die Steroide einnehmen müssen oder die an einer Autoimmunkrankheit leiden und daher Medikamente bekommen, die das Immunsystem unterdrücken
- Patienten mit erheblich geschwächtem Immunsystem (z. B. wegen Aids oder Krebs)
- Säuglinge und Kleinkinder unter zwei Jahren, die nicht gestillt werden
- Raucher oder Menschen, die hauptsächlich minderwertige Nahrungsmittel oder kalorienreiche, nährstoffarme Schnell- oder Fertiggerichte essen

In diesen Gruppen könnte die geringfügige Schwächung einiger Virenstämme von Nutzen sein. Das gilt aber nicht für gesunde Kinder und Erwachsene mit normaler Immunfunktion, erst recht nicht, wenn sie sich gesund ernähren und genügend Nährstoffe – darunter Vitamin D – gespeichert haben.

Ich ziehe es vor, meine Kinder so zu ernähren, dass sie vor allen Krankheiten geschützt sind, weil ihr gesundes Immunsystem mit einer eventuellen Grippe fertig wird. Meine vier Kinder sind derzeit zwischen zehn und 24 Jahre alt und waren ihr Leben lang selten länger als ein paar Tage krank; sie hatten nie eine Ohrenentzündung, brauchten nie ein Antibiotikum und hatten, soweit ich mich erinnere, niemals Grippe. Vielleicht hatte die gesunde Ernährung etwas damit zu tun.

Wir alle sollten uns vor der Grippe gebührend in Acht nehmen. Hoffentlich ermutigt uns diese Vorsicht, mehr naturbelassene, nährstoffreiche Nahrungsmittel zu essen. Die meisten Menschen tun das nicht; wenn sie es tun würden, könnte die Furcht vor der Grippe sogar Millionen Leben retten, weil die gesunde Kost, die vor Grippe schützt, uns auch vor vielen Krebsarten, Herzleiden, Diabetes, Übergewicht, Asthma und anderen Krankheiten bewahrt.

Andere Probleme mit der Grippetherapie

Grippeimpfungen sind heutzutage sehr umstritten, und das zu Recht. Aber wir müssen noch andere Aspekte der Grippetherapie erörtern.

Medikamente gegen Grippe

Wenn Sie an Grippe erkranken, verschreibt Ihr Arzt Ihnen wahrscheinlich eine Arznei, die Ihnen laut Werbung hilft, schneller gesund zu werden. Drei antivirale Wirkstoffe – Amantadin (Handelsnamen: Symmetrel˚ und PK-Merz˚), Rimantadin (Handelsname in den USA: Flumadine˚) und Oseltamivir (Handelsname: Tamiflu˚) werden in den Vereinigten Staaten gegen Grippe eingesetzt. (Rimantadin ist in Deutschland nur bedingt zugelassen.) Die drei Medikamente sind nur teilweise wirksam, und sie bleiben wirkungslos, wenn man sie nicht innerhalb von zwei Tagen nach dem Auftreten der Symptome einnimmt. Als verschreibungspflichtige Arzneien haben sie zudem erhebliche Nebenwirkungen. Abgesehen von Übelkeit, Erbrechen, Benommenheit und Schlafstörungen, die häufiger auftreten, kommt es in seltenen Fällen auch zu ernsten Reaktionen. Dazu gehören Depressionen, Suizid und das maligne Neuroleptika-Syndrom, das mit hohem Fieber, Muskelsteife und psychischen Störungen einhergeht und tödlich verlaufen kann.

Im Allgemeinen schaden diese Medikamente mehr, als sie nützen, weil es schwierig ist, Grippe von anderen, ähnlichen Virusinfekten zu unterscheiden, für die diese Arzneimittel nicht geeignet sind. Die meisten Rezepte für diese Grippemittel werden ausgestellt, obwohl nicht eindeutig nachgewiesen ist, dass der Patient auch wirklich an Grippe leidet. Eine genaue Diagnose kostet Zeit, und wenn ein Kranker den Arzt aufsucht, um sich eine Diagnose stellen zu lassen, ist es für eine Anwendung dieser Präparate in der Regel schon zu spät. Oseltamivir wird in den USA jedes Jahr hunderttausendfach verschrieben, und in über 90 Prozent aller Fälle wird das Medikament eingenommen, obwohl es gar keine Wirkung mehr entfalten kann! Das heißt, die Patienten setzen sich der Gefahr von Nebenwirkungen aus, ohne davon einen Nutzen zu haben.

Wegen des ungünstigen Nutzen-Risiko-Verhältnisses ist die generelle Anwendung dieser Medikamente nicht vertretbar. Sie kann aber angezeigt sein, wenn in einem Pflegeheim oder Krankenhaus Grippefälle auftreten, weil dort stark gefährdete Menschen miteinander Kontakt haben und eine frühe Diagnose der Grippe eher möglich ist.

Die Schutzwirkung guter Hygiene

Die Grippesaison scheint fast jedes Jahr Sorgen und Ängste auszulösen, besonders unter den Eltern kleiner Kinder. Trotz aller Medienhysterie sollten wir uns jedoch nicht vorschnell dazu verleiten lassen, Medikamente anzuwenden, die mehr schaden als nützen.

Selbstverständlich sollen und können wir etwas tun, um Infektionsrisiken zu senken. Viren werden vor allem dadurch verbreitet, dass wir das Gesicht mit den Händen berühren oder Erreger einatmen, die Kranke durch Husten oder Niesen ausgeschieden haben. Infizierte können schon einen Tag vor dem Auftreten von Symptomen und noch sieben bis zehn Tage nach den ersten Symptomen ansteckend sein.

Hier sind einige Tipps, die Sie befolgen sollten, um Ihr Gripperisiko zu minimieren:

Berühren Sie nicht das Gesicht, wenn Sie sich an öffentlichen Orten aufhalten oder eben aufgehalten haben. Waschen Sie sich vorher gründlich die Hände. Die Übertragung von Grippeviren und anderen Viren durch Anfassen kontaminierter Gegenstände kommt häufiger vor als die Übertragung durch Niesen oder Husten. Viele der gefährlichsten Viren werden durch Berühren öffentlich zugänglicher Objekte oder direkten Körperkontakt zu anderen Menschen verbreitet, zum Beispiel durch Händeschütteln oder Anfassen von Türgriffen, Zapfpistolen an Tankstellen oder geliehenen

Kugelschreibern. Wenn Sie sich in einer öffentlichen Toilette die Hände waschen, sollten Sie ein Papierhandtuch benutzen, um den Wasserhahn zuzudrehen und die Tür zu schließen, damit Ihre Hände sauber bleiben.

Sollten Sie dennoch die Grippe bekommen, bleiben Sie zu Hause. Trinken Sie über den ganzen Tag immer wieder kleine Schlucke Wasser, anstatt viel auf einmal zu trinken. Essen Sie so wenig wie möglich; wenn Sie hungrig sind, sollten Sie leicht verdauliche Speisen zu sich nehmen, am besten saftiges Obst und Salate. Sobald Sie erkrankt sind, dürfen Sie den Körper nicht mehr mit schweren Mahlzeiten belasten. Appetitverlust bei Infektionen ist eine Schutzmaßnahme des Organismus, um seine Immunabwehr zu stärken.

Wann Sie einen Arzt konsultieren sollten

Ich rate davon ab, mit typischen Symptomen einer Grippe oder eines anderen Virusinfekts – z. B. laufender Nase, Fieber, Gliederschmerzen – einen Arzt aufzusuchen, weil eine Behandlung mit Medikamenten keine nennenswerte Wirkung hat. Bei einer schweren Grippe ist eine Lungenentzündung der Hauptgrund für eine Unterbringung im Krankenhaus oder gar für einen tödlichen Ausgang. Anstatt gleich einen Arzt zu rufen, sollten Sie also darauf achten, ob Ihr Zustand sich plötzlich verschlechtert, insbesondere ob Ihnen das Atmen schwerfällt. Wenn folgende Symptome auftreten, empfehle ich Ihnen ärztlichen Beistand:

- Beschleunigte Atmung
- Atmung mit rasselnden oder pfeifenden Geräuschen
- Erschwertes Atmen (bei Kindern verbunden mit Einziehungen der Rippenmuskulatur)
- Bauchschmerzen (bei Kindern häufiger)
- Veränderungen des Verhaltens und des Bewusstseins, zum Beispiel Orientierungslosigkeit oder Aufmerksamkeitsstörungen
- Hartnäckiger Durchfall oder Erbrechen (häufiger bei Kindern), vor allem wenn Austrocknung droht
- Hartnäckiges Fieber über 39 Grad, das nach drei Tagen nicht sinkt

Richtige Ernährung ist wichtiger als Medikamente

Erinnern Sie sich daran, was der Professor in meiner ersten Pharmakologievorlesung sagte? Alle Medikamente sind giftig! Seine Worte gelten immer noch, und wir Ärzte müssen unsere Patienten darüber aufklären, wie sie Arzneimittel vermeiden können. Menschen werden nicht gesünder, wenn sie Chemikalien schlucken. Selbst Kräuterarzneien wirken nur, weil sie giftige Substanzen enthalten, nicht wegen ihrer Nährstoffe. Wenn Sie gesund leben, brauchen Sie nur selten Therapien und Medikamente, die Ihrer Gesundheit langfristig schaden.

Denken Sie daran, dass Entscheidungen, die Sie heute treffen, 30 bis 60 Jahre später positive oder negative Folgen haben können. Gesundheit ist kompliziert. Wir kennen nicht alle Umweltfaktoren, die Krebs auslösen; aber wir haben in den letzten Jahren viel über Krebsursachen und die Kraft eines gesunden Immunsystems gelernt. Darum können wir unsere natürliche Immunität heute besser stärken als unsere Vorfahren und dabei länger und gesünder leben. Aufgrund meiner Forschungen und meiner Erfahrungen mit Patienten in den letzten paar Jahrzehnten bin ich der Meinung, dass die meisten Menschen mehr als 95 (gute) Jahre leben können. Aber wir werden den Krieg gegen den Krebs und andere lebensgefährliche Krankheiten nicht mit mehr Medikamenten und mehr Geld für Therapien und Arzneimittel gewinnen.

Wenn wir uns die schützende Wirkung einer gesunden Lebensweise und Ernährung zunutze machen und dadurch das Risiko verringern, schwere Krankheiten zu bekommen, werden wir reich belohnt. Allerdings müssen wir uns dabei echte Mühe geben. Das gilt für alles im Leben. Wenn wir essen, um Superimmunität zu erlangen, schützen wir uns nicht nur vor Krankheiten, sondern auch vor den schädlichen Nebenwirkungen der Medikamente. Sie können sich bester Gesundheit erfreuen, aber Sie können sie nicht kaufen; Sie müssen sie sich verdienen.

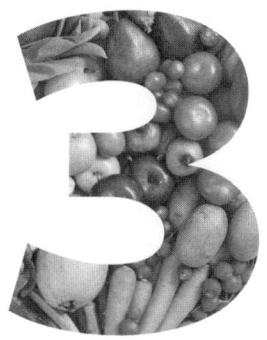

Superimmun durch Superlebensmittel

Im Mai 2003 wurde bei mir ein Non-Hodgkin-Lymphom im Stadium IV diagnostiziert. Mein Arzt im Sloan-Kettering-Krebszentrum sprach mit mir über mögliche Maßnahmen gegen meine »chronische« und tödliche Krankheit. Eine Alternative lautete damals: »Abwarten und beobachten«, weil keine unmittelbare Lebensgefahr bestand. Nach einiger Zeit schlug der Arzt eine Chemotherapie vor, um die Krankheit »in den Griff zu bekommen«. In den ersten von Panik erfüllten Tagen brachte mich meine Schwester zu Dr. Fuhrman. Ich glaube, was ich in den letzten Jahren von ihm gelernt habe, hat mir das Leben gerettet.
Zunächst erklärte Dr. Fuhrman mir, dass Giftstoffe, die Krebs verursachen können, oft im Fettgewebe gespeichert werden. Er machte mir klar, wie wichtig es für mich war, abzunehmen und einen großen Teil der Toxine auszuscheiden, die den Zellstoffwechsel störten. Außerdem erklärte er mir, welche Nahrungsmittel ich meiden und welche ich bevorzugen musste, um meinen Körper im Kampf gegen die Krankheit zu unterstützen, und wie ich mein Essen zubereiten sollte. Als ich zum ersten Mal einen »gemischten Salat« kostete, wollte ich gar nichts mehr essen. Aber heute genieße ich meine nahrhaften Mahlzeiten. Außerdem empfahl Dr. Fuhrman mir einige Ergänzungsmittel, die am besten zu meiner Ernährungsweise passten.
In den ersten drei Monaten verlor ich etwa 16 Kilo – ich aß um mein Leben. Mein Cholesterinwert fiel von 238 auf 164. Meine anderen Blutwerte waren ebenfalls hervorragend und sind es heute noch. Immer wieder besuchte ich den Onkologen, und es sah nicht danach aus, als wachse der Tumor in meiner Leiste. Zweieinhalb Jahre lang diskutierte ich mit meinem Arzt über eine systemische Chemotherapie; dann schrumpfte der Tumor und kam nicht wieder. Seither gibt es keine Anzeichen für die Krankheit mehr, und ich hoffe, das bleibt so.

KEINE CHANCE FÜR GRIPPE UND ERKÄLTUNG

Ich glaube, mein Energiepegel war nie höher als heute, nicht einmal in meiner Jugend. Mit meinen 63 Jahren bin ich eine wandelnde Werbung für Dr. Fuhrmans Methode, Krankheiten zu besiegen und optimale Gesundheit zu erlangen. Ich gehe immer noch gelegentlich zum Onkologen, um mich untersuchen zu lassen, und das Ergebnis ist erfreulich. Meine Blutwerte sind normal, und Tumoren sind nicht zu finden. Ich halte mich für eine gesunde Frau und genieße das Leben in vollen Zügen. Obwohl ich niemandem etwas Böses wünsche, wäre ich nicht überrascht, wenn ich die schulmedizinischen Onkologen überleben würde, die ich getroffen habe (es sei denn, sie folgen meinem Beispiel und achten künftig auf ihre Ernährung).

Irene Zabransky

Bestimmte pflanzliche Nahrungsmittel enthalten erhebliche Mengen von Substanzen, die das Immunsystem und die Abwehrkräfte gegen akute und chronische Krankheiten stärken. Im letzten Kapitel finden Sie einige köstliche Rezepte und Menüs mit diesen Supernahrungsmitteln; doch vorher sollten Sie verstehen, warum ich diese Nahrungsmittel empfehle und warum ich bestimmte Nahrungsmittel mische. Das ist entscheidend für Ihren langfristigen Erfolg.

Erst in den letzten zehn Jahren – 30 Jahre nachdem der erste Mensch den Mond betrat – haben Wissenschaftler begonnen, bestimmte Verbindungen in Pflanzen zu identifizieren, die eine starke krebshemmende Wirkung haben. Besonders aufgefallen sind den Forschern Substanzen in grünem Gemüse, Pilzen, Zwiebeln, Granatäpfeln, Beeren und Samen, die das Immunsystem stärken. Diese Substanzen werden auch in Studien mit Menschen getestet. Bisher hat jede Studie gezeigt, dass diese Supernahrungsmittel selbst in moderaten Mengen eindeutige positive Wirkungen haben. Pilze, Zwiebeln, Grüngemüse und Brombeeren senken beispielsweise das Krebsrisiko.

Dennoch empfehle ich, diese Nahrungsmittel nicht nur als Beigabe zu verzehren, sondern in beachtlichen Mengen und gleichzeitig zu essen. Die unvermeidliche Folge dieser Umstellung auf eine Ernährung, die das Immunsystem stärkt und Krebs hemmt, ist Superimmunität – eine Immunität, die Ihnen hilft, zuversichtlich und ohne Furcht zu altern und dabei völlig gesund zu bleiben. Wir müssen lernen, dass Krankheiten im Alter nicht normal sind und dass wir uns dafür entscheiden können, *nicht* krank zu werden.

Auch müssen wir weiter Kombinationen von Supernahrungsmitteln untersuchen – dafür benötigen wir mehr Geld und Unterstützung. Während wir durch neue Studien und dokumentierte Erfolge Fortschritte machen, dürfen wir aber nicht die Forschungsergebnisse übersehen, die bereits vorliegen. Es wäre ein kostspieliger Irrtum zu glauben, die Beweise seien noch unzureichend. Auch deshalb ist dieses Buch so wichtig.

Meine Erfahrung mit über 10000 Patienten, die in den letzten 20 Jahren eine nährstoffreiche Kost zu sich genommen haben, beweist, dass man mit dieser Ernährung viele verschiedene Krankheiten behandeln kann. Ich habe erstaunliche klinische Erfolge bei den unterschiedlichsten Patienten und Krankheiten – von Asthma und Allergien bis zu Herzkrankheiten und Krebs – beobachtet. Ich durfte miterleben, wie Tausende von Menschen gesünder wurden und ihr Leben verlängerten. Darum rate ich Ihnen dringend, sofort anzufangen. Warten Sie nicht, bis es zu einer gesundheitlichen Tragödie kommt, die vermeidbar gewesen wäre.

Die folgende Fallstudie belegt, welch unglaublichen Nutzen es hat, superimmun zu sein. Ich behaupte nicht, dass alle oder auch nur die meisten fortgeschrittenen Krebserkrankungen heilbar sind; aber ich hatte das Glück, ungeheure Erfolge zu erleben, zum Beispiel bei Pamela. Diese Fälle beweisen, dass Superimmunität das Leben verlängert.

Die Kinderbuchautorin Pamela Swallow bat mich im Dezember 1997 um Hilfe. Sie hatte eben erfahren, dass sie an Eierstockkrebs litt, der bereits Metastasen in der Lunge und im Unterleib gebildet hatte. Man musste Flüssigkeit aus ihrer Lunge absaugen, damit sie atmen konnte. Pam war klar, dass sie alles tun musste, was sie konnte, um gegen diese meist tödliche Krankheit zu kämpfen. Nach der Statistik überleben nur zehn Prozent der Patienten im Stadium IV dieses Krebstyps (Pam befand sich in diesem Stadium, als ich sie traf) die nächsten fünf Jahre, und die Zahl der Erkrankten, die zehn Jahre überleben, ist noch geringer.[1] Das liegt daran, dass es schwierig ist, einen Eierstockkrebs im Stadium IV chirurgisch vollständig zu entfernen. Auch eine Chemotherapie kann meist nicht alle verbleibenden Krebszellen vernichten.
Mehrere Ärzte hatten erklärt, Pams einzige Chance seien eine Chemotherapie und weitere Operationen. Pam hielt es für sinnvoll, ihr Immunsystem zu stärken, und suchte daher nach Alternativen. Bald wurde sie an mich verwiesen.

KEINE CHANCE FÜR GRIPPE UND ERKÄLTUNG

> Nachdem wir besprochen hatten, wie das Immunsystem Krebs und einzelne Krebszellen bekämpfen kann, keimte Hoffnung bei Pam – vielleicht konnten wir ihr Leben doch noch retten. Sie unterzog sich zwar einer Chemotherapie, doch weil sie sich dabei elend fühlte, mixte sie grüne Getränke voller Mikronährstoffe. Zusammen mit ihrem Mann begann sie, Biogemüse anzubauen, und kaufte eine zweite Gefriertruhe, um das Gemüse, das sie nicht sofort essen konnten, für den Winter aufzubewahren. Was geschah dann? Nun, Pam besiegte die Statistik!
> Heute befolgt Pam immer noch den immunstärkenden Ernährungsplan, den ich vor 15 Jahren für sie ausgearbeitet habe. Der Krebs kehrte bisher nicht zurück, und ihre Gesundheit ist hervorragend. Sie sagt: »Dr. Fuhrmans Weg zur Gesundheit ist so vernünftig und lohnend, dass ich nicht mehr anders leben möchte.«

Die Antikrebslösung

Die Ankoppelung eines einfachen Moleküls aus vier Atomen (ein Kohlenstoffatom und drei Wasserstoffatome, »Methylgruppe« genannt) an ein Gen nennt man DNA-Methylierung.

Die Modifikation der menschlichen DNA durch das Ankoppeln (oder Entfernen) dieser Methylgruppen geht mit einem erhöhten Krebsrisiko einher. Krebsforscher wissen, dass eine Methylierung oder Demethylierung das DNA-Molekül verändert und dass diese Veränderungen früh und häufig auftreten, wenn sich ein Krebs entwickelt. Ein methyliertes oder demethyliertes Gen erfüllt seine Aufgaben nicht mehr; denn die Methylierung schaltet bestimmte Teile der DNA ein oder aus. Das stört die normale Zellteilung, sodass manche Zellen wild wuchern – und das ist Krebs.

Es gibt eine interessante Studie mit mehr als 1000 Rauchern und ehemaligen Rauchern. Sie husteten Sputum (Auswurf) aus der Tiefe ihrer Lungen nach oben, damit die Forscher Gewebeproben entnehmen konnten. Die Lungenzellen wurden auf eine Methylierung in acht wichtigen Genen hin untersucht. Diese acht Gene beeinflussen das Krebsrisiko. Dann zählten die Wissenschaftler die Zellen mit starker Methylierung und benutzten die Ergebnisse als Maßstab für das Krebsrisiko. Anschließend prüften sie die Ernährung der Teilnehmer. Auf diese Weise stellten sie fest, dass das Krebsrisiko bei den Teilnehmern geringer war, die grünes Blattgemüse aßen.

Es ist sehr ungewöhnlich, mit DNA-Schäden geboren zu werden. Solche Schäden entstehen vielmehr mit der Zeit durch Toxine oder einen Mangel an Mikronährstoffen. Die Nährstoffe im Grüngemüse verhindern diese Schäden und können sie sogar reparieren.

Die Veränderungen der DNA in den Zellen, die zu Krebs führen, sind »epigenetisch«. Das heißt, es handelt sich um allmähliche, durch Umwelteinflüsse bedingte Veränderungen. Mit der Zeit häufen sie sich, bis sie so schwerwiegend sind, dass die natürliche Abwehr der Zellen versagt. Krebs entsteht nicht über Nacht, sondern nach langjähriger Selbstvernachlässigung. Auf dem Weg zum Krebs können wir die Veränderungen aufhalten und reparieren, lange bevor Zellen entarten.[2]

Menschen, die mehr grünes Blattgemüse essen, haben Studien zufolge sozusagen eine weniger risikobehaftete DNA (mit weniger abnormer Methylierung). Das Phänomen der abnormen Methylierung, sein Zusammenhang mit dem Krebs und die Schutzwirkung von Grüngemüse wurden in mehreren Studien ebenfalls festgestellt.[3] Die Phytochemikalien im grünen Gemüse – erinnern Sie sich an unsere frühere Diskussion? – verhindern nicht nur eine abnorme Methylierung und Demethylierung, sondern ermöglichen es den Zellen sogar, methylierte DNA-Abschnitte zu reparieren.

Dieser Vorgang läuft wahrscheinlich so ab:

> Mehr Grüngemüse ➡ verringerte DNA-Methylierung ➡ geringeres Krebsrisiko
> Oder:
> Weniger Grüngemüse ➡ vermehrte DNA-Methylierung ➡ höheres Krebsrisiko

Kreuzblütler bekämpfen Krankheiten

Grüngemüse wie Weißkohl, Grünkohl, Zierkohl und Brokkoli sowie einige andere Gemüsesorten wie Blumenkohl und Steckrüben sind Kreuzblütengewächse. Sie tragen diesen Namen, weil die vier Kronblätter ihrer Blüten in Form eines Kreuzes angeordnet sind – daher das lateinische Wort *cruci-*

fer, »Kreuzträger«. Alle Gemüsearten enthalten schützende Mikronährstoffe und Phytochemikalien; aber Kreuzblütler haben eine einzigartige chemische Struktur, zu der unter anderem schwefelhaltige Verbindungen gehören. Sobald ihre Zellwände durch Hacken oder Reiben aufgebrochen werden, läuft eine chemische Reaktion ab, die diese scharfen oder bitteren Verbindungen in Isothiocyanate (ITC) umwandelt. Diese Gruppe von Verbindungen stärkt nachweislich das Immunsystem und wirkt krebshemmend.

Kreuzblütler als Antikrebsmittel

Man hat über 120 ITC identifiziert, und alle haben unterschiedliche Wirkungen an verschiedenen Stellen innerhalb der Zellen. Sie arbeiten synergetisch zusammen, um Karzinogene zu beseitigen und Krebszellen zu vernichten. Zudem hemmen einige ITC Entzündungen und haben antioxidative oder gar immunologische Wirkungen. Sie können auch die Angiogenese unterbinden, also die Bildung von Blutgefäßen, die einen Tumor mit Nährstoffen versorgen können. Krebszellen sondern nämlich Substanzen ab, die das Wachstum neuer Blutgefäße fördern. Nur dann können die entarteten Zellen überleben und sich ausbreiten. Deshalb sind Nahrungsmittel, die diesen Prozess hemmen, mächtige Verbündete im Kampf gegen den Krebs (mehr darüber im Abschnitt über Pilze).

Bestimmte ITC entgiften und/oder beseitigen krebserregende Verbindungen. Das gilt vor allem für Kreuzblütler wie Brokkoli und Rosenkohl, die reichlich Sulforaphan enthalten.[4] Diese Substanz hindert Karzinogene daran, sich an die DNA zu koppeln und in den Zellen krebserregende Veränderungen auszulösen. Außerdem aktiviert sie Enzyme, die Zellen vor DNA-Schäden schützen.[5] Dank der ITC erhält jede Zelle ihren eigenen Schutzschild, der zerstörerische Gifte isoliert und neutralisiert, sodass sie keinen Schaden anrichten können. Ist die DNA bereits geschädigt, können ITC das Wachstum der entarteten Zellen aufhalten, sodass Enzyme die DNA reparieren oder vernichten können.

Die beschriebenen Prozesse, die das Zellinnere vor Schäden bewahren, können allein durch diese Inhaltsstoffe von Grüngemüse angekurbelt werden. Mehrere ITC, darunter Sulforaphan, Indol-3-Carbinol und Diindolylmethan, werden derzeit intensiv untersucht, weil sie möglicherweise Krebszellen in der Brust und im Dickdarm abtöten.[6] Andere ITC mit starker Antikrebswirkung sind Phenylethyl-ITC (PEITC) und Allyl-ITC (AITC).

Offenbar ist der menschliche Körper durchaus darauf eingestellt, Infektionen und Krebs zu bekämpfen. Das Immunsystem gleicht dem schützenden Kraftfeld in Science-Fiction-Filmen; aber es ist selten eingeschaltet, weil dafür Energie in Form von grünem Gemüse benötigt wird.

Indol-3-Carbinol (I3C) und sein Abbauprodukt Diindolylmethan (DIM) hemmen möglicherweise vor allem hormonabhängige Krebsarten. Sie helfen dem Organismus, Östrogen und andere Hormone chemisch so zu verändern, dass sie leichter ausgeschieden werden können.[7] Stoffwechselprodukte wie DIM entstehen während des natürlichen biochemischen Abbaus der ursprünglichen Verbindung.

Diese Beobachtungen in Zellkulturen und bei Tierversuchen werden durch epidemiologische Studien mit Menschen bestätigt, die untersuchen, welchen Einfluss der Konsum von Kreuzblütlern auf die Krebshäufigkeit hat. Wenn der Verzehr von Kreuzblütengemüse steigt, sinken die Brust-, Lungen-, Prostata- und Darmkrebsraten entsprechend. Ähnliche positive Zusammenhänge wurden zwischen dem gesamten Gemüsekonsum und der Krebshäufigkeit festgestellt; aber Kreuzblütengemüse ist viel wirksamer und wird daher auch in der wissenschaftlichen Literatur mehr beachtet:

- Kreuzblütengemüse ist doppelt so wirksam wie andere Pflanzen. Bevölkerungsstudien zufolge sinkt die Krebsrate um 20 Prozent, wenn der Verzehr von pflanzlichen Nahrungsmitteln um 20 Prozent steigt. Die Krebsrate sinkt jedoch um 40 Prozent, wenn der Konsum von *Kreuzblütengemüse* um 20 Prozent zunimmt.[8]
- 28 Portionen Gemüse in der Woche senken das Prostatakrebsrisiko um 33 Prozent; aber schon drei Portionen *Kreuzblütengemüse* pro Woche verringern dieses Risiko um 41 Prozent.[9]
- Eine zusätzliche Portion Kohl in der Woche senkt das Pankreaskrebsrisiko um 38 Prozent.[10]

Kreuzblütengemüse im Kampf gegen Viren und Bakterien

Jetzt wird es noch interessanter. I3C und DIM schützen nicht nur vor Krebs, sondern verstärken neuen Studien zufolge auch die Wirkung des Interferons, das den Kampf des Immunsystems gegen Krankheitserreger unterstützt. Diese ITC steigern die Fähigkeit des Immunsystems, Zellen zu vernichten, und vergrößern die Widerstandskraft gegen Viren erheblich.[11] DIM kann nachweislich bestimmte Veränderungen des Gebärmutterhalsgewebes, die in Krebs übergehen können (sogenannte zervikale Dysplasien), gutartige Bindegewebsgeschwulste (Papillome) des Kehlkopfes und Warzen heilen. Derzeit wird untersucht, ob man damit bestimmte Viren (z. B. HIV, Papilloma- und Hepatitisviren) sowie resistente Bakterien behandeln kann.[12]

Besonders wichtig ist, dass Verbindungen aus Kreuzblütlern gemeinsam die Widerstandskraft gegen bakterielle Infektionen stärken, sogar gegen Erreger, bei denen Antibiotika nicht mehr wirken. Resistente Bakterien sind vor allem in Krankenhäusern gefährlich. In den USA ist beispielsweise das Bakterium *Streptokokkus pneumoniae* jährlich für rund 3000 Fälle von Meningitis, 50 000 Fälle von Bakteriämie, 500 000 Fälle von Lungenentzündung und fast sieben Millionen Fälle von Mittelohrentzündungen verantwortlich und ist generell eine der Haupttodesursachen. Streptokokkenstämme, die gegen Antibiotika resistent sind, haben sich inzwischen ausgebreitet. ITC-Verbindungen aus Grüngemüse haben eine natürliche antibakterielle Wirkung, die wir nutzen können, um die Abwehrkraft der Zellen so zu steigern, dass sie mit diesen gefährlichen Erregern fertig werden.[13]

Die gleichen Verbindungen aus grünem Gemüse bekämpfen auch *Helicobacter pylori*. Dieses Bakterium trägt zur Entstehung von Magengeschwüren bei und erhöht das Magenkrebsrisiko. Kreuzblütler, reichlich verzehrt, hemmen *Helicobacter pylori* und eignen sich zur Behandlung der Schäden, die das Bakterium anrichtet.[14] Obwohl ITC-Verbindungen meist an Tieren und nur an wenigen Menschen getestet wurden, bestätigen diese Studien meine Auffassung: Bei regelmäßigem Verzehr von grünem Gemüse mit all seinen Mikronährstoffen summieren sich die positiven Wirkungen. Dadurch sinkt das Infektionsrisiko, und die Chance, Infektionen zu besiegen, steigt.

Einen weiteren Beweis für die schützende Wirkung der Kreuzblütler liefert Nrf2. Dieses komplexe Protein (ein sogenannter Transkriptionsfaktor) ist ein wichtiger Regulator der antioxidativen Reaktion. Es regt unseren Körper an, viele verschiedene Verbindungen zu produzieren, die uns vor Entzündungen und Krankheiten schützen.

Wie geschieht das? Abfallprodukte in den Zellen lassen uns vorzeitig altern und lösen Krankheiten aus. Es gibt zwei Arten von Abfallprodukten: exogene, die wir von außen aufnehmen, und endogene, die bei unserem ganz normalen Zellstoffwechsel entstehen. Nrf2 wird für die endogene Entgiftung und als Radikalfänger benötigt. Endogene Abfallprodukte, auch reaktive Sauerstoffspezies (ROS) genannt, können biologische Makromoleküle und somit auch Zellen beschädigen. Sie sind »reaktiv«, weil sie sich im Gewebe vermehren und normale Zellstrukturen zerstören. Werden diese reaktiven Verbindungen nicht rasch beseitigt, sind Krankheiten und vorzeitige Alterung die Folge. Das ist vergleichbar mit einem Wirbelsturm, der in Ihr Haus eindringt und so lange an Kraft gewinnt, bis er das Gebäude von innen her zerstört hat.

Zum Schutz vor diesen reaktiven Abfallprodukten verfügen wir über eine Reihe von Proteinen. Diese werden von Genen mit Sequenzen codiert, welche im Englischen *antioxidant response elements* (»Elemente der antioxidativen Reaktion«, abgekürzt ARE) heißen. Die Nrf2-Proteine sind Transkriptionsfaktoren, die sich an die ARE-Segmente der Gene binden und sie aktivieren. Diese Gene stimulieren dann körpereigene Reaktionen, die uns vor negativen Auswirkungen des oxidativen Stresses schützen, selbst wenn die Zufuhr kurzzeitig wirkender exogener Antioxidanzien (z. B. Vitamin C und Vitamin E) erfolglos bleiben sollte. Nrf2 wird aktiviert, wenn wir Grüngemüse und somit ITC zu uns nehmen. Wenn wir kein grünes Gemüse aus der Kreuzblütlerfamilie essen, kann also eines der wichtigsten natürlichen Abwehrsysteme in den Zellen (Nrf2/ARE) einfach nicht funktionieren. Das beweist einmal mehr, dass wir auf die Substanzen im Grüngemüse angewiesen sind, wenn wir gesund bleiben und lange leben wollen!

Der Nrf2-Faktor beugt auch Plaqueablagerungen in den Blutgefäßen vor. Wenn Nrf2 aktiviert ist, verhindern die Gewebezellen an der Innenseite der Blutgefäße, dass entzündungsfördernde Zellen an den Gefäßwänden anhaften. Darum ist Grüngemüse so wichtig für die Gesundheit – sogar für die Heilung von Herzkrankheiten: Es aktiviert den Nrf2-Faktor. Dieser verändert die Proteine auf den Membranen der Gewebezellen und sorgt so dafür, dass sich dort keine arteriosklerotischen Ablagerungen bilden. Besonders wichtig ist die Aktivierung des Nrf2 für Herzgefäße an Gefäßgabelungen, weil der Druck dort höher und das Risiko für Plaquebildung größer ist.[15]

Kreuzblütengemüse optimal nutzen

Die Zubereitung des Gemüses beeinflusst, wie ITC verdaut und resorbiert werden. Hacken, Kauen, Mixen und Entsaften steigern den ITC-Gehalt. Mit anderen Worten: Die nützlichen ITC sind nicht in einem feststehenden Maß in der Pflanze enthalten, sondern sie entstehen aus Glucosinolat-Vorläufern erst im Mund, während wir kauen und so die Zellwände des Gemüses zermalmen. Je mehr Zellwände zerstört werden, desto mehr Myrosinase (ein Enzym in den Zellmembranen) wird freigesetzt. Dies kann sich mit den Glucosinolaten in der Zelle vermengen und setzt damit die Reaktion in Gang, bei der ITC entstehen.

Durch Kochen oder Dünsten geht der Wert des Gemüses teilweise verloren, weil zu viel Hitze die Myrosinase zerstört. Deshalb ist es am besten, das Gemüse roh zu essen. Allerdings können auch in gekochtem Kreuzblütengemüse einige ITC entstehen, weil die Bakterien im Verdauungstrakt ein wenig Myrosinase produzieren. Und wie können wir die Myrosinase-Produktion der Darmbakterien erhöhen? Sie haben es erraten – indem wir regelmäßig grünes Gemüse essen.

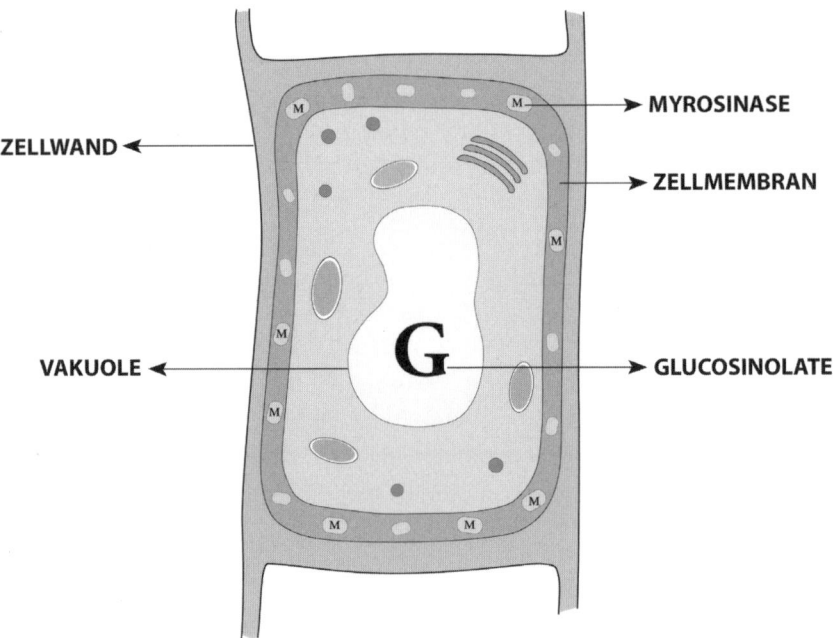

Denken Sie daran, dass die Aktivität und Wirksamkeit der ITC durch Kochen nicht aufgehoben wird. Die Hitze hindert die Myrosinase nur daran, als Katalysator die Bildung von ITC zu fördern. Wenn Sie also rohes Grüngemüse mixen, reiben, hacken oder entsaften, um die ITC-Produktion zu maximieren, und das zerkleinerte Gemüse dann in einem Eintopf oder in einer Suppe kochen, sind die ITC immer noch vorhanden.

Um die immunstärkenden Wirkungen von Kreuzblütengemüse zu maximieren, gehen Sie wie folgt vor:

1. Kauen Sie das Gemüse sehr, sehr gründlich.
2. Pürieren, mixen oder hacken Sie das Gemüse, bevor Sie es in einen Eintopf oder in eine Suppe geben.
3. Wenn Sie grünes Kreuzblütengemüse wie Brokkoli und Kohl dünsten, sollte es nicht ganz weich gekocht werden, sondern knackig bleiben.

Die Kreuzblütler unter den Gemüsearten sind nicht nur die stärksten krebshemmenden Nahrungsmittel, die es gibt; sie enthalten auch mehr Mikronährstoffe als alle anderen Gemüsesorten. Das Nationale Krebsinstitut der USA empfiehlt zwar, täglich fünf bis neun Portionen Obst und Gemüse zu essen, um Krebs zu verhindern; aber die Behörde hat noch keine Empfehlungen zum Verzehr von Kreuzblütengemüse gegeben. Ich rate Ihnen, jeden Tag drei frische Früchte und insgesamt acht Portionen Gemüse zu essen, darunter zwei Portionen Kreuzblütengemüse (mindestens eine davon roh). Wenn Sie viele verschiedene ITC-reiche Kreuzblütengemüse als Teil einer nährstoffreichen Kost zu sich nehmen, sind Sie vor Infektionen und Krebs optimal geschützt.

KREUZBLÜTENGEMÜSE

Bimi*	Kohlrabi	Rotkohl
Blumenkohl	Markstammkohl	Rucola
Brokkoli	Meerrettich	Speiserüben
Brunnenkresse	Pak Choi	Stielmus
Grünkohl	Rettich	Weißkohl
Indischer Senf	Rosenkohl	Wildbrokkoli

*Kreuzung zwischen Brokkoli und Kai-lan (chinesischem Brokkoli)

Pilze retten Leben

Auch Pilze gehören zu den erstaunlichen Supernahrungsmitteln, die das Immunsystem stärken. Pilze sind einzigartig: Sie enthalten viele außergewöhnliche Verbindungen, die Krankheiten bekämpfen und deren Wirkungen wir eben erst zu verstehen beginnen.

Mehrere immunstärkende Bestandteile der Pilze helfen dem Körper, schnell und kraftvoll zu reagieren, wenn Krankheitserreger wie Bakterien und Viren in ihn eindringen. Meist werden die Erreger besiegt, ehe Symptome auftreten.

Die Phytochemikalien könnten sogar bei Autoimmunkrankheiten wie rheumatoider Arthritis und Lupus erythematodes (Schmetterlingsflechte) hilfreich sein, weil sie Entzündungen hemmen und die Immunreaktion regulieren.[16]

Wenn Grüngemüse der König der Superimmunität ist, dann sind Pilze die Königin. Studien mit Tieren und Zellkulturen haben gezeigt, dass die in Pilzen enthaltenen Verbindungen die Aktivität der natürlichen Killer-T-Zellen (NKT-Zellen) steigern.[17] Diese NTK-Zellen spüren andere Zellen auf, die mit einem Virus infiziert oder abnorm verändert sind, und zerstören sie.

Champignons, Austernpilze, Maitake-Pilze und Ling-Zhi-Pilze (Reishi) haben nachweislich eine Antikrebswirkung. Sie verhindern DNA-Schäden, hemmen das Wachstum von Tumoren, setzen den programmierten Zelltod in Gang und unterbinden die Blutversorgung von Tumoren. Diese Wirkungen wurden bei Prostata-, Dickdarm- und Brustkrebs sowie an Krebszellenkulturen nachgewiesen.[18]

Champignons enthalten antigenbindende Lektine (ABL). Diese Proteine binden nur an abnorme Zellen, weil sie an der Oberfläche vieler Krebszellen ein bestimmtes Molekül erkennen und dann die körpereigene Abwehr alarmieren.[19] Interessant ist, dass ABL, die sich an abnorme Zellen geheftet haben, von der Zelle aufgenommen werden und sie daran hindern, sich zu teilen. Auf diese Weise sorgen sie dafür, dass Krebs sich nicht ausbreiten kann – und zwar ohne toxische oder andere negative Wirkungen auf gesunde Zellen.

So gewinnen Sie den Kampf gegen Brustkrebs

Der regelmäßige Verzehr von Pilzen senkt das Brustkrebsrisiko bei Frauen vor und nach der Menopause signifikant, nämlich um 60 bis 70 Prozent! Bei Teilnehmerinnen einer neueren Studie, die täglich mindestens zehn

Gramm frischen Pilz aßen (das entspricht einem kleinen Pilz), sank die Brustkrebsrate um 64 Prozent. Noch drastischer verringerte sich das Krebsrisiko bei Frauen, die jeden Tag zehn Gramm Pilze aßen und ein Grünteepräparat einnahmen: um 89 Prozent bei Frauen vor der Menopause und um 82 Prozent bei Frauen nach der Menopause.[20] Ähnliche Ergebnisse wurden bei Dickdarm- und Magenkrebspatienten erzielt.[21] Schwer zu glauben, nicht wahr? Warum weiß nicht jede Frau, dass Pilze vor Brustkrebs schützen? Die Kombination aus Pilzen und Grüngemüse ist ein hochwirksamer Antikrebscocktail.

Pilze bekämpfen den Brustkrebs auf verschiedene Weise. Sie enthalten Verbindungen, die man Aromatasehemmer nennt. Diese Substanzen helfen dem Körper, den Östrogenspiegel zu senken, und sie hindern das Östrogen daran, das Brustgewebe zu stimulieren.[22] Aromatase ist ein Enzym, das die Bildung von Östrogen in mehreren Schritten katalysiert. Da Östrogen bei der Entstehung von Brustkrebs eine wichtige Rolle spielt, ist es vorteilhaft, die Aktivität der Aromatase zu verringern. Mediziner sind der Ansicht, dass die Aromatase den Östrogenspiegel im umliegenden Gewebe erhöht, sodass Brustkrebs sich leichter ausbreiten kann.[23]

Manchen Krebspatienten werden Medikamente verabreicht, die Aromatase hemmen.[24] Aber auch Frauen, die ihr Leben lang natürliche Aromatasehemmer mit dem Essen zu sich nehmen, können ihren Östrogenspiegel und dadurch ihr Brustkrebsrisiko deutlich senken. Man hat mehrere Pilzarten auf ihre aromatasehemmende Wirkung hin untersucht:

- Starke Wirkung: Champignons, Maitake, Ling Zhi
- Moderate Wirkung: Shiitake, Pfifferling, junge Champignons (Mini-champignons)
- Geringe oder keine Wirkung: Austernpilz, Mu-Err[25]

Unabhängig von der Aromatasehemmung wurde bei allen getesteten Pilzen, auch bei gekochten, eine brustkrebshemmende Wirkung festgestellt. Normale Champignons, die beliebtesten und billigsten Pilze, waren ebenfalls hochwirksam. Aber Pilze haben noch mehr Vorzüge.

Pilze als Teamplayer

Pilze fördern die Bildung und Reifung bestimmter Immunzellen (dendritischer Zellen) und verbessern deren antigenpräsentierende Funktion.[26] Schauen wir uns das genauer an. Dendritische Zellen sind baumförmige Immunzellen, die in unreifer (deaktivierter) Form im ganzen Körper vorkommen. Werden sie aktiviert, fangen sie Krankheitserreger und abnorme Zellen ab und präsentieren sie anderen Immunzellen, die den Feind dann vernichten.

Dendritische Zellen findet man auch in Geweben, die Kontakt mit der Außenwelt haben, etwa in der Haut und in den Schleimhäuten der Nase, der Lungen, des Magens und des Darmes. In unreifem Zustand schwimmen sie im Blut. Sobald sie aktiviert werden, wandern sie in die Lymphdrüsen, wo sie mit T-Zellen und B-Zellen bei der Immunabwehr zusammenarbeiten.

Wenn wir älter werden, lässt die Aktivität der dendritischen Zellen oft nach, was die Immunreaktion schwächt und uns für Infektionen und Krebs anfälliger macht. Die immunstärkenden Verbindungen in Pilzen und in grünem Gemüse können diese Schwächung der Immunreaktion im Alter verhindern.[27]

Die immunstärkende Wirkung der einzigartigen Phytochemikalien in den Pilzen wird noch verstärkt, wenn wir neben Pilzen und Grüngemüse auch Zwiebeln essen. Denn nicht nur die Phytochemikalien in Pilzen, sondern auch andere Phytochemikalien, Flavonoide genannt, können dendritische Zellen aktivieren und Krebs bekämpfen.[28] Flavonoide sind in kräftig gefärbtem Obst, in Zwiebeln, in Beeren und (in Form von ITC) in grünem Gemüse enthalten.

Pilze enthalten zudem Angiogenesehemmer, die das Wachstum abnormer Zellen und Tumoren hemmen, indem sie von der Blutversorgung abgeschnitten werden. Tumoren und Fettzellen sondern Substanzen ab, welche die Bildung von Blutgefäßen und somit ihr Wachstum fördern – aber Pilze verhindern diesen Effekt.

Die Angiogenese ist ein komplexer physiologischer Prozess, in dessen Verlauf sich neue Blutgefäße bilden. Als Reaktion auf ein angiogenes Signal sprießen endotheliale Zellen aus bereits vorhandenen Blutgefäßen hervor, teilen sich und bilden röhrenförmige Strukturen, die zu neuen Blutgefäßen heranreifen. Bei Föten und Kindern ist das ein normaler Vorgang, bei Erwachsenen gilt dies nur in bestimmten Fällen, beispielsweise bei der Wundheilung. Eine abnorme Angiogenese begünstigt verschiedene Krankheiten, etwa Fettleibigkeit, Krebs, bestimmte Netzhautschädigungen am Auge und chronische Entzündungen.

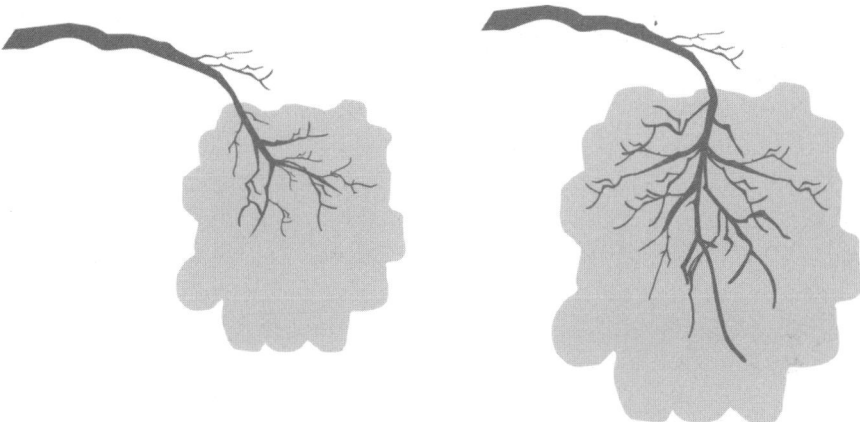

Angiogenese ein notwendiger Schritt für das Wachstum von Körperfett und Krebs

Wenn ein Krebstumor so groß wird, dass er eine eigene Blutversorgung benötigt, gibt er den benachbarten Blutgefäßen ein Signal, worauf diese Verzweigungen bilden und den Tumor mit Sauerstoff und Nährstoffen versorgen. Diese neuen Blutgefäße ermöglichen es einem winzigen, ungefährlichen Tumor, zu wachsen und invasiv und gefährlich zu werden. Das Kennzeichen des Krebses ist rasches, ungehemmtes Wachstum; das macht den Krebs lebensgefährlich. Da Angiogenese bei gesunden Erwachsenen selten vorkommt und vor allem für das Tumorwachstum notwendig ist, kann man Krebs verhindern und behandeln, indem man die Angiogenese blockiert. Es gibt mehrere Medikamente, die die Gefäßneubildung in verschiedenen Stadien hemmen und zurzeit in der Krebstherapie eingesetzt werden.[29]

ANGIOGENESEHEMMUNG
Verhindert Tumorwachstum
Verhindert Fettzellenwachstum
Verhindert Entzündungen
Hemmt Krebs

ANGIOGENESEFÖRDERUNG
Fördert Tumoren und Krebs
Fördert Fettzellenbildung
Fördert Entzündungen
Steigert den Appetit

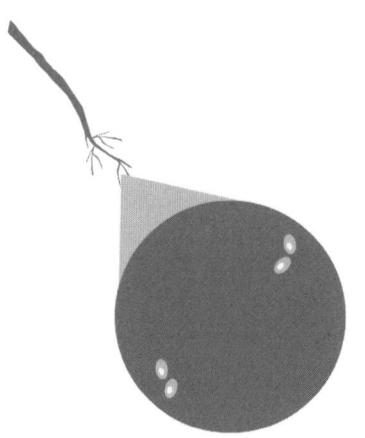
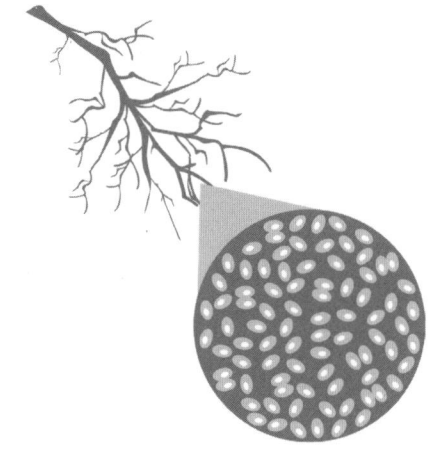

Viele pflanzliche Nahrungsmittel – vor allem Pilze – enthalten Angiogenesehemmer. Derzeit wird untersucht, ob man Tumoren mit ihnen »aushungern« kann, solange sie noch klein und harmlos sind. Wenn wir mit dem Essen reichlich Angiogenesehemmer zu uns nehmen, können wir verhindern, dass kleine Tumoren sich selbst mit Blut versorgen und dadurch größer und aggressiver werden. Auch auf diese Weise schützen uns Pilze, Zwiebeln, Grüngemüse und Beeren – am besten als Team – vor Krebs.

Vorsichtshalber sollten wir Pilze vor dem Verzehr immer kochen; denn bei einigen Studien mit Tieren wurden toxische Wirkungen roher Pilze beobachtet.[30]

ANGIOGENESEHEMMER	
Beeren aller Art[33]	Resveratrol
Granatäpfel[45]	(in Weintrauben und Rotwein)
Grüntee[41]	Schwarzer Reis[34]
Ingwer[39]	Sojabohnen[47]
Kreuzblütengemüse[37]	Spinat[48]
Kurkuma (Gelbwurz)[50]	Tomaten[49]
Leinsamen[38]	Weintrauben[40]
Omega-3-Fettsäuren[43]	Zimt[35]
Paprikaschoten[44]	Zitrusfrüchte[36]
Pilze[42]	Zwiebelgewächse[32]
Quitten[46]	

Die Nahrungsmittel und Nährstoffe sind alphabetisch aufgelistet, nicht entsprechend ihrer Wirkung als Angiogenesehemmer.

Hindern Sie Fettzellen am Wachstum

Auch für das Wachstum und die Ablagerung von Fettzellen sind neue Blutgefäße notwendig, und deren Bildung können wir verhindern, indem wir Angiogenesehemmer zu uns nehmen.[31] Supernahrungsmittel, vor allem Pilze, haben also eine erfreuliche Nebenwirkung: Sie helfen uns, ein gesundes Gewicht beizubehalten. Das geschieht nicht allein dadurch, dass diese Nahrungsmittel weniger Kalorien enthalten, sondern auch dank der in ihnen enthaltenen Nährstoffe einschließlich der Angiogenesehemmer.

Nahrungsmittel und Nährstoffe, welche die Angiogenese – und somit auch Übergewicht und Krebs – fördern, sind unter anderem Weißmehlprodukte und Süßigkeiten, die den Insulinspiegel erhöhen, sowie die cholesterin- und fettreiche westliche Standardkost.[51] Diese modernen, ungesunden Nahrungsmittel begünstigen die Fettablagerung und enthalten obendrein viele Kalorien. Sie sind also doppelt ungesund, während Grüngemüse, Pilze, Zwiebeln, Beeren und die anderen oben genannten Nahrungsmittel doppelt gesund sind.

Zwiebeln und Knoblauch: krebshemmende und immunstärkende Schatztruhen

Zwiebelgewächse – Zwiebeln, Knoblauch, Lauch, Schalotten und Schnittlauch – machen das Essen schmackhafter und enthalten obendrein krebshemmende, entzündungswidrige und antioxidative Verbindungen. Schon vor Tausenden von Jahren wussten die Menschen, dass diese Pflanzen Heilkräfte besitzen, und verspeisten sie täglich. Im Mittelalter erkannten sie, dass Zwiebeln und Knoblauch sie vor Infektionen schützten oder ihnen halfen, nach einer Ansteckung schneller gesund zu werden. Heute betrachten wir unser Essen nicht mehr als Medizin, obwohl die richtigen natürlichen Nahrungsmittel tatsächlich unsere wirksamsten Heilmittel sind.

Epidemiologische Studien zeigen, dass das allgemeine Krebsrisiko sinkt, wenn wir mehr Zwiebelgewächse essen. Das liegt wahrscheinlich an den organischen Schwefelverbindungen, die freigesetzt werden, wenn wir das Gemüse hacken, zerquetschen oder kauen. Wie die Kreuzblütler enthalten auch Zwiebeln in den Zellwänden ein Enzym namens Alliinase, das nach Schwefelsäure riecht und unsere Augen tränen lässt. Während auf Ihrem Küchentisch eine chemische Reaktion abläuft, die den Augen wehtut, bilden sich also immunstärkende Verbindungen! Diese hemmen sowohl Krebs, indem sie Karzinogene entgiften, als auch die Angiogenese, die es Tumoren ermöglicht, sich durch das Wachstum neuer Blutgefäße mit Blut zu versorgen.[52]

Neue Studien deuten darauf hin, dass diese organischen Schwefelverbindungen in den Zwiebelgewächsen auch Entzündungen hemmen und vor Gelenkarthrose und Infektionen schützen. Wenn wir die in Zwiebeln enthaltenen organischen Schwefelverbindungen und Glycoproteine essen, stärken diese zusammen mit anderen Mikronährstoffen das Immunsystem und beugen Krankheiten vor. Als Wissenschaftler aus mehreren Ländern in einer Fall-Kontroll-Studie den Zwiebelkonsum der Teilnehmer unter die Lupe nahmen, stellten sie fest, dass die Gruppe, die am meisten Zwiebeln aß, weniger als halb so oft an Krebs erkrankte als die Gruppe, die nur selten Zwiebeln verzehrte. Im Detail gab es folgende Ergebnisse:[53]

- Das Darmkrebsrisiko sank um 56 Prozent.
- Das Eierstockkrebsrisiko sank um 73 Prozent.
- Das Speiseröhrenkrebsrisiko sank um 88 Prozent.

- Das Prostatakrebsrisiko sank um 71 Prozent.
- Das Magenkrebsrisiko sank um 50 Prozent.

In dieser Studie aßen die größten Zwiebelliebhaber sieben oder mehr 80-Gramm-Portionen in der Woche (täglich etwa ½ Tasse gehackte Zwiebeln); die größten Zwiebelverächter aßen weniger als eine Portion pro Woche. Stellen Sie sich nun einmal vor, welche Schutzwirkung eine hinreichende Menge aller drei wichtigsten Supernahrungsmittel – Kreuzblütengemüse, Pilze und Zwiebeln – entfalten würde, wenn wir sie fast täglich verzehren würden.

Granatäpfel und Beeren: maskierte Superhelden

Der Granatapfel ist eine einzigartige, uralte Frucht, die an einem kleinen, langlebigen Baum wächst. Der Baum wird überall in der Mittelmeerregion und in Asien angebaut, sogar im Himalajagebiet. Seitdem sein gesundheitlicher Nutzen immer mehr anerkannt wird, kultiviert man ihn auch in Kalifornien und in anderen Südstaaten der USA.

In den letzten zehn Jahren wurden zahlreiche Studien über die antioxidativen, krebshemmenden und entzündungswidrigen Wirkungen des Granatapfels veröffentlicht. Sie befassten sich vor allem mit Krebs, Herz- und Gefäßleiden, Diabetes, Erektionsstörungen, Infektionen mit resistenten Bakterien und Hautschäden durch UV-Licht.[54] Dabei wurde untersucht, ob die Frucht sich für die Behandlung und für die Vorbeugung dieser Probleme eignet.

Der Saft und die Samen des Granatapfels haben eine starke antioxidative und antikanzerogene Wirkung. Unter anderem hemmen sie die Vermehrung von Krebszellen, die vom Zellzyklus abhängige Metastasierung und die Angiogenese. Für die Phytochemikalien im Granatapfel könnte es verschiedene klinische Anwendungsmöglichkeiten bei der Behandlung und Prävention von Krebs geben, ebenso bei anderen Krankheiten, die mit chronischen Entzündungen einhergehen. Granatapfelsaft enthält Antioxidanzien – z. B. Polyphenole, Tannine und Anthocyane – und hat sich bei Mäusen und Menschen als wirksam gegen Entzündungen, bakterielle Infektionen und Arteriosklerose erwiesen.

> **So öffnen Sie einen Granatapfel**
> Kaufen Sie einen festen Granatapfel, und bewahren Sie ihn bis zum Gebrauch im Kühlschrank auf. Machen Sie einen Schnitt um den »Äquator« herum, und dringen Sie dabei mit dem Messer etwa 1 1/4 cm tief ein. Drehen Sie dann die Frucht, bis beide Hälften sich voneinander lösen.
> Halten Sie eine Granatapfelhälfte mit der angeschnittenen Seite nach unten über eine große Salatschüssel. Klopfen Sie mit der Kante eines schweren Holzlöffels kräftig auf die gesamte Schale. Dabei wird die Haut weicher, und die kleinen roten Samen fallen in die Schüssel. Stülpen Sie nun die weiche Haut um und entfernen Sie verbliebene Samen mit den Fingern. Wiederholen Sie diese Prozedur mit der zweiten Hälfte.
> Essen Sie die Samen und Kerne pur, in einem Salat oder in anderen Gerichten, oder frieren Sie sie zur späteren Verwendung (außerhalb der Saison) ein. Am Ende des Buches finden Sie einige Rezepte, die Ihnen helfen, Granatäpfel abwechslungsreicher zu genießen.

Die folgende Liste zählt einige nützliche Eigenschaften von Granatapfelsamen und Granatapfelsaft auf:

1. Granatäpfel hemmen Brust-, Prostata- und Dickdarmkrebs sowie Leukämie und verhindern Gefäßveränderungen, die bei Labortieren das Tumorwachstum fördern.[55]
2. Granatäpfel hemmen Enzyme, die für die Bildung von Angiotensin benötigt werden, und senken den Blutdruck. (Wie bereits erwähnt, ist Angiotensin ein Hormon, das die Bildung neuer Blutgefäße veranlasst.)[56]
3. Die hochwirksamen antioxidativen Verbindungen im Granatapfel heilen Arteriosklerose, sie verhindern eine übermäßige Blutgerinnung und das Verklumpen der Blutplättchen. Diese Störungen können Herzinfarkte und Schlaganfälle verursachen.[57]
4. Östrogenähnliche Verbindungen im Granatapfel stimulieren die Serotonin- und Östrogenrezeptoren. Dadurch lindern sie Depressionen und fördern bei Labortieren den Aufbau von Knochenmasse.[58]
5. Granatäpfel lindern Gewebeschäden bei Nierenstörungen, verringern die Häufigkeit von Infektionen und verhindern schwere Infektionen.[59]
6. Eindrucksvoll ist auch die Fähigkeit des Granatapfels, das Herz zu stärken. Patienten mit schwerer Verstopfung der Halsschlagader erhielten ein Jahr lang täglich weniger als 30 Zentiliter Granatapfelsaft. Ihr Blutdruck sank um mehr als 20 Prozent, und ihre Gefäßablagerungen gingen um

30 Prozent zurück.[60]

Interessant ist zudem die beachtliche aktive Schutzfunktion vor Brustkrebs, die Granatäpfel zu bieten haben. Wie Pilze steigern sie die Aromatasehemmung; das heißt, sie verhindern, dass der Körper zu viel Östrogen und Testosteron bildet und dass diese Hormone das Wachstum des Brustgewebes zu stark anregen.[61] Es gibt immer mehr Hinweise darauf, dass Granatäpfel bei Tieren und Menschen zur Krebsvorbeugung beitragen.[62]

Beeren mit kräftigen Farben haben ähnliche Wirkungen wie Granatäpfel. Das zeigt die folgende Studie: Ratten erhielten ein chemisches Karzinogen, das ihre DNA schädigte, und wurden dann mit getrockneten Brombeeren gefüttert. Daraufhin normalisierten sich die defekten Gene fast vollständig. Die positiven Wirkungen waren ebenso ausgeprägt die des Kreuzblütengemüses.[63] Dieses Experiment wurde in vielen anderen Studien wiederholt: Forscher verabreichten Ratten ein chemisches Karzinogen, gaben ihnen dann Beeren zu fressen und stellten fest, dass weniger Tiere an Krebs – z. B. Speiseröhren-, Dickdarm- und Mundkrebs – erkrankten. Auch wenn man Ratten Östrogen verabreicht, um Brustdrüsenkrebs hervorzurufen, hemmen Heidelbeeren und Himbeeren die Entwicklung von Tumoren oder reduzierten die Größe vorhandener Tumoren.

Ende der 1980er-Jahre kamen einige Wissenschaftler auf die Idee, Beeren gegen Krebs einzusetzen, nachdem sie herausgefunden hatten, dass Ellagsäure die Bildung von Tumoren hemmt. Ellagsäure ist ein Polyphenol, das in vielen Obst- und Gemüsesorten enthalten ist, so auch in Granatäpfeln. Dann stellte sich heraus, dass Beeren sehr viel Ellagsäure enthalten und dass Brombeeren die ergiebigste Quelle dafür sind. Heute wissen wir, dass Beeren auch viele andere krebshemmende Phytochemikalien enthalten, zum Beispiel verschiedene hochwirksame Anthocyane.[64] Alle Beeren und ihre Säfte – Heidelbeeren, Brombeeren, Himbeeren, Acaibeeren, Chinesische Wolfsbeeren (Gojibeeren), Holunderbeeren, Erdbeeren und andere – sind Supernahrungsmittel.

Samenkerne: eine neue Tür zur Gesundheit

Bevor wir das Kapitel über Supernahrungsmittel abschließen, muss ich noch auf den Wert der Nüsse und Samen hinweisen, über die wir bisher nur kurz gesprochen haben. Wie tierische Produkte enthalten sie viel Fett und Eiweiß, aber ihre Wirkungen sind völlig anders. Anstatt uns krank zu machen – wie tierisches Eiweiß und Fett –, verhindern und heilen sie sogar Krankheiten. Hunderte medizinischer Studien belegen, dass sie uns vor Krankheiten schützen und die Lebenserwartung deutlich verlängern.[65]

Nüsse und Samenkerne sind nicht nur schmackhaft und gesund; sie eignen sich auch sehr gut als Reiseproviant. Wie sonst könnten Sie den Kalorienbedarf eines halben Tages in Ihrer Laptoptasche auf eine Geschäftsreise oder in einem kleinen Rucksack auf eine Tageswanderung mitnehmen?

Samen und Kerne haben alle Vorteile der Nüsse und noch einige mehr. Sie enthalten mehr Eiweiß und viele weitere nützliche Nährstoffe, und sie stärken die Knochen; darum sind sie wundervolle Nahrungsmittel. Jeder Samenkern ist ein lebendiges, robustes Nahrungsmittel, verpackt in eine Hülle, die unter günstigen Bedingungen erstaunlicherweise noch nach 200 Jahren keimen kann!

Schauen wir uns die Vorzüge der Samen und Kerne einmal genauer an:

Leinsamen versorgen uns nicht nur mit Omega-3-Fettsäuren (unabdingbar für gute Gesundheit), sondern auch mit krebshemmenden Lignanen. Ihr Schleimstoff kleidet den Darm aus und erleichtert seine Entleerung. Leinsamen und Sesamsamen enthalten mehr Lignane als jedes andere Nahrungsmittel. Diese Phytochemikalien binden sich an Östrogenrezeptoren und hemmen die krebsfördernde Wirkung des Östrogens im Brustgewebe. Außerdem sind Lignane starke Antioxidanzien. Sie können Leinsamen gemahlen und essfertig kaufen; aber es ist am besten, frische Leinsamen selbst zu mahlen. Besonders interessant ist eine Studie, die zeigt, dass Leinsamen das Wachstum von Tumoren in der Brust hemmen und die Lebenserwartung der Patientinnen verlängern.[66]

Sonnenblumenkerne sind außergewöhnlich reich an Vitamin E, Selen, Eisen und anderen Mineralien. Ihr Eiweiß liefert 22 Prozent ihrer Gesamtkalorien, und sie sind reich an Tryptophan (einer Aminosäure). Daher kön-

nen Vegetarier, Veganer und alle ernährungsbewussten Menschen ihren Eiweißbedarf mit Sonnenblumenkernen auf gesunde Weise decken.
Kürbiskerne sind eine gute Quelle für Omega-3-Fettsäuren. Sie enthalten reichlich Phytochemikalien, Zink, Kalzium und Eisen.
Sesamsamen haben den höchsten Kalziumgehalt aller Nahrungsmittel der Welt. Interessant ist, dass sie nicht nur alle E-Vitamine in leicht resorbierbarer Form enthalten, sondern zugleich die Bioaktivität von Vitamin E im Körper steigern.[67]

Das natürliche Vitamin E ist ein Sammelbegriff für eine Reihe komplexer, fettlöslicher Substanzen, zu denen Alpha-, Beta-, Gamma- und Delta-Tocopherole und -Tocotrienole gehören, die in Blättern und Samen enthalten sind. Allesamt sind nicht nur starke Antioxidanzien und damit sehr wirksam gegen freie Radikale, sondern sie regulieren obendrein die Aktivität des Immunsystems und sind lebenswichtig. Synthetisches Vitamin E, das meist nur ein oder zwei Isomere enthält, ist im Vergleich zu natürlichem Vitamin E minderwertig. Die acht Formen von Vitamin E in Sesamsamen sind mit dem Vitamin E in einer Kapsel ebenso wenig zu vergleichen wie ein Pferd mit einem Spielzeugpferd. Sesamin, ein Sesamlignan, verbessert zudem den Hormonstatus nach der Menopause, steigert die antioxidative Aktivität in den Zellen, verringert das Brustkrebsrisiko und senkt den Cholesterinspiegel.[68]

Superimmun durch Supernahrungsmittel
Grünkohl, Markstammkohl, Indischer Senf
Rucola, Brunnenkresse
Kopfsalat, Weiß-/Rotkohl
Brokkoli, Rosenkohl
Möhren, Tomaten
Zwiebeln, Knoblauch
Pilze
Granatäpfel
Beeren aller Art
Samenkerne (Lein, Chia, Sesam, Sonnenblume)

KEINE CHANCE FÜR GRIPPE UND ERKÄLTUNG

Die Mikronährstoffrevolution

Wir haben die Chance, durch unser Essen robuste Gesundheit zu erlangen. Die hochwirksamen Verbindungen in Nüssen und Samen, Beeren und Granatäpfeln schützen uns vor Krankheiten. Wenn wir sie mit Grüngemüse, Pilzen und Zwiebeln kombinieren, ist Superimmunität die Folge; das heißt, wir verstärken die erstaunliche Fähigkeit unseres Organismus, sich selbst zu heilen und zu schützen, die in unseren Genen ohnehin angelegt ist. Eine Kombination dieser Verbindungen ist viel wirksamer als jeder Wirkstoff einzeln, selbst wenn wir ihn hoch dosieren. Gemeinsam kurbeln sie eine ganze Reihe von Vorgängen an, die Zellschäden verhindern und Zellen, die sich nicht mehr reparieren lassen, vernichten, bevor sie uns gefährlich werden.

Diese Ernährungsweise, bei der wir die wirksamsten und gesündesten Nahrungsmittel mischen, ist natürlich und ungiftig. Sie schützt vor Infektionen, Krebs, Herzinfarkten, Schlaganfällen und Demenz. Studien, die eine Kombination aus Supernahrungsmitteln testen, sollten viel stärker unterstützt und gefördert werden. Bekämen sie diese Unterstützung, würden wir sicherlich herausfinden, dass eine ganze Reihe nährstoffreicher Supernahrungsmittel bei schweren Krankheiten vielfältige therapeutische Möglichkeiten eröffnen.

Schon eine kleine Menge jedes Supernahrungsmittels hat einen deutlichen Nutzen. Allerdings empfehle ich, wie bereits erwähnt, *alle* (oder die meisten) Supernahrungsmittel in reichlicher Menge zu verzehren. Superimmunität entsteht, wenn wir viele verschiedene immunstärkende und krebshemmende Nahrungsmittel zu uns nehmen: Grüngemüse, Zwiebeln, Bohnen, Pilze, Beeren und Samen.

Die neue Ernährungswissenschaft bietet uns die Chance, gesünder und länger zu leben als je zuvor in der Geschichte – sofern wir ihre Empfehlungen in die Tat umsetzen. Wir leben im Zeitalter des wissenschaftlichen Fortschritts auf allen Gebieten. Aber die Wissenschaft ist ein zweischneidiges Schwert – sie kann uns heilen oder vernichten. Sie kann unsere Fragen beantworten oder mehr Probleme verursachen. Ich hoffe, dass wir lernen, das neue Wissen zum Wohle der Menschheit und unserer natürlichen Umwelt anzuwenden. Unsere Gesundheit hängt von der Gesundheit unseres Planeten und von natürlicher, naturbelassener Nahrung ab.

Viele Menschen lehnen neue wissenschaftliche Erkenntnisse ab, selbst wenn die Beweise überwältigend sind. Mächtige Interessenvertreter werden vielleicht auch dieses Buch bekämpfen, weil sie mit Diätkuren, Medikamenten und Medizintechnik viel Geld verdienen. Anstatt die Fakten kritisch zu prüfen, übernehmen zu viele Menschen die Meinung anderer Leute, nur weil sie Autorität ausstrahlen – einerlei, ob sie recht haben oder nicht. Wir dürfen jedoch Autorität nicht mit Wahrheit gleichsetzen. Ärzte machen diesen Fehler ständig: Sie akzeptieren, was angesehene medizinische Zeitschriften über Studien schreiben, die Pharmakonzerne finanziert haben, um ihre Produkte zu verkaufen. Dabei übersehen die Mediziner, dass solche Studien nicht objektiv sind. Wenn wir uns selbst, unseren Familien, unseren Nachbarn, unseren Mitbürgern und allen Menschen auf der Welt helfen wollen, müssen wir unsere natürliche Umwelt respektieren und die besten Nahrungsmittel anbauen. Nur so können wir unsere kostbare Gesundheit erhalten.

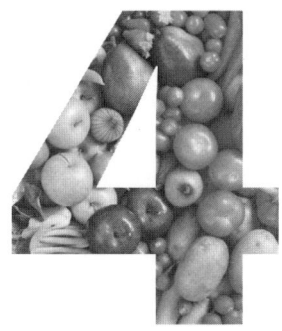

4 Erkältung und Grippe – was wir wissen müssen

Erkältungen belasten die Gesellschaft auch heute noch schwer – nicht nur die Menschen selbst, auch die Volkswirtschaft leidet darunter.

Erkältungen, Grippe und über 95 Prozent aller akuten Erkrankungen werden von Viren verursacht. Das ist wichtig zu wissen, weil eines der größten Probleme bei Erkältungen und Grippe nicht die Krankheit als solche ist, sondern die Unzahl der Therapien. Zu oft belasten diese angeblichen Heilmethoden unser Immunsystem und verlängern die Krankheit oder verschlimmern sie sogar – womöglich so sehr, dass sie lebensgefährlich wird.

Wir alle sollten inzwischen wissen, dass Antibiotika keine Viren töten und den Kampf gegen Virusinfekte daher nicht unterstützen. Dennoch werden mehr als 90 Prozent aller verordneten Antibiotika in den USA falsch eingesetzt, nämlich gegen Viruskrankheiten. Ja, es stimmt – 90 Prozent! Ärzte verordnen Antibiotika routinemäßig bei Krankheiten wie Schnupfen und Bronchitis, deren Ursache in der Regel nicht Bakterien, sondern Viren sind.[1] Einer Studie zufolge verließen mehr als die Hälfte aller Patienten, die in den Vereinigten Staaten mit Schnupfensymptomen einen Arzt aufsuchten, dessen Praxis mit einem Rezept für ein Antibiotikum.[2] Das ist unvernünftig und gefährlich.

Erkältungen werden von Viren ausgelöst, vor allem von Rhinoviren, aber auch von Coronaviren, Parainfluenzaviren, respiratorischen Synzytialviren, Adenoviren, Echoviren und Coxsackieviren. Meist stecken wir uns an, wenn wir einen kontaminierten Gegenstand anfassen oder Kranken die Hand schütteln und danach die Augen, die Nase oder den Mund berühren.

Die Erreger der echten Grippe sind Influenzaviren vom Typ A, B oder C. Der Hauptübertragungsweg ist die Tröpfcheninfektion: Eine infizierte Person hustet oder niest, und wir atmen die Erreger ein.

KEINE CHANCE FÜR GRIPPE UND ERKÄLTUNG

Fast alle Halsentzündungen (Pharyngitis), Nebenhöhlenentzündungen (Sinusitis) und Entzündungen der Bronchien (Bronchitis) werden von Viren verursacht. Es ist bekannt, dass Antibiotika in solchen Fällen nicht helfen; sie wirken nur in relativ seltenen Fällen, zum Beispiel wenn lungenkranke Raucher oder ehemalige Raucher an Bronchitis erkranken und Bakterien sich in ihren Lungen stark vermehren.[3] Der Missbrauch von Antibiotika bringt den Pharmakonzernen der USA jährlich mehrere Milliarden Dollar ein.

Es gibt ein häufiges Missverständnis bei Menschen, die an Erkältungen oder Grippesymptomen leiden: Sie glauben, gelblicher oder grünlicher Schleim deute auf Bakterien hin und erfordere daher eine Behandlung mit Antibiotika. Dies ist ein wichtiger Aspekt. Wissenschaftliche Studien belegen, dass Patienten auch dann nicht von Antibiotika profitieren, wenn ihr Sputum grün oder sehr zäh ist.[4] Die Farbe des Schleims ist kein Hinweis auf Bakterien – auch Viren veranlassen die Schleimhäute, einen gelblichen oder grünlichen dicken Schleim abzusondern.

Wenn Sie also an Schnupfen, Fieber, Halsentzündungen, Schmerzen und verstopfter Nase leiden und zähen gelben oder grünen Schleim abhusten, sind Medikamente aus medizinischer Sicht nicht angezeigt. Arzneimittel helfen Ihnen nicht, schneller gesund zu werden, und beugen möglichen Komplikationen nicht vor.

Abgesehen von ihrer Unwirksamkeit gibt es weitere zwingende Gründe, Antibiotika zu meiden. Sie können Ihre Krankheit sogar verlängern und, schlimmer noch, in Zukunft zu noch schwereren Krankheiten führen. Das Problem ist: Wenn wir krank werden und uns körperlich unwohl fühlen, streben wir nach Abhilfe. Das ist ganz natürlich. Niemand will leiden, und wir alle sind ja sehr beschäftigt. Also suchen wir Zuflucht bei rezeptfreien Arzneien, oder wir gehen zu einem Arzt und lassen uns stärkere Medikamente verschreiben.

Leider sind die meisten Ärzte zu nachgiebig, weil sie die Wünsche ihrer Patienten erfüllen möchten. Sie spielen die Rolle des Retters, obwohl die Antibiotika, die sie verordnen, nicht nur unwirksam sind, sondern langfristig die Gesundheit der Patienten untergraben können. In den USA kosten Klinikaufenthalte wegen gefährlicher Nebenwirkungen von Medikamenten jährlich mehrere Milliarden Dollar. Mehr als 140 000 Menschen kommen jedes Jahr in die Notaufnahmen, weil sie heftig auf Antibiotika reagieren. Das kostet nicht nur viel Geld, sondern hat zum Teil schwerwiegende oder gar tragische Folgen.⁵ Unangenehme Nebenwirkungen von Antibiotika machen bei Krankenhauspatienten fast 25 Prozent aller Arzneimittelnebenwirkungen aus.⁶

Wenn all diese Argumente Sie noch nicht überzeugt haben, dann denken Sie daran, dass Antibiotika auch Krebs verursachen können. Bei Menschen, die als Kinder mehr als zehnmal Antibiotika eingenommen haben, ist das Risiko, am Non-Hodgkin-Lymphom (NHL) zu erkranken, um 80 Prozent erhöht. Das zeigt die zurzeit größte Fall-Kontroll-Studie über Medikamente und das NHL-Risiko.⁷ Andere Studien, die sich mit dem gleichen Thema befassen, bestätigen einen Zusammenhang mit Krebs, einschließlich Brustkrebs, der umso häufiger vorkommt, je öfter die Patientinnen Antibiotika eingenommen haben.⁸ Die Wissenschaftler stellten fest, dass das Brustkrebsrisiko im gleichen Umfang stieg wie die Gesamtzahl der Tage, an denen Antibiotika verabreicht wurden. Gleiches galt für die Gesamtzahl der Antibiotikarezepte. Frauen, die am häufigsten Antibiotika einnahmen (26 bis 50 Rezepte), hatten ein mehr als doppelt so hohes Brustkrebsrisiko wie die Frauen in der Kontrollgruppe.

Antibiotika gehören zu den Medikamenten, die schwangere Frauen am häufigsten einnehmen. Jetzt stellt eine neue Studie einen überzeugenden Zusammenhang zwischen der Einnahme von Antibiotika während der Schwangerschaft und dem Auftreten von Geburtsfehlern her. Schwangere, die Sulfonamide und Nitrofurantoin einnahmen (sie werden bei Harnwegsinfekten oft verordnet), bekamen zwei- bis viermal häufiger Babys mit Herzfehlern.⁹ Noch gebräuchlichere Antibiotika wie Penicillin, Erythromycin und Cephalosporine wurden jeweils ebenfalls mit mindestens einem Geburtsfehler in Verbindung gebracht. Wir wissen außerdem, dass Kleinkinder, die im ersten Lebensjahr Antibiotika bekommen, später in der Kindheit häufiger an Asthma und Allergien erkranken.¹⁰ Trotzdem bekommen mehr als die Hälfte aller Babys noch vor ihrem ersten Geburtstag Antibiotika verschrieben!

Antibiotika sind gefährliche Medikamente, die man nur bei schweren (und einwandfrei nachgewiesenen) bakteriellen Infektionen verwenden darf – also bei Infektionen, die, wenn sie unbehandelt blieben, die Gesundheit eines Patienten ernsthaft gefährden würden. Wir haben ein starkes Immunsystem, das mit allen banalen Erkältungen ohne Medikamente fertig wird, sofern wir uns gesund ernähren. (Vergessen Sie aber nicht den Hintergrund: Die meisten Antibiotika werden fälschlicherweise verordnet und eingenommen; und selbst eine berechtigte Verordnung wäre wahrscheinlich nicht notwendig gewesen, wenn der Patient sich richtig ernährt und dadurch ein starkes Immunsystem aufgebaut hätte.)

Zu den Nebenwirkungen der Antibiotika gehören Durchfall, andere Verdauungsstörungen, Hefepilzinfektionen, Knochenmarkdepression, Krämpfe, Nierenschäden, schwere blutige Kolitis und lebensgefährliche allergische Reaktionen. Außerdem tötet ein Antibiotikum auch zahlreiche nützliche Bakterien ab, die im Dickdarm leben und die Verdauung unterstützen. Es vernichtet zwar »böse« Bakterien – zum Beispiel jene, die bei einer Infektion Komplikationen hervorrufen –, aber auch »gute« Bakterien, die den Verdauungstrakt auskleiden und uns vor Krankheiten schützen. Es kann über ein Jahr dauern, bis diese Darmflora sich von einer Behandlung mit Antibiotika erholt hat.

Das alles sind individuelle Auswirkungen. Doch es gibt auch gesellschaftliche Folgen. Der Missbrauch von Antibiotika in den letzten Jahrzehnten wird dafür verantwortlich gemacht, dass sich neuerdings tödliche Bakterienstämme entwickeln, die gegen Antibiotika resistent sind. Indem wir Antibiotika verordnen, wenn sie nicht notwendig sind, schwächen wir die Wirkung von Medikamenten, die notwendig sind.

Die Fakten liegen auf dem Tisch. Dennoch sind sich zu viele Menschen der Gefahr nicht bewusst – oder sie kennen die Gefahr und bleiben gleichgültig. Auf den folgenden Seiten bespreche ich medizinische und nichtmedizinische Heilmittel für Erkältungen und Grippe und erkläre, was hilft und was nicht hilft. Es sind viele Märchen und Theorien im Umlauf.

Sie werden bald entdecken, dass Sie mit Ihrer Gesundheit keine Achterbahnfahrt unternehmen müssen. Superimmunität wird Ihnen helfen, Erkältungen und Grippe zu verhindern, und wenn Sie – sehr selten – trotzdem erkranken sollten, werden Sie mit meiner Methode schnell wieder gesund. Denn es gibt echte, bewährte Heilmittel.

Gesunde Bakterien

Da so viele Menschen bedenkenlos Antibiotika schlucken, wollen wir zunächst einen kleinen Abstecher zu den gesunden Bakterien machen. Wenn Sie die Tatsachen kennen, sind Sie vielleicht nicht mehr bereit, Medikamente zu nehmen, die wahllos Bakterien vernichten.

Der menschliche Stuhl (genauer: seine Trockenmasse) besteht zu mehr als einem Drittel aus Bakterien, die eifrig damit beschäftigt waren, Nahrung zu verarbeiten. Hunderte von verschiedenen »guten« Bakterienarten spielen eine sehr wichtige Rolle für unsere Gesundheit. Unter anderem zerlegen sie Ballaststoffe und produzieren B-Vitamine und Vitamin K sowie weitere Nährstoffe. Diese gesundheitsfördernden Bakterien, Probiotika genannt, sind normale Bewohner des menschlichen Verdauungskanals. Erstaunlicherweise stellen Darmbakterien ungefähr 95 Prozent aller Zellen im menschlichen Körper. Auch für die Funktion des Immunsystems sind sie unabdingbar.

Das Immunsystem ist zu 70 Prozent im Magen-Darm-Trakt angesiedelt, und die Mikroflora (die Bakterienpopulation) des Magen-Darm-Trakts bildet ein komplexes Ökosystem, das man durchaus als eigenständiges Körperorgan betrachten kann. Diese Mikroorganismen beeinflussen unsere Gesundheit und unser Überleben nachhaltig. Bestimmte normale Stoffwechselfunktionen und Enzymaktivitäten lassen sich der Mikroflora zuschreiben. Sie sind wichtig für die Verarbeitung von Nährstoffen, Vitaminen, Medikamenten, endogenen Hormonen und Karzinogenen; sie stellen Fettsäuren her; sie verhindern, dass Krankheitserreger sich festsetzen können, und sie modulieren die normale Immunreaktion.

Zum Beispiel produzieren diese freundlichen Mikroorganismen kurzkettige Fettsäuren (u. a. Liponsäure und Butyrat) und andere Nährstoffe, die freie Radikale entschärfen und das Immunsystem stärken. Abgesehen von diesen gesundheitsfördernden Aktivitäten, die es dem Körper ermöglichen, effektiver zu arbeiten, setzen gute Darmbakterien auch antibakterielle Substanzen frei, die Krankheitserreger daran hindern, sich im Körper einzunisten. Mit anderen Worten: Die nützlichen Bakterien verdrängen die Erreger und hemmen deren Entwicklung. Man nimmt an, dass sie überdies zur Vorbeugung gegen Dickdarmkrebs beitragen.

Wenn Sie eine gesunde, mikronährstoffreiche, pflanzliche Kost essen, fördern Sie das Wachstum guter Bakterienstämme. Die typische ungesunde Kost der Industrieländer schwächt diese sehr wirksamen und schützenden Bakterien – ja, sie fördert sogar das Wachstum schädlicher Mikroorganismen.

Wenn Sie wiederholt Antibiotika einnehmen, verringern Sie die Zahl der guten Bakterien, die Sie vor Krankheitserregern schützen, noch mehr. Zudem werden die schädlichen Bakterien allmählich widerstandsfähiger gegen Antibiotika. Wenn Sie Antibiotika schlucken, werden über 100 verschiedene nützliche Darmbakterienstämme vernichtet. Das eröffnet Erregern die Chance, sich zu vermehren und die »ökologische Lücke« zu füllen, die durch mehrmalige Anwendung von Antibiotika entsteht.

Dies sind die wichtigsten Aufgaben der nützlichen Mikroflora im Magen-Darm-Trakt:

1. Sie helfen dem Verdauungssystem, die Nahrung zu zerlegen.
2. Sie produzieren Vitamine, kurzkettige Fettsäuren und Proteine, die der Körper verwertet.
3. Sie schützen uns vor der Ausbreitung schädlicher Bakterien und Hefepilzen.
4. Sie stärken die Immunfunktion.
5. Sie bilden nützliche Nährstoffe, die eine Gewichtszunahme verhindern.

Und dies sind die Wirkungen der schädlichen Bakterien und Hefen – jener Mikroorganismen, die sich übermäßig vermehren, wenn zu wenige gute Bakterien vorhanden sind:

1. Sie erzeugen toxische Substanzen, darunter auch Karzinogene.
3. Sie können eines Tages schwere Infektionen hervorrufen.
4. Die verursachen Verdauungsstörungen.
5. Sie stören das Immunsystem und begünstigen entzündliche Autoimmunkrankheiten.
6. Sie fördern die Gewichtszunahme.

Wer sich für medizinische Themen interessiert, weiß, dass die Bedrohung durch tödliche Bakterien wächst. Es vergeht kaum eine Woche, ohne dass irgendwo eine neue gefährliche resistente Bakterie auftaucht. Mehr als 100 000 US-Amerikaner sterben jedes Jahr an Infektionen, die sie sich in einem Krankenhaus zugezogen haben und die nicht auf Antibiotika ansprechen.

Wie bereits erwähnt, sind Antibiotika ein Teil dieses Problems. Sie bewirken, dass Bakterien relativ schnell mutieren und resistent werden. Die resistenten Bakterien können ihr Genmaterial an nichtresistente weitergeben, sodass diese ebenfalls resistent werden.

Wie kommt es zu dieser Resistenz? Empfindliche Bakterien sterben ab, wenn sie mit Antibiotika in Kontakt kommen. Aber manche sind nicht empfindlich und überleben. Während sie sich vermehren, geben sie einen Teil ihres Genmaterials, auch die Gene, die sie widerstandsfähig gegen ein bestimmtes Antibiotikum machen, an Artgenossen in ihrer Umgebung weiter. Bakterien können sogar gegen mehrere Antibiotika resistent sein. Sie sondern Plasmide (winzige, ringförmige DNA-Moleküle) ab, die von anderen Bakterien aufgenommen werden. Es ist, als bekämen andere Bakterien eine Schutzimpfung gegen Antibiotika. Auf diese Weise entstehen Supererreger, die sich vermehren und denen Medikamente nichts anhaben können.

Der wiederholte Einsatz von Antibiotika kann mit der Zeit rezidivierenden (wiederkehrenden) Infektionen den Weg bereiten und mit virulenten Bakterien Krankheiten verschlimmern, die harmlos begonnen haben. Wenn Sie unnötigerweise Antibiotika einnehmen, steigt die Wahrscheinlichkeit, dass Sie eines Tages an einer Infektion erkranken, die den Einsatz von Antibiotika erforderlich macht, zum Beispiel an Lungenentzündung. Dann aber besteht die Gefahr, dass die Antibiotika nicht mehr wirken.

Jeden Tag sterben Menschen an Infektionen, die man früher leicht mit Antibiotika hätte heilen können. Heute sind die Krankheitserreger hauptsächlich deswegen resistent, weil die Ärzte fälschlicherweise Virusinfekte mit Antibiotika behandeln. Es kommt eher selten vor, dass Antibiotika bei schweren bakteriellen Infektionen verordnet werden – doch nur dann ist ihr Einsatz berechtigt. Mit solchen Fällen werden wir uns später genauer befassen. Merken Sie sich aber, dass sie äußerst selten sind.

Bevor wir auf Arzneien gegen Erkältungen und Grippe eingehen, sollten wir jedoch innehalten und die gute Nachricht hören: Wir sind durchaus imstande, gesund zu bleiben. Wenn wir die richtigen Entscheidungen treffen, wird unser Immunsystem erheblich stärker. Wir können schon heute damit anfangen. Die Ergebnisse werden fast sofort eintreten und tief greifend und dauerhaft sein.

Medikamente und Therapien gegen Erkältungen und Grippe

Viele Leute, die an Schnupfen, an einer Entzündung der Bronchien (Bronchitis), an einer Nebenhöhlenentzündung (Sinusitis) oder an einer Halsentzündung (Pharyngitis) leiden, suchen Erleichterung durch rezeptfreie oder alternative Heilmittel. Medizinische Begriffe wie »Sinusitis« oder »Bronchitis« rechtfertigen nicht die Einnahme von Antibiotika; denn beide stehen für Virusinfekte.

Die meisten Arzneien, die die Symptome dieser Erkrankungen lindern, haben Nebenwirkungen und können toxisch wirken. Deshalb lohnt sich ihr Einsatz nicht. Wenn die Symptome gelindert werden (Husten, verstopfte Nase usw.), dauert die Krankheit länger. Auch rezeptfreie Mittel gegen Erkältungen und Grippe sind unwirksam (oder sie lindern die Symptome nur für kurze Zeit) und haben ebenfalls Nebenwirkungen, die nicht zu unterschätzen sind.

Die Symptome einer Krankheit sind natürliche Maßnahmen des Organismus, die der Genesung dienen. Wenn wir sie unterdrücken, verlängern wir meist die Krankheit. Das gilt für fiebersenkende Medikamente, Schnupfensprays, Hustensaft und ähnliche Mittel.

Was also sollen wir gegen diese Symptome unternehmen? Nichts! Stattdessen helfen wir unserem Körper, seine Arbeit zu tun. Das heißt, wir schonen uns, essen gesund und legen dem Immunsystem keine Steine in den Weg.

Auf den folgenden Seiten bespreche ich kurz die üblichen Medikamente gegen Erkältungen und Grippe samt ihren beabsichtigten Wirkungen und Nebenwirkungen.

Hustenmittel

Dextromethorphan ist ein beliebter Hustenstiller, der in vielen rezeptfreien Mitteln gegen Erkältungen und Husten enthalten ist. Trotz seiner Popularität ist er unwirksam. Eine neuere placebokontrollierte Studie mit Kindern zeigte, dass diejenigen kleinen Patienten, die abends das Medikament bekamen, nicht weniger husteten und sogar schlechter schliefen.[11]

Auch Codein ist kein wirksames Hustenmittel. Das häufig verordnete Hydrocodon ist ein Opioid mit einer leichten hustenstillenden Wirkung; aber als Medikament bei Erkältungen ist es unzureichend erforscht, und seine Nebenwirkungen können gefährlich sein.

Während meines Studiums lernte ich, dass die Unwirksamkeit dieser Hustenblocker ein Vorteil ist – andernfalls hätten die Patienten ernste Probleme. Husten ist nämlich ein sinnvolles Symptom, weil er Schleim, abgestorbene Zellen und Virenpartikel nach oben befördert und dadurch verhindert, dass der Schleim sich ablagert und die Atemwege verstopft. Würden Hustenmittel diesen Prozess tatsächlich unterbinden, könnten sich Virusinfekte zu längeren, schwereren Krankheiten entwickeln, etwa zu einer bakteriellen Lungenentzündung.

Antihistaminika

Eine Cochrane-Analyse von 35 kontrollierten Studien mit Antihistaminika bei Erkältungen und Viruserkrankungen erbrachte keinen Beweis für eine spürbare Linderung der Erkältungen. Allerdings machten sie die Patienten schläfrig.[12]

Antihistaminika, Kombinationen aus Antihistaminika und abschwellenden Mitteln und auch Nasensprays können die Krankheitssymptome bei Erwachsenen ein wenig lindern. Aber sie beschleunigen die Genesung nicht, und dem geringen Nutzen stehen mögliche Nebenwirkungen gegenüber.[13] Häufige Nebenwirkungen sind Kopfschmerzen, Magenverstimmungen, Verstopfung, Herzklopfen, Schwäche, Benommenheit, Schwierigkeiten beim Urinieren, Atemnot und Angstgefühle. Viele Patienten glauben irrtümlich, diese Probleme seien eine Folge der Infektion. Auch neuere, nicht sedierende Antihistaminika sind übrigens unwirksam gegen Husten.

Ich empfehle Ihnen Antihistaminika nur, wenn Sie nachts nicht einschlafen können und sich dabei unwohl fühlen.

Ibuprofen und Aspirin

Manche Medikamente lindern das Unbehagen bei Fieber ein wenig, fördern jedoch nicht die Genesung. Fiebersenkende Mittel können eine Krankheit sogar verlängern.[14] Fieber ist nämlich sinnvoll bei allen Infektionen einschließlich Viruserkrankungen, weil es die weißen Blutkörperchen anregt, Viren und von Viren befallene Zellen zu vernichten. Fieber ist ein positives Zeichen dafür, dass der Körper eine Infektion bekämpft. Wenn wir das Fieber mit Medikamenten unterdrücken, behindern wir den Organismus bei seinem Kampf. Tierstudien zeigen, dass die Zahl der Viren abnimmt, wenn die Körpertemperatur steigt. Eine Behandlung mit fiebersenkenden Mitteln verlängert auch die Phase der Virenausscheidung; das heißt, wir bleiben länger ansteckend und damit gefährlich für andere.[15] Einer placebokontrollierten Doppelblindstudie zufolge werden wir umso kränker und bleiben umso länger krank, je höher die Dosen sind, die wir von diesen Mitteln einnehmen.[16] Aspirin und Paracetamol unterdrückten oder neutralisierten in dieser Studie die Antikörperreaktion und verschlimmerten die Symptome der Nasenwege.

Ein wenig Ibuprofen am Abend kann nützlich sein, wenn man wegen der unangenehmen Symptome schlecht schläft. Aber man sollte es sparsam verwenden.

> **Die American Academy of Pediatrics (AAP) rät:**
> **Meiden Sie fiebersenkende Medikamente.**
> Die AAP rät davon ab, Kindern fiebersenkende Mittel zu verabreichen, selbst bei ziemlich hohem Fieber. Auf ihrer Website heißt es:
>
> Fieber muss man in der Regel nicht mit Medikamenten behandeln, es sei denn, das Kind fühlt sich unwohl oder neigt zu Fieberkrämpfen. Fieber kann wichtig sein, weil es dem Kind hilft, die Infektion zu bekämpfen. Selbst höhere Temperaturen sind an sich nicht gefährlich oder bedeutsam, sofern das Kind nicht zu Krampfanfällen neigt oder chronisch krank ist. Selbst wenn eine Neigung zu Fieberkrämpfen vorliegt und das Kind fiebersenkende Mittel einnimmt, können solche Krämpfe vorkommen (...) Wenn es gut isst und schläft und gelegentlich spielt, benötigt es wahrscheinlich gar keine Therapie.

Paracetamol

Paracetamol ist toxischer als Ibuprofen und wirkt nur vier bis fünf Stunden lang. Selbst in der empfohlenen Dosis kann es die Leber schädigen. Allerdings wurde es in den meisten Fällen von Leberversagen und Tod irrtümlich in zu hoher Dosis eingenommen oder verabreicht. Bei Kranken, die nicht essen oder ihr Essen erbrechen, und bei dehydrierten Patienten ist die Gefahr einer Leberversgiftung durch Paracetamol drastisch erhöht.

Paracetamol ist eine recht häufige Todesursache bei Kindern, zum Teil deshalb, weil es in gut schmeckenden Erkältungsmitteln enthalten ist. Kinder, die sich heimlich eine zusätzliche Dosis genehmigen, sind daher gefährdet. Die Gefahr einer Überdosierung bei Kindern wird durch die unterschiedliche Dosierung und Zusammensetzung der einzelnen Produkte vergrößert. Viele fürsorgliche Eltern geben ihren Kindern unwissentlich eine zu hohe Dosis – die bisweilen zum Tod führt –, weil sie die Dosierungsanweisungen nicht verstehen oder nicht befolgen.

Bei gesunden Erwachsenen können schon vier Gramm am Tag (das entspricht meist acht extrastarken Tabletten) die Leber schädigen, und niedrigere, eher übliche Dosen können Verdauungsstörungen verursachen. Zudem erhöht Paracetamol nachweislich die Gefahr von Herzanfällen, Herzinsuffizienz und Schlaganfällen. Alle Patienten, vor allem Eltern, sollten vor der Anwendung von Paracetamol gewarnt und über die schweren Nebenwirkungen bei dessen Gebrauch oder Missbrauch informiert werden. Es gibt keinen Grund, ein Medikament im Haus zu haben, das so gefährlich sein kann.

Hühnersuppe

Hühnersuppe hat bei Erkältungen und anderen Virusinfekten fast keine Wirkung, obwohl heiße Suppe, in großer Menge verzehrt, vorübergehend die Nase ein wenig befreien kann. Auf jeden Fall verkürzt die Suppe nicht die Dauer der Infektion und kann sie sogar verlängern, weil sie die Schleimbildung und die Bewegungen der weißen Blutkörperchen hemmt.[17]

Wichtig ist, dass Kranke eine leichte Kost zu sich nehmen und tierische Produkte (auch Huhn) meiden, weil sie schwerer verdaulich sind. Mit anderen Worten: Gemüsesuppe ist besser als Hühnersuppe (Suppenrezepte finden Sie ab Seite 204).

Befeuchtete Luft oder Dampfbäder

Verdampfer oder Inhalationsgeräte haben ebenfalls keine oder nur eine geringe Wirkung, was die Genesung anbelangt. Studien belegen, dass sie den Husten oder die pfeifende Atmung bei Pseudokrupp nicht lindern. Auch bei Erkältungen haben sie keinen Einfluss auf die Symptome und die Krankheitsdauer.[18]

Erhöhte Flüssigkeitszufuhr

»Trinken Sie reichlich« ist ein abgedroschener Rat, den fast alle Ärzte und Angehörige erteilen, wenn jemand krank ist. Überraschenderweise (wenn man seine Verbreitung bedenkt) beruht er auf keiner wissenschaftlichen Basis. Natürlich können die Schleimhäute der Atemwege bei Wassermangel austrocknen, und es ist wichtig, das zu verhindern – vor allem wenn ein Patient an Erbrechen, Durchfall oder hohem Fieber leidet und dadurch viel Wasser verliert. Es nützt jedoch nichts, den Wasserverlust überzukompensieren, und es gibt keine Beweise dafür, dass die Widerstandskraft gegen Virusinfekte dadurch vergrößert oder die Genesung beschleunigt wird.

Kurz gesagt, gibt es derzeit keine wissenschaftlich begründete Rechtfertigung dafür, die Flüssigkeitszufuhr bei akuten Atemwegserkrankungen über den natürlichen Durst hinaus zu steigern. Im Gegenteil, einigen nichtexperimentellen (empirischen) Studien zufolge kann es schädlich sein, bei akuten Atemwegsinfekten zu viel zu trinken.[19] Wenn Kranke nicht nur ihren Flüssigkeitsverlust ersetzen, sondern zu viel des Guten tun wollen, müssen sie mit ernsten Folgen rechnen. Wir sollten unserem Körper nicht mehr abverlangen als nötig.

Nasenspülung mit Salzwasser

Eine tägliche Spülung der Nase mit Salzwasser kann die Symptome bei chronischen Nebenhöhlenentzündungen etwas lindern;[20] aber eine Analyse aller Studien zu dieser Therapie bei akuten Virusinfekten und Erkältungen stellte keine Unterschiede zwischen behandelten und unbehandelten Patienten fest.[21] Wenn Sie Ihrem Kind also zumuten, Wasser durch die Nase hochzuziehen, lindern Sie weder seine Symptome noch beschleunigen Sie damit seine Genesung.

Homöopathische Arzneien

Die Homöopathie entstand vor mehr als 200 Jahren in Deutschland. Ihr Grundprinzip lautet: »Ähnliches möge mit Ähnlichem geheilt werden.« Das bedeutet, dass eine Krankheit angeblich durch eine stark verdünnte toxische Substanz geheilt wird, die unverdünnt ähnliche Symptome hervorruft wie die Krankheit selbst. Sobald etwas »Ähnliches« gefunden wurde, verdünnt man es also so stark, dass von der ursprünglichen Substanz kaum noch etwas übrig bleibt. Manche Leute glauben, die heilende Wirkung trete dank »gespeicherter Informationen« im Trägerstoff ein.

Die Homöopathie basiert auf Theorien, die mit den Grundsätzen der modernen Chemie und Physik nicht in Einklang zu bringen sind. Zudem wissen wir heute mehr über die sogenannte Placebowirkung und halten es daher für wichtig, Doppelblindstudien durchzuführen, um die Wirksamkeit einer Therapie nachzuweisen.

Zu den weltweit beliebtesten homöopathischen Erkältungsprodukten gehört Oscillococcinum, das in Frankreich hergestellt und in über 50 Ländern der Welt verkauft wird. Eine Cochrane-Studie zu diesem Mittel aus dem Jahr 2006 zeigte jedoch, dass es Infektionen nicht verhindert und auf die Dauer der Symptome kaum einen Einfluss hat.[22]

Vitamin C

Über die Wirkung von Vitamin C (Ascorbinsäure) bei Erkältungen wird seit sechzig Jahren kontrovers diskutiert. Viele Menschen nehmen Vitamin C ein, um Erkältungen vorzubeugen oder um sie zu verkürzen. Eine systematische Cochrane-Analyse von 30 randomisierten Studien, an denen mehr als 11 000 Erwachsene beteiligt waren, kam zu dem Schluss, dass die vorbeugende Einnahme von 200 oder mehr Milligramm Vitamin C am Tag die Häufigkeit von Infekten der oberen Atemwege bei den meisten Erwachsenen nicht verringert.

Während Vitamin C das Erkältungsrisiko in der Gesamtbevölkerung nicht reduziert, kann es bei Menschen, die sich unzureichend ernähren oder unter starkem Stress stehen, einen gewissen Nutzen haben. Mit anderen Worten: Wer zu wenig rohes Obst und Gemüse isst und daher mit Vitamin C und anderen Antioxidanzien und immunstärkenden Phytochemikalien unterversorgt ist, kann von Vitamin C ein wenig profitieren. Dies gilt vor allem, wenn er an körperlichem oder seelischem Stress leidet. Wer hingegen mit rohem Obst und Gemüse (und daher auch mit Vitamin C) ausreichend versorgt ist, hat von einer zusätzlichen Einnahme keinen Vorteil.

Wenn Sie bereits krank sind, hat Vitamin C ebenfalls keinen nachweisbaren Nutzen. In der Cochrane-Metaanalyse, die zahlreiche Studien zu diesem Thema untersuchte, zeigte Vitamin C keine Vorteile gegenüber Placebo, wenn es beim ersten Auftreten von Symptomen eingenommen wurde.[23] Die Zahl der Krankheitstage und die Schwere der Symptome ließ sich mit Vitamin C ebenfalls nicht beeinflussen.

Sollen Menschen, die sich falsch ernähren, vorbeugend Vitamin C einnehmen? Meine Empfehlung ist klar: Stellen Sie Ihre Ernährung auf eine Kost um, die reich an Vitamin C und anderen wichtigen Nährstoffen ist, und vergeuden Sie Ihr Geld nicht für Vitamin-C-Präparate. Einige rezeptfreie Arzneien, die Vitamine und Kräuter enthalten, werden als Erkältungsmittel angepriesen. Fallen Sie nicht darauf herein. Es gibt immer wieder Prozesse wegen falscher Versprechungen: Die Hersteller stellen Behauptungen auf, für die es keine Belege gibt. Sorgen Sie dafür, dass Sie gesund und widerstandsfähig bleiben; dann brauchen Sie keine Zaubermittel gegen Krankheiten.

Echinacea

Zahlreiche Studien haben die Wirkung von Echinacea (Purpursonnenhut oder Roter Sonnenhut) bei Kindern und Erwachsenen untersucht und festgestellt, dass diese Pflanze weder Erkältungssymptome lindert noch die Krankheit verkürzt.[24] In einigen anderen Studien schien das Heilkraut die Zahl der Virusinfekte deutlich zu verringern, wenn es den ganzen Winter lang eingenommen wurde; aber diese Ergebnisse stimmten mit denen der besseren und umfassenderen Studien nicht überein. Der mögliche Nutzen ist also zweifelhaft.[25] Auf jeden Fall spielt Echinacea keine entscheidende Rolle, wenn Sie Ihr Immunsystem im Kampf gegen Infekte stärken wollen. Sie können dieses pflanzliche Mittel aber während der Erkältungs- und Grippesaison vorbeugend anwenden.

Auch andere Kräuter, die oft bei Virusinfekten empfohlen werden – z. B. Kalmegh *(Andrographis paniculata)*, Ginseng, Tragant *(Astragalus membranaceus)*, Kanadische Gelbwurz *(Hydrastis canadensis)*, Wacholder und Pelargonie – stimulieren möglicherweise das Immunsystem ein wenig und wirken als leichte Antihistaminika. Dadurch können sie Symptome lindern. Die spärlichen wissenschaftlichen Daten sprechen jedoch nicht dafür, dass sie die Krankheit deutlich verkürzen oder die Widerstandskraft gegen Infektionen nennenswert steigern.

Die meisten Natur- oder Volksheilmittel wurden nicht in konsequent angelegten, kontrollierten Studien getestet. Und bei denjenigen, die untersucht wurden, waren die Ergebnisse oft widersprüchlich. Seien Sie also vorsichtig, und dosieren Sie keines der genannten Mittel zu hoch.

Knoblauch

Knoblauch ist ein beliebtes Nahrungsmittel und ein Volksheilmittel, das Erkältungen verhindern und lindern soll. Allerdings gibt es nicht genügend klinische Studien zur Wirksamkeit des Knoblauchs zur Vorbeugung und in der Therapie. Eine einzige Studie lässt darauf schließen, dass Knoblauch vielleicht Erkältungen verhindern kann; aber wir benötigen weitere Studien, die das bestätigen. In anderen Studien zeigte Knoblauch keine therapeutische Wirkung bei Erkältungen. Anderslautende Behauptungen stützen sich offenbar weitgehend auf fragwürdige Befunde.[26]

Das soll nicht heißen, dass Knoblauch keinen Nutzen hat. Wie bereits erwähnt, stärken Knoblauch und Zwiebeln das Immunsystem. Sie stärken es vermutlich nicht so schnell, dass sie im Falle einer Krankheit etwas bewirken können; aber der regelmäßige Verzehr dieser Lauchgewächse ist eine Grundlage der Superimmunität.

Essen Sie also das ganze Jahr über und während jeder Krankheit Zwiebeln und Knoblauch.

Resveratrol

Die Phytochemikalie Resveratrol, enthalten in der Schale roter Weintrauben, in Beeren und in Erdnüssen, scheint Entzündungen zu unterdrücken und verlangsamt bei Menschen möglicherweise den Alterungsprozess. Allerdings gibt es noch keine Langzeitstudien an Menschen, die diese Wirkung belegen.

Es gibt jedoch Studien an Tieren und Pilzen. Bei Würmern, Fruchtfliegen und Hefepilzen verlängert Resveratrol das Leben und verlangsamt die Alterung. Studien mit Nagetieren zeigen, dass es Krebs hemmt.[27] Außerdem verhindert es die Vermehrung von Krebszellen beim Menschen, und in einer kontrollierten Studie an Menschen verringerte es nach einer fettreichen Mahlzeit die Entzündungsmarker.[28] Obwohl diese und andere Studien vielversprechend sind, was die Eignung der Phytochemikalie als Alterungsbremse beim Menschen anbelangt, wissen wir nicht, ob ein Ergänzungsmittel in

Form eines konzentrierten Extrakts so wirksam ist, wie die Studien mit Insekten und anderen Tieren es andeuten. Immerhin sind die bisher gesammelten Daten positiv zu bewerten.

Außerdem scheint Resveratrol eine breite antivirale Wirkung zu haben. Die Studien mit Nagetieren (es gibt keine einwandfreien, kontrollierten Studien mit Menschen) sind eindrucksvoll. Sie zeigen, dass Resveratrol die Vermehrung des Herpes-simplex-Virus (HSV) vom Typ 1 und 2 in einer frühen Phase des Replikationszyklus hemmt. Studien mit Mäusen belegen, dass Resveratrol die HSV-Replikation in der Vagina in einer frühen Phase unterbindet oder reduziert und die Anti-HIV-1-Wirkung mehrerer Aidsmedikamente verstärkt.

Was Resveratrol anbelangt, bin ich vorsichtig optimistisch. Da diese Phytochemikalie und ähnliche Verbindungen so viele potenziell nützliche Eigenschaften haben und unterschiedliche krebshemmende und krebsvorbeugende Wirkungen aufweisen – sie hemmen z. B. die Angiogenese und verhindern die Bildung von Krebszellen, indem sie Karzinogene deaktivieren[20] –, halte ich es für wahrscheinlich, dass die Einnahme von Resveratrol hilfreich ist. Es könnte sich als nützlich erweisen, nicht nur bei der Vorbeugung, sondern auch für Patienten, bei denen bereits Krebs diagnostiziert wurde. Wenn Sie regelmäßig kräftig gefärbte Früchte und Beeren essen, sind Sie gut mit dieser Substanz versorgt. Falls Sie ein geschwächtes Immunsystem haben oder zu Infektionen neigen, können Sie auch Resveratrolkapseln einnehmen.

Zink

Zink ist ein lebenswichtiges Mineral, das eine wesentliche Rolle bei der Immunreaktion spielt. Viele Menschen leiden an Zinkmangel. Die empfohlene Tagesmenge beträgt 15 Milligramm; aber wer keine Zinktabletten einnimmt oder mit Zink angereicherte Nahrungsmittel isst, erreicht diese Dosis meist nicht. Das gilt vor allem für Veganer, Vegetarier und alle, die nicht täglich Fleisch oder Fisch essen.

Zinkmangel beeinträchtigt die antikörperabhängige und zellvermittelte Immunreaktion und macht uns daher empfänglicher für Infektionen. Es gibt zahlreiche Beweise dafür, dass die regelmäßige Einnahme von Zinkpräparaten oder der bewusste Verzehr zinkreicher Nahrungsmittel die Immunfunktion verbessert und sowohl Infekte als auch Krebs verhindern hilft. Studien belegen immer wieder, dass Menschen mit einem Zinkdefizit häufiger an schweren Infektionen leiden und dass Zinktabletten hilfreich sind.

- Zinktabletten verringern das Risiko, an Lungenentzündung zu erkranken, und somit auch den Bedarf an Antibiotika.[30]
- Zinktabletten verkürzen die Dauer einer Erkältung oder Grippe um einen Tag oder mehr.
- Wenn die Mütter Zinktabletten einnehmen, erkranken Kleinkinder seltener an Infekten.
- Zinktabletten senken die Kindersterblichkeit um mehr als 50 Prozent.[31]

Die größte und überzeugendste Analyse zu diesem Thema (eine angesehene Cochrane-Metaanalyse) kommt zu dem Schluss, dass Menschen, die an Erkältung oder Grippe leiden, die Schwere der Symptome und die Dauer der Krankheit durch die Einnahme von Zinktabletten deutlich verringern können.[32] Bei Kranken, die innerhalb von 24 Stunden nach dem ersten Auftreten der Symptome Zinktabletten einnehmen, ist die Wahrscheinlichkeit, dass nach sieben Tagen immer noch Symptome auftreten, etwa halb so groß wie bei denen, die kein Zink einnehmen. Die Metaanalyse stellt fest, dass Zink nicht nur die Dauer und Schwere von Erkältungssymptomen verringert, sondern bei regelmäßiger Einnahme auch Erkältungen vorbeugt, die Zahl der Fehltage bei Schülern reduziert und bei manchen Kindern den Einsatz von Antibiotika überflüssig macht. Werden Zinktabletten mindestens fünf Monate lang eingenommen, ist das Risiko, sich zu erkälten, um ein Drittel geringer als bei Menschen, die kein Zink einnehmen.

ZINKREICHE NAHRUNGSMITTEL

Zuchtaustern, gekocht, 3 mittelgroße: 13 mg
Alaska-Königskrabbe, gekocht, 1 Bein: 10,2 mg
Rinderlende, ca. 115 g: 5,6 mg
Rohe, ungeschälte Sesamsamen, 57 g: 4,4 mg
Rohe oder geröstete Kürbiskerne, 57 g: 4,2 mg
Adzukibohnen, gekocht, 1 Tasse (ca. 240 ml): 4,1 mg
Rohe Pinienkerne, 57 g: 3,6 mg

> Rohe Cashewnüsse, 57 g: 3,2 mg
> Rohe Sonnenblumenkerne, 57 g: 2,8 mg
> Wilder Reis, gekocht, 1 Tasse: 2,2 mg
> Edamame (unreife grüne Sojabohnen), enthülst, gekocht, 1 Tasse: 2,1 mg
> Schwarze Bohnen, Kidneybohnen, gekocht, 1 Tasse: 1,9 mg
> Shiitake-Pilze, gekocht, 1 Tasse: 1,9 mg
> Ackerbohnen, gekocht, 1 Tasse: 1,7 mg
> Brokkoli, gekocht, 2 Tassen: 1,6 mg
> Tahina (Sesampaste), roh: 2 EL: 1,4 mg
> Grünkohl, gekocht, 2 Tassen: 1,2 mg

Insgesamt ist es ratsam, einem Zinkmangel vorzubeugen und regelmäßig ein Ergänzungspräparat einzunehmen. Allerdings sind Zinktabletten bei gut ernährten Menschen mit bereits sehr guten Zinkvorräten wahrscheinlich nicht wirksam, einerlei, ob sie ständig oder nur bei einer Erkrankung eingenommen werden. Wer sich vegetarisch ernährt und wenig Samen, Kerne und Bohnen isst oder wer auf eine niedrige Kalorienzufuhr achtet, sollte Zinktabletten einnehmen (es sei denn, Sie nehmen ein Multivitaminpräparat, in dem genügend Zink enthalten ist).

Vitamin D

Vitamin D ist einzigartig. Es ist eher ein (Pro-)Hormon als ein Vitamin und in unserem Essen nur spärlich enthalten. Es wird im Körper mithilfe von UV-B-Lichtstrahlen gebildet und daher oft Sonnenscheinvitamin genannt. Man vermutet seit Jahrhunderten, dass der Sonnenmangel in den Wintermonaten Infektionskrankheiten wie Grippe begünstigt. Eine Studie mit Kindern, die ein Vitamin-D-Präparat bekamen und dann einem Grippevirus ausgesetzt wurden, zeigte im Jahr 2006, dass die Zahl der Atemwegsinfekte im Winter dank dieser Maßnahme zurückging.[33] Das lässt darauf schließen, dass eine ausreichende Versorgung mit Vitamin D das Risiko für Virusinfektionen senkt, weil dieses Prohormon das Immunsystem reguliert. Es steigert unter anderem die Effektivität wichtiger Immunzellen, einschließlich der Makrophagen, der Neutrophilen, der Monozyten und der natürlichen Killerzellen. Andere Studien bestätigen diese Ergebnisse. Sie weisen nach, dass das Risiko für akute Krankheiten der unteren Atemwege bei Menschen mit niedrigem Vitamin-D-Spiegel höher ist. Außerdem wird Vitamin-D-Mangel mit erhöhtem Gripperisiko in Zusammenhang gebracht.[34] Darum sollten wir diesen Mangelzustand unbedingt vermeiden und das ganze Jahr über auf eine ausreichende Vitamin-D-Zufuhr achten. Das ist ein wichtiger Schritt hin zur Superimmunität.

Holunderbeerenextrakt

Schwarzer Holunderbeerextrakt wird bei Erkältungen und Grippe häufig getrunken. Studien deuten darauf hin, dass 2 bis 3 Esslöffel am Tag bei Erwachsenen und 1 bis 4 Teelöffel bei Kindern, je nach Alter, das Wachstum von Grippeviren hemmen, die Dauer der Symptome verkürzen und die Zahl der Antikörper gegen das Virus erhöhen.[35] Obwohl es sich um vorläufige Ergebnisse handelt, lassen sie vermuten, dass diese Beeren die Abwehrkräfte gegen Virusinfekte, vor allem gegen Grippe, steigern.[36]

Die wichtigsten Flavonoide in Holunderbeeren sind die Anthocyane. Cynidine, die zu dieser Gruppe gehören, steigern die Abwehrreaktion der Monozyten gegen Zellen, die mit Viren infiziert sind. Noch interessanter ist, dass Holunderbeeren nachweislich das Anhaften der Viren an die Zellrezeptoren hemmen. Wenn es einem Virus nicht gelingt, in die Zelle einzudringen, kann es sich nicht replizieren, und das lindert möglicherweise die Schwere der Infektion.

Anthocyane sind rot, purpurn, schwarz oder blau und in Beeren, Auberginenhaut, Rosinen- und Weintraubenhaut, Kirschen und schwarzem Reis enthalten. Sie sind auch der Grund dafür, dass Sauerkirschsaft Entzündungen hemmt. Die kleine blauschwarze Holunderbeere schmeckt zwar nicht süß, aber wenn man daraus flüssigen Sirup oder Saft bereitet, sind diese Farbstoffe stark konzentriert und leichter resorbierbar als die Substanzen in den rohen Beeren. Dies ist eines der wenigen Heilmittel, die ungiftig und sehr wahrscheinlich wirksam sind.

KEINE CHANCE FÜR GRIPPE UND ERKÄLTUNG

Zusammenfassung: Empfehlungen für die Vorbeugung und Behandlung von Krankheiten

Obst- und Gemüsepulver,[37] Multivitamine[38] und andere Arzneien – selbst Knoblauch und die Vitamine C und E – mögen bei Menschen, die nicht genug Antioxidanzien und Phytochemikalien zu sich nehmen, einen gewissen Nutzen haben. Doch die beste und wirksamste Methode, Krankheiten vorzubeugen, ist eine gesunde Ernährung das ganze Jahr über, wie ich sie in diesem Buch empfehle. Eine bessere Ernährung ist wirksamer als jedes Erkältungsmittel.

Fast jede Familie hat ihre Lieblingsarzneien und -methoden. Manche essen Hühnersuppe oder tragen Knoblauchzehen um den Hals, andere setzen warme Mützen auf. Wahrscheinlich haben auch Sie solche Ratschläge von Ihrer Mutter bekommen, die sie wiederum von ihrer Mutter gehört hat. Leider ist die Wirkung von Hühnersuppe, Dampfinhalationen, heißem Tee mit Honig und stark riechenden Salben auf der Brust wissenschaftlich nicht erwiesen, und die meisten wurden sogar als unwirksam entlarvt. In placebokontrollierten Studien von hoher Qualität haben fast alle Mittel keine signifikante therapeutische Wirkung gezeigt (außer bei Menschen mit leichten Nährstoffdefiziten). Granatäpfel sind beispielsweise ein hervorragendes Nahrungsmittel, das die Immunfunktion stärkt. Wer sie und andere sehr nährstoffreiche Nahrungsmittel regelmäßig isst, leidet möglicherweise seltener an Infekten – das heißt, sie helfen bei der Vorbeugung. Aber Granatäpfel und die anderen Supernahrungsmittel sind keine *Heilmittel* bei Erkältungen. Sie unterstützen vielmehr ein normal arbeitendes Immunsystem.

Selbst Vitamin D, Holunderbeeren und Zink sind trotz ihrer nachgewiesenen Wirksamkeit wahrscheinlich nur bei den Menschen mit einem Nährstoffdefizit hilfreich. Unser Ziel sollte also eine nährstoffreiche Kost sein; dann brauchen wir keine Heilmittel, wenn wir doch einmal erkranken. Nehmen Sie das ganze Jahr über 15 mg Zink ein, und erhöhen Sie diese Dosis auf 30 mg, wenn die ersten Erkältungssymptome auftreten. Probiotika und Holunderbeerensaft sind einen Versuch wert, wenn Sie krank sind.

Fassen wir die Ergebnisse zusammen:

WAHRSCHEINLICH UNWIRKSAM

Vitamin C
Hühnersuppe
Dampfinhalationen
Nasenspülungen
Echinacea

WAHRSCHEINLICH HILFREICH

Zink
Vitamin D
Holunderbeeren und Beerenflavonoide
Einschränkung der Kalorienzufuhr

Abschließend möchte ich diese wichtigen Punkte nochmals für Sie zusammenfassen:

1. Grünlicher oder gelblicher Schleim ist kein Zeichen für eine bakterielle Infektion.
2. Hustenlösende und -unterdrückende Mittel sind wirkungslos und beschleunigen die Genesung nicht.
3. Weder die Einnahme von Vitamin C noch reichliches Trinken sind nützlich.
4. Luftbefeuchter und Dampfbäder sind unwirksam.
5. Auf Maßnahmen zur Fiebersenkung sollten Sie verzichten, weil sie das Fieber nur vorübergehend lindern. Außerdem unterstützt Fieber die Immunabwehr.
6. Meiden Sie Paracetamol und andere fiebersenkende Mittel. Nehmen Sie Ibuprofen mit etwas Essen zu sich, wenn Sie nachts nicht schlafen können.
7. Wenn Sie ernstlich krank sind, müssen Sie auf die in Kapitel 2 genannten Anzeichen achten und gegebenenfalls einen Arzt rufen.
8. Essen Sie weniger, und nehmen Sie hauptsächlich Gemüsesaft, Gemüsesuppe, Wasser und rohes Salatgemüse zu sich.

KEINE CHANCE FÜR GRIPPE UND ERKÄLTUNG

Jetzt wissen wir, was bei Erkältungen und Grippe hilft und was nicht hilft. Kehren wir nun zu unserer Ernährung zurück und befassen wir uns mit den besten Fetten, Kohlenhydraten und Proteinen. Vielleicht erleben Sie auch hier eine Überraschung.

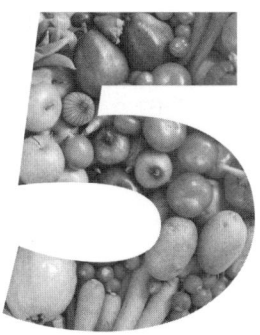

5 Gesunde Kohlenhydrate, Fette und Proteine

Das am wenigsten umstrittene und am besten belegte Prinzip in der Geschichte der Ernährungswissenschaft lautet: Eine nährstoffreiche, aber kalorienarme Kost macht widerstandsfähig gegen Krankheiten und verlängert das Leben. Dies ist die Grundlage für meine »Gesundheitsgleichung«:

Gesundheit = Nährstoffe/Kalorien

Diese Gleichung bedeutet, dass Sie gesünder werden, wenn Sie mehr Nahrungsmittel mit hohem Nährstoffgehalt pro Kalorie essen, aber weniger Nahrungsmittel mit geringem Nährstoffgehalt pro Kalorie. Vor allem sollten Sie nährstoffarme Produkte wie Weißbrot und industriell verarbeitete Nahrungsmittel meiden. Weißmehl, andere aufbereitete Getreideprodukte (z. B. gesüßte Frühstücksflocken), Limonaden, Süßigkeiten und sogar Fruchtsäfte fördern die Gewichtszunahme. Sie erhöhen das Diabetesrisiko, den Triglycerid- und Cholesterinspiegel und somit auch das Herzinfarktrisiko. Außerdem unterdrücken diese verarbeiteten, nährstoffarmen Nahrungsmittel die Immunfunktion und steigern die Anfälligkeit für Infektionen und Krebs. Es ist kaum zu glauben, dass die US-Amerikaner im Jahr 2010 bereits 62 Prozent ihrer Kalorien in Form von Fabrikprodukten zu sich nahmen.

Der Konsum von Kalorien ohne nützliche Antioxidanzien, Vitamine und Phytochemikalien führt dazu, dass sich in den Zellen Abfallprodukte ansammeln. Wenn Sie Weißbrot oder andere verarbeitete Nahrungsmittel ohne pflanzliche Mikronährstoffe essen, kann Ihr Körper die normalen Endprodukte Ihres Zellstoffwechsels nicht entfernen. Und wenn den Zellen die Rohstoffe fehlen, die sie für eine normale Funktion benötigen, altern Sie vorzeitig und neigen zu Krankheiten.

Die drei Makronährstoffe – Fett, Kohlenhydrate und Eiweiß – versorgen uns mit Kalorien. Nordamerikaner konsumieren mit Sicherheit zu viele Kalorien; aber eine extrem fettarme Kost hat auch keine gesundheitlichen Vorteile. Ich nenne bewusst keine Prozentsätze für die Makronährstoffe und rate Ihnen auch nicht, Fett zu meiden. Wer versucht, sich anhand präziser Prozentsätze zu ernähren, verkennt das wichtigste Prinzip der Ernährung. Dieses Prinzip lautet: Sie müssen Ihren Bedarf an Makronährstoffen ohne eine zu hohe Kalorienzufuhr decken. Gleichzeitig müssen Sie genügend Mikronährstoffe zu sich nehmen. Was das prozentuale Verhältnis zwischen den Makronährstoffen anbelangt, ist die akzeptable Spanne groß, solange Sie nicht zu viele Kalorien konsumieren und Ihr Körperfettanteil günstig ist. Vielleicht überrascht es Sie zu erfahren, dass eine Kost mit weniger als zehn Prozent Fettkalorien nicht ideal und oft sogar ungesund ist. Sie können sich aber gesund ernähren, einerlei, ob Sie 15 oder 30 Prozent Ihrer Kalorien in Form von Fett zu sich nehmen. Solange die Kost reich an Mikronährstoffen, aber nicht zu kalorienreich ist, hat eine fettarme Ernährung keine Vorteile, was die Prävention und die Behandlung von Krankheiten anbelangt.

Es gibt keine Beweise dafür, dass bei gleicher Kalorienzahl eine fettarme Kost für die Prävention oder Therapie von Herzkrankheiten oder anderen Krankheiten vorteilhafter ist als eine fettreichere Kost. Vergleichende Studien über den Fettanteil des Essens zeigen, dass nicht der Fettanteil, sondern andere, wichtigere Faktoren darüber entscheiden, ob eine Ernährungsweise mehr oder weniger gesund ist.

Nicht der Fettanteil bestimmt die Qualität Ihrer Ernährung, sondern die Menge des kräftig gefärbten Gemüses, das Sie essen. Um eine optimale Zufuhr von Phytochemikalien zu gewährleisten, müssen Sie jeden Tag eine Menge Grüngemüse zu sich nehmen. Wenn Sie schauen, wie groß der Anteil bunter Gemüsesorten an Ihrer täglichen Kost ist, können Sie die Qualität Ihrer Ernährung recht gut einschätzen. Essen Sie reichlich Gemüse, vor allem Grüngemüse, dann decken Sie Ihren Bedarf an Ballaststoffen und Mikronährstoffen mit sehr wenig Kalorien. Um sich ausgewogen zu ernähren und den Kalorienbedarf zu decken, können Sie dann aus einem breiten Angebot von anderen Nahrungsmitteln auswählen. Bevorzugen Sie solche, die reichlich Mikronährstoffe enthalten. Wenn Sie also mehr grünes Gemüse, andere bunte Gemüsesorten und mehr Obst, Bohnen, Nüsse und Samen essen, verzehren Sie natürlich weniger andere, minderwertige Nahrungsmittel, also weniger tierische und verarbeitete Produkte, aber auch weniger Öle, Weißbrot, Kartoffeln und Reis.

Nach diesen grundsätzlichen Erwägungen wollen wir nun Kohlenhydrate, Fette und Proteine genauer besprechen.

Nicht alle Kohlenhydrate sind gleich

Den meisten Menschen ist klar, dass Heidelbeeren, Erdbeeren oder ein Blumenkohlröschen nährstoffreiche Kohlenhydratlieferanten sind, besonders im Vergleich zu einem Schokoriegel oder einer Scheibe Weißbrot. Die natürlichen, gesunden, kohlenhydrathaltigen Nahrungsmittel enthalten nicht nur mehr Mikronährstoffe, sondern auch reichlich Ballaststoffe und sogenannte resistente Stärke. Deshalb haben diese Nahrungsmittel einen niedrigen glykämischen Index und enthalten wenig Kalorien. Resistente Stärke ist wie die Ballaststoffe unverdaulich und wird daher nicht in Glukose oder andere einfache Zucker gespalten. Sie ist auch ein Präbiotikum, weil sie das Wachstum nützlicher Bakterien (Probiotika) im Verdauungstrakt fördert. Diese Bakterien zerlegen die resistente Stärke in Bestandteile, die das Immunsystem stärken und das Krebsrisiko senken.[1]

Ballaststoffreiche, natürliche Nahrungsmittel enthalten also die gesündeste Stärke. Sie enthalten meist wenig Kalorien, aber viele Mikronährstoffe pro Kalorie – das heißt, sie geben uns nicht nur eine »Glukosespritze«.

Der bereits erwähnte glykämische Index (GI) misst die Wirkung einer festgelegten Menge von Kohlenhydraten in verschiedenen Nahrungsmitteln auf den Blutzuckerspiegel, und zwar auf einer Skala von 1 bis 100. Die glykämische Last (GL) ist eine ähnliche Skala, die aber als aussagekräftiger gilt, weil sie auch den Kohlenhydratgehalt einer üblichen Portion des jeweiligen Nahrungsmittels berücksichtigt. Eine Kost, die viele Nahrungsmittel mit hohem GI enthält, vergrößern das Risiko für Diabetes, Herzkrankheiten, Krebs und chronische Krankheiten.[2] Wer also viel Weißbrot, Frühstücksflocken, Nudeln, Kartoffeln und süße Desserts und Snacks verspeist, wird nicht nur dicker, sondern fördert auch die Entwicklung von Krebszellen. Das heißt nicht, dass Sie keine Nahrungsmittel mit hohem GI essen dürfen; aber Sie sollten die Menge dieser Nahrungsmittel einschränken. Bohnen, Gemüse und Beeren – mit niedrigem GI – sollten den größten Teil Ihrer Kohlenhydrate liefern.

GLYKÄMISCHER INDEX (GI) UND GLYKÄMISCHE LAST (GL) PFLANZLICHER NAHRUNGSMITTEL*

NAHRUNGSMITTEL	GI	GL
Schwarze Bohnen (Urdbohnen)	30	7
Rote Kidneybohnen	25	8
Linsen	30	5
Erbsen	25	6
Catjangbohnen	30	13
Mais	52	9
Gerste	35	16
Brauner Reis	75	18
Hirse	71	25
Haferflocken	55	13
Vollkornweizen	83	14
Weißer Reis	70	23
Weiße Nudeln	55	23
Süßkartoffeln	61	17
Kartoffeln (Durchschnitt)	90	26

*K. Foster-Powell, SHA Holt, JC Brand-Miller: International table of glycemic index and glycemic load values. Am J Clin Nutr 2002; 76: 5-56

Es gibt eine Hierarchie der kohlenhydratreichen pflanzlichen Nahrungsmittel. Ich empfehle vor allem Bohnen, stärkehaltiges Gemüse, ganze Getreidekörner und einige andere natürliche Nahrungsmittel – nicht nur wegen ihres günstigen GI- und GL-Wertes, sondern auch weil sie viel Mikronährstoffe, Ballaststoffe und resistente Stärke enthalten. Interessanterweise enthalten kohlenhydratreiche pflanzliche Nahrungsmittel auch am meisten Ballaststoffe und resistente Stärke.

Unabhängig vom relativen Wert dieser natürlichen Kohlenhydrate trübt sich das Bild erheblich, wenn sie verarbeitet werden. Ein gutes Beispiel sind Getreideflocken, die aus fein gemahlenem Mehl und Fruchtsaft als Süßmittel bestehen. Durch die Verarbeitung entsteht ein Produkt mit hohem GI- und GL-Wert ohne nennenswerten Gehalt an Mikronährstoffen.

Akzeptable Kohlenhydrate

Welche kohlenhydrathaltigen Nahrungsmittel sind die besten? Die Auswahl ist groß:

Bohnen, Erbsen, Mais, wilder Reis, Gerste, Hafergrütze, Haferflocken, Tomaten, Kürbisse, Beeren und frisches Obst sind einige der besten Quellen für Kohlenhydrate. Bohnen, grüne Erbsen, Beeren und Tomaten stehen ebenfalls oben auf der Liste. Kürbisse, Vollkorngetreide, wilder Reis, Quinoa, Weizenkörner und Süßkartoffeln sind gesünder als Kartoffeln, die Sie ganz unten auf der Liste finden.

Resistente Stärke und Ballaststoffe in pflanzlichen Nahrungsmitteln

NAHRUNGSMITTEL	%RS	% B	% RS + B	NDF
Schwarze Bohnen (Urdbohnen)	26,9	42,6	69,5	10
Gartenbohnen	28,0	41,1	69,1	11
Weiße Bohnen	25,9	36,2	62,1	8
Rote Kidneybohnen	24,6	36,8	61,4	11
Linsen	25,4	33,1	58,5	14
Erbsen	24,5	33,1	57,6	7
Catjangbohnen	17,7	32,6	50,3	8
Mais	25,2	19,6	44,7	4
Gerste	18,2	17,0	35,2	3
Brauner Reis	14,8	5,1	20,5	3
Hirse	12,6	5,4	18,0	2
Haferflocken	7,2	10,0	17,2	2
Weißer Reis	14,1	1,5	15,6	1
Vollkornweizen	1,7	12,1	13,8	2
Weiße Nudeln	3,3	5,6	8,9	1
Süßkartoffeln	-	3,0	-	9
Kartoffeln	7,0	2,0	9,0	2

RS = resistente Stärke; B = Ballaststoffe; NDF = Nährstoffdichte nach Dr. Fuhrman
Prozentsätze: Gramm pro 100 Gramm Trockenmasse

Nicht akzeptable Kohlenhydrate

Alle akzeptablen Kohlenhydrate werden durch übermäßige Verarbeitung ungesund. Außerdem sollten Sie folgende Produkte meiden:

Süßstoffe, Zucker, Honig, Ahornsirup
Weißmehl
Weißen Reis
Weichweizen-Vollkornmehl
Abgepackte Frühstücksflocken
Industriell hergestellte Fruchtsäfte
Mit Fruchtsaft gesüßte Getränke

Denken Sie daran, dass Nahrungsmittel mit hohem glykämischen Index und geringem Nährstoffgehalt nicht nur dick machen, sondern auch das Immunsystem beeinträchtigen und das Krebsrisiko erhöhen.[3] Die meisten Leute wissen nicht, dass Hörnchen, Weißbrot, Nudeln, Gebäck, Pfannkuchen und die meisten anderen Weißmehlprodukte mit vielen Krebsarten in Zusammenhang gebracht werden.

Am besten meiden Sie alles, was »weiß« ist, zum Beispiel Zucker, Weißmehl, weiße Nudeln, Kartoffeln und weißen Reis. Merken Sie sich diesen Reim: »Je weißer das Brot, desto schneller der Tod.«

Kohlenhydrate sind nur ein Teil des Ganzen

Natürlich sollten wir nicht nur an die Kohlenhydrate denken, sondern auch die Qualität des Fettes und des Proteins berücksichtigen. Obwohl »Kohlenhydrate« oder »Carbs« heutzutage Modewörter sind, dürfen wir auch den Gehalt eines Nahrungsmittels an den anderen Makronährstoffen nicht übersehen. Für unsere Gesundheit ist die Qualität der Kohlenhydrate ebenso wichtig wie die der Fettes und der Proteine. Fragen Sie sich: »Ist das, was ich essen möchte, eine vollständige, natürliche, pflanzliche Kalorienquelle? Enthält es Ballaststoffe, Antioxidanzien und Phytochemikalien? Enthält es nicht nur neu entdeckte Nährstoffe, sondern auch viele unentdeckte?«

Die Antwort auf diese Fragen hängt meist vom Umfang der Verarbeitung ab. Der größte Teil der empfindlichen, aber nützlichen Nährstoffe geht verloren, wenn Nahrungsmittel intensiv verarbeitet oder zubereitet werden. Das sind wichtige Aspekte – viel wichtiger als die Frage, ob ein Nahrungsmittel viele oder wenige Kohlenhydrate, viel oder wenig Fett oder Eiweiß enthält.

Fett – der meistverkannte Makronährstoff

Wenn Sie 100 Leute fragen, welcher der drei Makronährstoffe am wenigsten wichtig oder gar am schädlichsten ist, werden wahrscheinlich alle antworten: »Das Fett!« Dennoch ist es ungesund, zu wenig Fett zu essen.

Fettmangel und Gesundheit

Eine extrem fettarme Kost führt bei vielen Menschen zu Gesundheitsstörungen, vor allem bei Vegetariern und Veganern – und oft wissen sie nicht einmal, wo das Problem liegt. Manche fangen dann wieder an, eine Menge tierischer Produkte zu essen, ohne zu ahnen, dass in Wirklichkeit der Fettmangel die Ursache mancher Symptome war.

Fettmangelsymptome sind unter anderem trockene Haut, schütter werdendes Haar, Muskelkrämpfe, Schlafstörungen, ein hoher Triglyceridspiegel und eine lange Erholungsphase nach dem Sport. Meist verschwinden die Störungen, sobald die Betroffenen mehr gesundes Fett essen, Docosahexaensäure – gebräuchlicher ist die englische Abkürzung DHA – in Kapseln einnehmen (diese langkettige Omega-3-Fettsäure ist der Hauptgrund für die positiven Wirkungen des Fischöls) und weniger Industrienahrung und stärkehaltige Produkte konsumieren. Manche Menschen brauchen einfach mehr essenzielle Fettsäuren, sowohl Omega-3- als auch Omega-6-Fettsäuren.

Fettmangel beeinträchtigt zudem die Resorption der fettlöslichen Vitamine und gesunden Phytochemikalien erheblich. Wenn Sie beispielsweise Nüsse oder Samen in einen Salat mischen, nehmen Sie mehr Carotinoide auf, die in rohem Gemüse enthalten sind. Manche Nährstoffe werden mehr als zehnmal besser resorbiert.

Als Wissenschaftler untersuchten, wie viel Alpha-Carotin, Beta-Carotin und Lycopin im Blut ihrer Probanden enthalten waren, fanden sie nach dem Verzehr von Salaten mit fettfreier Soße nur sehr geringe Mengen. Wenn die Versuchspersonen jedoch Salate mit fetthaltiger Soße gegessen hatten, waren die Werte hoch.[4]

Wie bereits erwähnt, gibt es viele Beweise dafür, dass eine Kost, die nur zehn Prozent Fettkalorien enthält, unzureichend ist, sogar für Übergewichtige, Diabetiker und Herzkranke. Sie alle sollten fettreiche Nahrungsmittel in vernünftiger Menge zu sich nehmen. Die wissenschaftliche Literatur bestätigt meine klinische Erfahrung in den letzten fünfzehn Jahren. Ich habe Tausende von Patienten mit Fettleibigkeit, Diabetes, Krebs und Herzkrankheiten behandelt und dabei festgestellt, dass es sich lohnt, Reis, Kartoffeln, Brot und tierische Produkte durch rohe Samen und Nüsse zu ersetzen. Die Vorteile sind[5]

- ein niedrigerer Blutzuckerspiegel,
- ein niedrigerer Cholesterinspiegel,
- ein besseres LDL/HDL-Verhältnis,
- ein niedrigerer Triglyceridspiegel,
- ein besserer antioxidativer Status,
- bessere Resorption der Phytochemikalien im Gemüse,
- wirksamere Diabetestherapie,
- niedrigeres Gewicht, keine Gewichtszunahme,
- wirksamere Therapie bei Herzkrankheiten,
- Vorbeugung von Herzrhythmusstörungen bei Herzpatienten,
- abwechslungsreichere Ernährung, Sättigung trotz geringerer Kalorienzufuhr,
- besserer Schutz vor Krebs,
- höhere Muskel- und Knochenmasse im Alter.

Samen und Nüsse: Ihr schlechter Ruf ist unverdient

Rohe Nüsse und Samenkerne sind vollgepackt mit Nährstoffen. Sie liefern uns Lignane, Bioflavonoide, Mineralien und Antioxidanzien, die das ebenfalls in ihnen enthaltene Fett frisch halten. Außerdem enthalten sie pflanzliches Eiweiß und Phytosterine, die den Cholesterinspiegel auf natürliche Weise senken. Beeren, Nüsse und Samen sind zudem reich an hochwirksamen Ellagtanninen. Diese Polyphenole entschärfen freie Radikale und unterstützen krebsvorbeugende Mechanismen. Die Ellagtannine in Walnüssen kann der Körper am besten resorbieren.[6]

Nüsse, Samen und Avocados enthalten reichlich Fett; aber zahlreiche Studien belegen, dass sie viele gesundheitliche Vorteile haben.[7] Es ist wichtig, darauf hinzuweisen, dass die gesundheitlichen Probleme, die mit fettreicher Ernährung zusammenhängen, auf tierisches Fett, raffinierte Öle und Transfette zurückzuführen sind, nicht auf den Verzehr roher Nüssen und Samen. In keiner einzigen Studie hatte der Konsum dieser natürlichen, fettreichen, ganzen pflanzlichen Nahrungsmittel negative Folgen. Im Gegenteil – alle Studien stellten positive gesundheitliche Wirkungen fest und kamen zu dem Schluss, dass diese Nahrungsmittel ein wichtiger Bestandteil einer ausgewogenen Ernährung sind.

100 Gramm Nüsse und Samen enthalten etwa 620 Kalorien, und 30 bis 60 Gramm würden etwa 15 bis 20 Prozent der täglichen Fettkalorien liefern. Zudem enthalten sie gesundes pflanzliches Eiweiß. Wenn Sie weniger tierische Produkte und mehr pflanzliches Eiweiß aus Nüssen, Samen, Bohnen und Grüngemüse essen, werden Sie gesünder, weil Sie viel mehr Nährstoffe zu sich nehmen.

Sie brauchen nicht zu befürchten, dass Nüsse und Samen Sie zwar vor Herzkrankheiten schützen, aber dafür andere Krankheiten begünstigen. Die durchschnittliche Lebenserwartung steigt in allen Bevölkerungsgruppen, unabhängig vom Geschlecht und vom Alter, im Einklang mit dem Verzehr von Nüssen und Samen.[8] Beachten Sie aber, dass der gesundheitliche Nutzen zunichtegemacht wird, wenn Sie ganze Nüsse und Samen durch Öle ersetzen.

Olivenöl ist nicht gesund

Kein Öl ist ein gesundes Nahrungsmittel. Jedes Öl, auch Nuss- und Olivenöl, besteht zu 100 Prozent aus Fett und enthält 120 Kalorien je Esslöffel. Öl ist kalorienreich, aber nährstoffarm und enthält keine Ballaststoffe. Gießen Sie ein paar Esslöffel Öl auf Ihren Salat oder auf Ihr Gemüsegericht, und Sie konsumieren Hunderte leere Kalorien zusätzlich. Einfach ausgedrückt, ist Öl ein vorzügliches Produkt, wenn Sie unerwünschte und ungesunde Pfunde zulegen wollen.

Wenn Sie irgendein Öl essen, verzichten Sie auf die fettbindenden Ballaststoffe im ganzen Nahrungsmittel. Alle Kalorien werden also rasch verwertet und innerhalb von Minuten als Körperfett gespeichert. Wenn Sie hingegen ganze Samen und Nüsse verzehren, ist das Fett an Sterine, Stanole und Pflanzenkomponenten gebunden. Diese begrenzen die Resorption im Verdauungstrakt und ziehen sogar ungesundes Fett im Blut an sich, sodass der Darm es ausscheiden kann. Anders ausgedrückt: Das intakte Fett in Samen und Nüssen ist nicht vollständig »biologisch verfügbar«. Eine erhebliche Kalorienmenge wird also nicht verwertet, und genau deshalb machen Nüsse und Samen nicht so dick wie die gleiche Kalorienmenge in einem Öl. Außerdem enthalten Nüsse und Samen viele schützende Nährstoffe, die im Öl fehlen.

Denken Sie nach: Ein Öl ist ein verarbeitetes Produkt. Wenn Sie Öl mit Chemikalien aus einem ganzen Nahrungsmittel (z. B. aus Oliven, Nüssen oder Samen) extrahieren, bleiben die meisten Nährstoffe zurück, und Sie erhalten ein Teilnahrungsmittel, das kaum mehr als leere Kalorien enthält. Ganze Nahrungsmittel wie Walnüsse, Sesamsamen oder Leinsamen liefern Ihnen zusätzlich Ballaststoffe, Flavonoide und Nährstoffe mit all ihren gesundheitlichen Vorteilen.

Es stimmt, dass Nahrungsmittel wie Olivenöl, die viel einfach ungesättigtes Fett enthalten, weniger schädlich sind als Produkte mit gesättigtem Fett oder Transfettsäuren. Aber »weniger schädlich« bedeutet nicht gesund. Der gesundheitliche Nutzen der Mittelmeerkost ist nicht dem Olivenöl zu verdanken, sondern den Nahrungsmitteln, die reich an Antioxidanzien sind: Gemüse, Obst, Bohnen und einige mehr. Jedes Öl enthält eine Menge leerer Kalorien, die zu Übergewicht führen, aber auch Diabetes, Bluthochdruck, Schlaganfälle, Herzkrankheiten und viele Krebsarten begünstigen.

Sie können ein wenig Olivenöl auf Ihr Essen träufeln, wenn Sie schlank sind und sich viel bewegen. Aber je mehr Öl Sie dazugeben, desto stärker verringern Sie die Nährstoffdichte pro Kalorie Ihrer Kost – und das ist nicht Ihr Ziel, weil es nicht der Gesundheit dient.

Epidemiologische Studien zeigen, dass Menschen umso schlanker sind, je häufiger sie Nüsse essen, und dass ihr Gewicht mit dem Ölkonsum steigt. Obwohl Nüsse und Samen nicht kalorienarm sind und sogar relativ viel Fett enthalten, kann ihr Verzehr den Appetit sogar dämpfen und uns helfen, abzunehmen und das Diabetesrisiko zu senken.[9] Mit anderen Worten: Wer mehr Nüsse und Samen zu sich nimmt, ist wahrscheinlich schlank, und wer weniger Nüsse und Samen verzehrt, ist wahrscheinlich beleibter.

In gut kontrollierten Studien, die untersuchten, ob der Konsum von Nüssen und Samen eine Gewichtszunahme bewirkt, stellte sich heraus, dass der Verzehr von rohen Nüssen und Samen die Gewichtsabnahme fördert. Mehrere Studien belegen zudem, dass schon eine kleine Menge Nüsse und Samen Diätpatienten sättigt und ihnen hilft, die Diät durchzuhalten und langfristig mehr abzunehmen.[10]

Sollen wir uns also vor den Fernseher setzen, eine ganze Tüte voller Nüsse pro Stunde verspeisen und dann jammern, weil wir zunehmen? Natürlich nicht! Gesunde verzichten auf Kalorienexzesse und essen nicht zum Zeitvertreib. Essen Sie nur etwa 30 Gramm Nüsse am Tag, wenn Sie stark übergewichtig sind. Wenn Sie schlank, sportlich oder schwanger sind oder ein Baby stillen, dürfen Sie je nach Ihrem Kalorienbedarf 60 bis 120 Gramm Nüsse essen.

Wenn Sie diese fettreichen Nahrungsmittel als Teil Ihrer Mahlzeiten essen, fördern Sie die Resorption nützlicher Phytochemikalien in anderen Nahrungsmitteln. Streuen Sie Nüsse und Samen in Ihre Gemüsegerichte, vor allem in die Salatsoße. Am besten sind rohe oder ganz leicht angeröstete Nüsse und Samen. Wenn ein Nahrungsmittel beim Rösten braun wird, entstehen nämlich krebserregende Acrylamide und Asche; außerdem sinkt der Eiweißgehalt. Je stärker Sie Nüsse und Samen erhitzen, desto mehr Aminosäuren werden zerstört und desto mehr Kalzium, Eisen, Selen und andere Mineralien gehen verloren.

Das Eiweißrätsel

Unsere Gesellschaft schwelgt in Eiweiß, weil sie mit falschen Informationen gefüttert wird. Wir müssen Tatsachen von Mythen trennen, um herauszufinden, welche Proteinquellen für unseren Körper die besten sind.

Tierisches oder pflanzliches Eiweiß?

Das Unterrichtsmaterial zum Thema Ernährung für amerikanische Schulen wird seit über 70 Jahren von der Fleisch-, Milch- und Eierindustrie »gratis« zur Verfügung gestellt. Diese Konzerne haben auch die Regierung auf ihre Seite gebracht und vorteilhafte Gesetze und Subventionen durchgesetzt. Sie überhäufen jedes Kind mit ihrer Propaganda und verbreiten die falsche Behauptung, wir bräuchten Fleisch, Milchprodukte und Eier, um gut ernährt zu sein. So impfen sie uns einen gefährlichen Irrglauben ein.

KEINE CHANCE FÜR GRIPPE UND ERKÄLTUNG

Fast alle US-Amerikaner essen jeden Tag mehr als genug Eiweiß – im Durchschnitt mehr als 100 Gramm, etwa doppelt so viel wie die empfohlene Tagesmenge. Zu viele Menschen, einschließlich Sportler, Fitnessfans, Bodybuilder, Diätfans und Übergewichtige, greifen zu Proteinpulvern, Proteingetränken und Proteinriegeln, um noch mehr Eiweiß zu bekommen.

Es sollte unser Ziel sein, weniger tierische Produkte und somit weniger tierisches Eiweiß zu essen und stattdessen mehr pflanzliches Eiweiß zu uns zu nehmen.

Es stimmt, dass wir mehr Eiweiß brauchen, wenn wir regelmäßig körperlich schwer arbeiten. Beim Kraft- und Ausdauertraining werden möglicherweise Muskelproteine abgebaut, sodass wir mehr Proteine benötigen, um die Muskelfasern zu reparieren und wachsen zu lassen. Aber der höhere Eiweißbedarf richtet sich nach dem höheren Kalorienbedarf beim Training. Da Sport den Appetit steigert, nehmen wir entsprechend mehr Kalorien und deshalb auch mehr Eiweiß zu uns. Wenn wir den erhöhten Kalorienbedarf mit natürlichen pflanzlichen Nahrungsmitteln decken – Gemüse, Vollkorngetreide, Bohnen, Samen und Nüssen –, bekommen wir genau die zusätzliche Proteinmenge, die wir benötigen. Eine typische Mischung aus Gemüse, Nüssen, Samen, Bohnen und Vollkorngetreide liefert etwa 50 Gramm Eiweiß je 1000 Kalorien. Vergessen Sie auch nicht, dass Grüngemüse fast zur Hälfte aus Eiweiß besteht. Wenn Sie mehr Gemüse essen, bekommen Sie also mit den Proteinen auch Superimmunität und krebshemmende Nährstoffe geliefert.

Mit den zusätzlichen Kalorien aus gesunden pflanzlichen Nahrungsmitteln nehmen Sie also viel mehr als nur Eiweiß zu sich: Diese Nahrungsmittel versorgen Sie auch mit Antioxidanzien und schützen Sie dadurch vor den freien Radikalen, die beim Sport entstehen. Die Natur hat also gut vorgesorgt!

Studieren Sie einmal die folgende Liste mit Nahrungsmitteln nebst ihrem Kalorien- und Eiweißgehalt:

EIWEISSGEHALT GEBRÄUCHLICHER NAHRUNGSMITTEL

	Kalorien	Eiweiß in Gramm
1 Tasse* Erbsen	120	9
1 Tasse Linsen	175	16
2 Tassen Spinat	84	10,8
2 Scheiben Vollkornbrot	120	10
1 Maiskolben	150	4,2
1 Tasse brauner Reis	220	4,8
60 g Sonnenblumenkerne	175	7,5
SUMME	1044	62,3

* rund 240 ml Fassungsvermögen

Denken Sie daran, dass ein Mensch pro Woche rund 450 Gramm Muskelmasse aufbauen kann. Das ist das obere Limit für die Muskelfasern, die Eiweiß in Muskelmasse umwandeln. Wenn Sie noch mehr Eiweiß zu sich nehmen, wird es als Fett abgelagert. Sportler brauchen zwar mehr Eiweiß als Menschen, die meist sitzen; aber diese zusätzliche Menge können sie leicht mit dem Essen aufnehmen. Eiweißpulver sind nicht nur Geldverschwendung, sondern obendrein ungesund.

Es ist nicht harmlos, mehr Eiweiß, vor allem tierisches Eiweiß zu essen, als Ihr Körper braucht. Das überflüssige Eiweiß wird nämlich nicht als Eiweiß gespeichert, sondern in Fett umgewandelt oder über die Nieren ausgeschieden, wobei Kalzium und andere Mineralien verloren gehen und Nierensteine entstehen können. Gemüse ist alkalisch, tierische Produkte sind sauer, und der Magen muss eine Menge Salzsäure absondern, um sie zu verdauen. Diese saure Flut im Blutstrom nach einer eiweißreichen Mahlzeit verlangt vom Körper eine ebenso starke alkalische Reaktion, um die Säure zu neutralisieren. Die benötigten basischen Mineralien holt sich der Körper aus den Knochen – die sich buchstäblich in Phospate und Kalzium auflösen. Dies ist der erste Schritt zur Osteoporose. Unser hoher Salzkonsum trägt ebenso dazu bei, dass Knochenmasse in die Toilette fließt. Weitere mögliche Folgen dieses Knochenabbaus sind Gelenkarthrose und Kalkablagerungen in anderen Geweben.

Training, nicht zusätzliches Eiweiß verschafft uns stärkere Knochen und Muskeln. Wenn Sie das Muskelwachstum mit vielen Kalorien und tierischem Eiweiß künstlich ankurbeln, steigt zwar der Body-Mass-Index (er gibt Auskunft über das Verhältnis zwischen individuellem Körpergewicht und Körpergröße); aber nicht nur die Muskelmasse, auch die Fettablagerungen nehmen zu. Seien Sie gewarnt: Ein höherer Body-Mass-Index verringert die Lebenserwartung, selbst wenn er hauptsächlich auf eine größere Muskelmasse zurückzuführen ist. Bei massigen Footballspielern ist das Risiko, früh an Herzversagen zu sterben, mehr als doppelt so hoch wie in der Gesamtbevölkerung, und viele sterben vor ihrem fünfzigsten Geburtstag.[11] Von mehr als 600 ostdeutschen Olympiateilnehmern im Jahr 1964 sind heute weniger als zehn noch am Leben. Insofern ist es auch unklug, die Muskelmasse mit Ergänzungsmitteln oder Hormonen zu vergrößern. Eine große Körpermasse – auch eine enorme Muskelmasse, die durch übermäßigen Konsum eiweißreicher tierischer Produkte erworben wurde – erhöht das Risiko, im späteren Leben einen Herzinfarkt zu erleiden oder andere Krankheiten zu bekommen.

Körpermasse ist kein Maß für Gesundheit. Gesundheit ist Widerstandsfähigkeit gegen Krankheiten, Langlebigkeit sowie der Erhalt von Vitalität und sportlicher Leistung in den späteren Jahren. Wenn Sie Sport treiben und sich gesund ernähren wollen, sollten Sie weniger tierische Nahrungsmittel und weniger tierisches Eiweiß zu sich nehmen.

Das Eiweißparadox

Ein Hormon namens »insulinähnlicher Wachstumsfaktor 1« (IGF-1) ist einer der wichtigen Wachstumsförderer im Mutterleib und während der Kindheit, aber er hat auch eine gewisse anabole (körperaufbauende) Wirkung bei Erwachsenen. Die IGF-1-Produktion wird durch den Verzehr von biologisch hochwertigem Eiweiß gefördert, das heißt durch Eiweiß, das alle essenziellen Aminosäuren in optimalem Verhältnis enthält. Das Eiweiß in tierischen Nahrungsmitteln erfüllt diese Anforderungen: Es hat einen sehr hohen biologischen Wert. Deshalb ist unsere Gesellschaft davon besessen, die Körpermasse und das Wachstum durch Konsum von tierischem Eiweiß in großen Mengen zu maximieren.

IGF-1 wird hauptsächlich in der Leber gebildet. Angekurbelt wird dieser Prozess durch das in der Hypophyse produzierte Wachstumshormon. Der

IGF-1 ist unentbehrlich für die Gehirnentwicklung, das Muskel- und Knochenwachstum und die Geschlechtsreife. Am höchsten ist der IGF-1-Spiegel während des Wachstumsschubs und der sexuellen Reifung in der Pubertät. Hier geht es darum, dass erhöhte IGF-1-Werte, die auf den heute üblichen hohen Verzehr von Eiweiß tierischer Herkunft zurückzuführen sind, mit Krebs in Verbindung gebracht werden. Man glaubt sogar, dass sie zu einem großen Teil für die große Zahl von Krebskranken in der modernen Welt verantwortlich sind.

Wissenschaftler haben bemerkt, dass höhere Östrogen- und Testosteronspiegel das Brustkrebsrisiko erhöhen. Seit Kurzem wissen wir, dass auch Insulin und IGF-1 Krebs fördern. Der Zusammenhang zwischen Krebs und einem höheren IGF-1-Spiegel ist seit vielen Jahren bekannt. Deshalb wurden Ende der 1990er-Jahre Krebsmedikamente entwickelt, die den IGF-1-Spiegel senken. Seither wurden mehr als 70 klinische Studien begonnen, viele mit ermutigendem Ergebnis.[12] Da IGF-1 eine wichtige Rolle beim Tumorwachstum spielt, halten Wissenschaftler heute die Reduzierung des IGF-1-Spiegels durch Ernährungsumstellung für eine wirksame vorbeugende Maßnahme.

IGF-1 ist notwendig für das Wachstum und die Entwicklung in der Kindheit; aber wenn der IGF-1-Spiegel beim Erwachsenen hoch bleibt, beschleunigt dies die Alterung, hemmt die Immunfunktion und begünstigt Krebserkrankungen. Umgekehrt wird ein niedriger IGF-1-Spiegel mit einer höheren Lebenserwartung in Verbindung gebracht.[13] Die Überbewertung des Proteins in unserem Land, deren Folge zu hohe IGF-1-Spiegel sind, ist für die explodierende Krebsrate in den letzten 100 Jahren mitverantwortlich. Auch der übermäßige Konsum von raffinierten Kohlenhydraten erhöht den IGF-1-Spiegel. Er steigert nämlich die Produktion von Insulin, das den Energiestoffwechsel steuert, die IGF-1-Produktion ankurbelt und die Bildung von IGF-1-bindenden Proteinen hemmt.[14] Beim Diabetes Typ 2 kann der Körper das vorhandene Insulin nicht nutzen. Die Folgen sind höhere Dickdarm-, Pankreas- und Brustkrebsraten, und es gibt Hinweise darauf, dass die Stimulation der IGF-1-Bildung durch Insulin zum Teil dafür verantwortlich ist.[15]

Da im Alter weniger Wachstumshormone gebildet werden, sinkt der IGF-1-Spiegel von selbst. Durchschnittlich beträgt der IGF-1-Spiegel im Alter von 50 Jahren etwa 150 Nanogramm pro Milliliter Blutserum und im Alter von 80 Jahren 100 Nanogramm je Milliliter.[16] Und weil das Wachstumshormon auch das Muskelwachstum fördert, verschreiben es einige alternativmedizinische Ärzte als »Anti-Aging-Hormon«. Studien zeigen jedoch, dass es nicht hilfreich ist, den Wachstumshormonspiegel auf jugendliche Werte zu erhöhen. Diese Therapie steigert sogar die Sterberate bei älteren und kranken Menschen, sie erhöht das Diabetesrisiko, und sie verschlechtert bei gesunden Erwachsenen die Glukosetoleranz.

Es gibt heute zahlreiche Beweise dafür, dass die Lebenserwartung steigt, wenn der IGF-1-Spiegel bei Erwachsenen niedrig ist.[17] Ein erhöhter IGF-1-Spiegel vergrößert das Krebs- und Demenzrisiko, auch das Alzheimerrisiko. Ein niedriger IGF-1-Spiegel lindert die Symptome der Neurodegeneration.[18] In Geweben, die auch beim Erwachsenen auf IGF-1 angewiesen sind, kompensiert die lokale Bildung von IGF-1 im trainierten Muskelgewebe den niedrigeren IGF-1-Blutspiegel. Mit anderen Worten: Ein niedriger IGF-1-Spiegel erhöht die Lebenserwartung ohne offensichtliche Nachteile.[19]

Die Körperzellen replizieren sich unablässig. Werden Zellen geschädigt, fördert ein hoher IGF-1-Spiegel die Replikation auch der Zellen, aus denen später Tumoren entstehen können. Diese Stimulation begünstigt eine Reihe von Prozessen, die am Tumorwachstum beteiligt sind: Zellvermehrung, Überleben, Adhäsion, Zellmigration, Invasion, Angiogenese und Metastasierung.[20]

Höhere IGF-1-Spiegel werden mit fast allen Krebsarten in Verbindung gebracht. Die meisten verfügbaren Daten liegen für die häufigsten Krebsarten vor: Prostata-, Dickdarm- und Brustkrebs. Die EPIC-Studie (Prospektive europäische Studie über Zusammenhänge zwischen Krebs und Ernährung) stellte fest, dass ein erhöhter IGF-1-Spiegel das Brustkrebsrisiko bei Frauen nach der Menopause um 40 Prozent vergrößert.[21] Der Nurses' Health Study zufolge verdoppelt ein hoher IGF-1-Spiegel das Brustkrebsrisiko von Frauen vor der Menopause.[22] Vier Metaanalysen fanden ebenfalls einen Zusammenhang zwischen einem erhöhten IGF-1-Spiegel und Brustkrebs.[23] Ein erhöhter IGF-1-Spiegel wird zudem mit Kolorektalkrebs in Verbindung gebracht, und zwar in Studien, die belegen, dass IGF-1 die Ausbreitung dieser Krebszellen fördert.[24] Im Jahr 2009 zeigte eine Metaanalyse von 42 Studien, dass ein erhöhter Wert an freiem IGF-1 auch das Prostatakrebsrisiko erhöht.[25]

Die kombinierten Wirkungen eines niedrigen IGF-1-Spiegels und geringer systemischer Entzündungswerte sind möglicherweise der Grund dafür, dass Menschen, die 100 Jahre alt oder älter werden, vor Krebs geschützt sind. Wesentliche Entzündungsprozesse im Körper werden, wie bereits erwähnt, von übermäßig vielen freien Radikalen und reaktiven Sauerstoffspezies verursacht, und gesunde Ernährung kann sie verhindern. Es liegt also auf der Hand, warum die moderne Ernährungsweise so krebsfördernd ist. Wenn Sie 100 Jahre alt werden und gesund bleiben wollen, muss der Wert an freiem IGF-1 niedrig und der Wert für die entzündungshemmenden Proteine hoch sein. Entzündungshemmende Moleküle und pflanzliche Mikronährstoffe sowie ein niedriger IGF-1-Spiegel aktivieren Gene, die den Reparaturmechanismus der Zellen in Gang setzen, sodass sie sich gegen Veränderungen wehren, die zu Krebs führen können. Phytochemikalien hemmen Entzündungsprozesse und verringern die Belastung durch oxidativen Stress. Sie sind zusammen mit einem niedrigen IGF-1-Spiegel der Schlüssel zur Langlebigkeit und zum Schutz vor Krebs.[26]

Warum pflanzliches Eiweiß am besten ist

Proteine sind aus Aminosäuren aufgebaut. Neun dieser Säuren sind »essenziell«, weil der Körper sie nicht aus anderen Aminosäuren herstellen kann. Wie bereits erwähnt, erhöht der Konsum von Nahrungsmitteln, die all diese essenziellen Aminosäuren enthalten – das sind vor allem tierische Produkte –, den IGF-1-Spiegel stärker als der Verzehr von Nahrungsmitteln, die biologisch unvollständig sind und einen höheren Anteil nichtessenzieller Aminosäuren aufweisen. Menschen, die mehr tierische Produkte essen, haben in der Regel einen viel höheren IGF-1-Blutspiegel als jene, die wenig tierische Nahrungsmittel zu sich nehmen.[27] Bei Frauen fand man bei gleicher Kalorienzufuhr keinen Zusammenhang zwischen dem Kohlenhydrat- oder Fettkonsum und dem IGF-1; aber tierisches Eiweiß und Milch trieben den IGF-1-Spiegel auf eine gefährliche Höhe. Das lässt darauf schließen, dass wir mit einer Kost, die wenig tierisches Eiweiß enthält, am einfachsten einen niedrigen und gesunden IGF-1-Spiegel erreichen können.[28]

Interessant ist, dass gesättigte Fette den IGF-1-Spiegel nicht unmittelbar erhöhen. Da es jedoch die Menge der IGF-1-bindenden Proteine verringert, steigert es indirekt die Menge des ungebundenen, freien IGF-1.[29] Bei Veganern ist der IGF-1-Spiegel übrigens deutlich niedriger.[30]

Unter den pflanzlichen Nahrungsmitteln gilt die Aminosäurenverteilung in Soja als am günstigsten. Das heißt, Sojaprotein kommt dem tierischen Protein am nächsten und enthält viele der essenziellen Aminosäuren in größerer

Menge als andere pflanzliche Nahrungsmittel. Dennoch sind auch in anderen Pflanzenproteinen mehr als genug Aminosäuren enthalten.[31] Um herauszufinden, wie sich die Wirkungen von Sojaprotein und anderem pflanzlichen Protein unterscheiden, untersuchten Forscher den Eiweißkonsum von Veganerinnen genauer. Sie stellten fest, dass Sojaprotein die IGF-1-Spiegel erhöht, während die anderen pflanzlichen Proteine ihn senken.

Dean Ornishs Studie über Ernährung und Prostatakrebs zeigte, dass eine fettarme vegane Kost mit Sojaproteinzusätzen zwar den IGF-1-Spiegel, aber auch die Menge der IGF-1-bindenden Proteine erhöht. Soja in moderater Menge hatte daher keine signifikante Auswirkung auf das freie IGF-1.[32] Diese Ergebnisse deuten darauf hin, dass Sojaeiweiß nicht so gefährlich wie tierisches Eiweiß ist, obwohl es möglicherweise den IGF-1-Spiegel erhöht. Je mehr wir diese Proteine jedoch konzentrieren und in isolierter Form essen, desto größer ist die Gefahr, dass sie die IGF-1-Produktion stimulieren. Wir wissen, dass isoliertes Sojaeiweiß den IGF-1-Spiegel deutlicher erhöht als der Verzehr von Sojabohnen.[33] Das bedeutet: Ganze Sojabohnen und minimal verarbeitete Sojaprodukte wie Tofu und Tempeh sind akzeptabel; es ist jedoch nicht ratsam, den Muskelaufbau durch den Verzehr von isolierten Sojaeiweißkonzentraten (z. B. Pulvern) zu fördern.

Ein hoher IGF-1-Spiegel ist mit Sicherheit ungesund, weil er das Krebsrisiko deutlich erhöht. Außerdem hängt er mit einer erhöhten Sterblichkeit wegen Herzerkrankungen und mit einer erhöhten Gesamtsterblichkeit zusammen. Daher sollten wir sehr wenig tierisches Eiweiß zu uns nehmen oder ganz darauf verzichten und auch isoliertes Sojaeiweiß meiden, damit der IGF-1-Spiegel niedrig bleibt. Einen zu niedrigen IGF-1-Spiegel brauchen Sie nicht zu fürchten, solange Sie viele verschiedene gesundheitsfördernde pflanzliche Nahrungsmittel essen.

Das Entscheidende ist, dass tierisches Eiweiß – sogar Eiklar und mageres Fleisch – für die Lebenserwartung nicht günstig ist und dass der in unserer Gesellschaft propagierte übermäßige Eiweißverzehr einer der Gründe für die moderne Krebsepidemie ist. Superimmunität können wir nur erwerben, wenn wir erheblich weniger tierische Produkte essen als die meisten anderen Menschen.

Zusammenfassung der wichtigsten Grundsätze

Wer nach optimaler Gesundheit strebt, muss mehr Gemüse, Obst, Nüsse, Samen, Bohnen und andere nährstoffreiche Nahrungsmittel essen. Wenn Sie diesen Rat beherzigen, decken Sie Ihren Bedarf an Mikronährstoffen und nehmen obendrein weniger tierische und verarbeitete Nahrungsmittel zu sich – ohne Kalorien zu zählen, ohne Portionen abzumessen und ohne sonstige Mätzchen. Grüngemüse enthält am meisten lebensverlängernde Mikronährstoffe und am wenigsten Kalorien. Wie Sie inzwischen wissen, bildet Grüngemüse die Grundlage meiner Ernährungsempfehlungen. Wenn Sie übergewichtig sind, werden Sie umso schlanker und gesünder, je mehr Grüngemüse und je weniger andere Nahrungsmittel Sie zu sich nehmen. Alle Menschen brauchen die im Grüngemüse enthaltenen Nährstoffe in ausreichender Menge. Einige dieser Nährstoffe sollten wir in Form von rohem Gemüse essen, um von ihnen optimal zu profitieren. Das bedeutet, dass jeden Tag ein großer Salat – mit Kopfsalat und anderem Grüngemüse sowie Tomaten und anderen rohen Gemüsearten – auf dem Tisch stehen sollte.

Nährstoffreiche Kost ist also wichtig; aber wir brauchen auch Vielfalt, um den Bedarf des Körpers an sämtlichen Nährstoffen zu decken. Um dieses Ziel zu erreichen und die Immunfunktion zu optimieren, müssen wir uns für Nahrungsmittel entscheiden, die superimmun machen. Hier sind fünf einfache Regeln, die Sie sich merken sollten, wenn Ihnen an einem starken Immunsystem liegt:

1. Essen Sie jeden Tag einen großen Salat.
2. Essen Sie täglich wenigstens eine halbe Tasse (eine Tasse entspricht etwa 240 Millilitern) Bohnen oder andere Hülsenfrüchte in einer Suppe, im Salat oder in einem anderen Gericht.
3. Essen Sie wenigstens drei frische Früchte am Tag, am besten Beeren, Granatäpfel, Samenkerne, Kirschen, Pflaumen und Orangen.
4. Essen Sie jeden Tag wenigstens 30 Gramm rohe Nüsse und Samenkerne.
5. Essen Sie täglich wenigstens eine große (doppelte) Portion Grüngemüse, roh, gedünstet oder in Suppen oder Eintöpfen.

KEINE CHANCE FÜR GRIPPE UND ERKÄLTUNG

Meiden Sie diese fünf tödlichsten Nahrungsmittel:

1. Gegrilltes Fleisch, verarbeitetes Fleisch und Fleischfertigprodukte
2. Gebratene Nahrungsmittel
3. Vollfettmilchprodukte (Käse, Eiscreme, Butter, Vollmilch) und Transfettsäuren (Margarine)
4. Limonaden, Zucker und künstliche Süßstoffe
5. Weißmehlprodukte

Jetzt wissen Sie, welche Nahrungsmittel Supernahrungsmittel sind und was Sie essen müssen, um Superimmunität zu erlangen. Bleibt nur noch die Frage, wie viele verarbeitete Nahrungsmittel, Pommes frites, Pizzas, Hamburger und gebratenen Reis Sie essen dürfen, ohne sich zu schaden. Wenn Sie gerne Fleisch essen, wollen Sie bestimmt wissen, welche Menge Sie krank machen kann.

Ich weiß es nicht genau, niemand weiß es genau – aber ich habe in den letzten 20 Jahren die wissenschaftliche Literatur studiert und daraus gelernt, dass industriell verarbeitete Nahrung und tierische Produkte zusammen weniger als zehn Prozent Ihrer gesamten Kalorienzufuhr ausmachen sollten. Wenn Sie darüber hinausgehen, muss Ihre Gesundheit den Preis dafür zahlen. Versuchen Sie, täglich nicht mehr als ein oder zwei Nahrungsmittel zu essen, die nicht gesundheitsfördernd sind.

Wenn Sie eine Frau sind und 1400 bis 1800 Kalorien am Tag essen, sollten tierische Produkten und verfeinerte Kohlenhydrate (z. B. Kekse und weiße Nudeln) maximal 150 Kalorien liefern. Der Rest sollte aus natürlichen pflanzlichen Nahrungsmitteln wie Grüngemüse, Bohnen, Samen und Nüssen stammen. Wenn Sie ein Mann sind und täglich 1800 bis 2400 Kalorien zu sich nehmen, sollten höchstens 200 Kalorien aus tierischen Nahrungsmitteln und verfeinerten Kohlenhydraten stammen.

Das bedeutet, dass Sie mit ein paar Esslöffeln Öl Ihr Kontingent an nährstoffarmen Kalorien ausgeschöpft haben. Wenn Sie also mittags Fleisch essen, sollten Sie das Öl weglassen, und wenn Sie ein süßes Brötchen essen, sollten Sie auf tierisches Eiweiß verzichten.

Vollkornbrot, Vollkornnudeln und Vollkorngetreideflocken gehören nicht in die ungesunde Kategorie, wohl aber alle Produkte aus Weißmehl oder verfeinertem Getreide.

Nährstoffdichte der besten 25 Supernahrungsmittel

Damit Sie mühelos Superimmunität erwerben können, habe ich hier meine Top-25-Supernahrungsmittel aufgelistet. Sie schützen vor Krebs und helfen Ihnen, lange und gesund zu leben. Essen Sie möglichst viele dieser Nahrungsmittel. Sie sind, was Sie essen. Um das Beste aus sich zu machen, müssen Sie das Beste essen!

Markstammkohl, Indischer Senf, Rüben 1000
Grünkohl 1000
Brunnenkresse 1000
Mangold 895
Pak Choi 865
Weiß- und Rotkohl (alle Sorten) 434–715
Spinat 707
Rucola 604
Kopfsalat (verschiedene Sorten, rote und grüne Blätter) 367–585
Rosenkohl 490
Möhren 458
Brokkoli 340
Blumenkohl 315
Paprikaschoten, rot und grün 207–265
Pilze 238
Spargel 205
Tomaten 185
Beeren (alle Arten) 132–182
Granatäpfel 119
Weintrauben 119
Cantaloupen 118
Zwiebeln 109
Samen und Kerne: Leinsamen, Sonnenblumenkerne, Sesam, Hanfsamen, Chiasamen (Durchschnitt) 39–103
Bohnen (alle Arten) 43-98
Nüsse (alle Arten) 26–60

Denken Sie daran, dass 150 und 200 Kalorien das tägliche Maximum für nährstoffarme Produkte sind. Das gilt für die meisten Frauen und Männer. Die folgende Liste enthält einige Beispiele für Nahrungsmittel und gibt an, welche Mengen Ihr tägliches Kalorienkontingent erschöpfen:

KEINE CHANCE FÜR GRIPPE UND ERKÄLTUNG

	150 Kalorien	200 Kalorien
Olivenöl	1,25 EL	1,75 EL
Hühnerbrust	90 g	120 g
Pizza	1/2 Scheibe	3/4 Scheiben
Pommes frites	15 Stück	20 Stück
Weiße Nudeln	0,7 Tassen	0,9 Tassen*
Rührei	1 1/2 Eier	2 Eier
Magermilch (max. 0,5 %)	0,4 l	0,56 l
Hafermehlkekse	2 Stück	2 1/2 Stück
Lachs	108 g	145 g
Buntbarsch	119 g	156 g
Mageres Rindfleisch (gegrillt)	60 g	80 g
Cheddarkäse	37 g	48 g
		etwa 240 ml

Wenn Sie unbedingt tierische oder verarbeitete Produkte essen wollen, sollten Sie allerbeste Qualität kaufen. Hamburger vom Schnellimbiss, dessen Fleisch aus Tierfabriken stammt, sind einfach zu gefährlich, um sie regelmäßig oder auch nur in kleinen Mengen zu konsumieren.

Deshalb empfehle ich Eier und Fleisch aus Biobetrieben, sauberen wilden Fisch sowie Geflügel, das natürlich und ohne Hormone aufgezogen wurde. Was Süßigkeiten anbelangt, ist hausgemachtes Gebäck am besten. Verwenden Sie zum Süßen getrocknetes oder frisches Obst, nicht Zucker oder künstliche Süßstoffe. Übrigens enthält dieses Buch auch Rezepte für köstliche selbst gemachte Kekse, Kuchen und Eiscremes.

Mit der Zeit finden die meisten ernährungsbewussten Menschen (auch ich) Geschmack am gesunden Essen und haben kein Interesse mehr an Fertiggerichten, Junkfood oder übermäßig verarbeiteten Produkten. Wenn Sie einmal angefangen haben, sich gesund zu ernähren, verlieren die anderen Optionen zunehmend an Reiz; Gelüste und Begierden verschwinden bald.

Dank meiner jahrelangen Erfahrung auf dem Gebiet der Ernährung habe ich mich mit hervorragenden Köchen auf der ganzen Welt angefreundet. Und ich kann Ihnen berichten, dass diese Experten immer häufiger supergesunde Speisen anbieten – es ist ein Prozess »von oben nach unten«. Als Delikatesse gilt nicht mehr ein großes Stück Fleisch mit einer großen Portion fettiger Kroketten als Beilage. Heute bereiten einige der besten Köche der Welt die gesündesten Speisen zu. Wir können also köstliches, immunstärkendes und krebshemmendes Essen wirklich genießen.

Als Wissenschaftler Tausende ernährungsbewusster Menschen befragten, stellten sie fest, dass die neuen Speisen und Rezepte der großen Mehrheit nach einer Gewöhnungsphase von einigen Monaten genauso gut oder besser schmeckten als ihre alte Kost.[34] Was uns zunächst radikal vorkommen mag, wird bald lecker und verändert unser Leben.

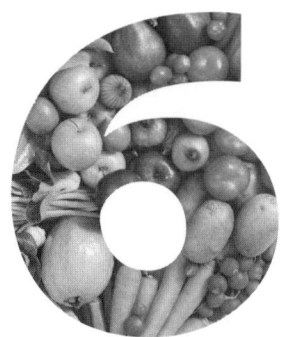

Die richtigen Entscheidungen

Jeden Tag müssen wir Hunderte von Entscheidungen darüber treffen, was wir essen. Das kann schwierig sein, wenn wir die Fakten nicht kennen. Es sind viele falsche Informationen im Umlauf, und ich kenne Menschen, die wichtige Entscheidungen aufgrund dieser Fehlinformationen treffen. In meiner täglichen Praxis habe ich schon Zehntausende von Fragen beantwortet, bei denen es um ebendiese Entscheidungen ging.

Auf den folgenden Seiten habe ich die wichtigsten und nützlichsten Informationen zusammengestellt – über tierisches Eiweiß, Salz, die besten Quellen für Omega-3-Fettsäuren, Vitaminpräparate und vieles mehr. Mit meinen Empfehlungen beantworte ich einige der umstrittensten Fragen zu gesundheitlichen Themen und stütze mich dabei auf die neuesten wissenschaftlichen Daten.

Denken Sie immer daran, dass Sie Ihre Ernährung vielleicht nicht über Nacht umstellen können. Aber Tausende von Menschen haben diese Umstellung schon bewältigt und die Erfahrung gemacht, dass es leichter war als erwartet – und dass es ihnen besser schmeckt als erwartet. Wenn Ihre Gesundheit sich dank Ihrer supergesunden Kost bessert, werden auch Ihre Geschmacksknospen sensibler, und Sie lernen Ihr Essen lieben. Das dauert zwar einige Zeit, aber das Warten lohnt sich – und meine Rezepte werden Sie verwöhnen.

Dieses Buch zeigt Ihnen den Weg zur Superimmunität. Dank der Fortschritte der Ernährungswissenschaft stehen uns heute alle Informationen zur Verfügung, die wir brauchen. Wir kennen die Nahrungsmittel, die uns zu einem langen, gesunden Leben verhelfen, und wir kennen die Nahrungsmittel und Entscheidungen, die unsere Gesundheit untergraben. Die Mühe, die Sie sich machen, um gesünder zu werden, wird Ihnen hundertfach vergolten, denn Ihre Gesundheit ist die Grundlage Ihres Erfolges und Ihres Glückes im Leben.

Die Wahl der richtigen Nahrungsmittel kann Ihnen das Leben retten. Gehen wir also noch heute gemeinsam auf die Reise.

Vegan oder fast vegan?

Oft werde ich gefragt, ob vegane Ernährung – ganz ohne tierische Produkte – besser oder gesünder ist als eine Kost, die tierische Nahrungsmittel in kleinen Mengen enthält.

Die objektive wissenschaftliche Antwort lautet: Das weiß niemand mit Sicherheit. Veganer haben zwar seltener Herzanfälle, und ihr Krebsrisiko ist geringer; aber das gilt auch für Menschen, die sich gesund ernähren und gelegentlich tierische Produkte essen, zum Beispiel für Beinahe-Vegetarier, die etwa einmal in der Woche Fleisch oder Fisch zu sich nehmen.[1] Eine Analyse von fünf Sterblichkeitsstudien zu diesem Thema zeigt, dass Menschen, die gelegentlich Fisch essen, ebenso eindrucksvolle Erfolge erzielen wie Veganer. Die langlebigsten Völker seit Beginn der Geschichtsschreibung – etwa die Hunzukuc in Pakistan, die Abchasen in Südrussland, die Bewohner des Vilcabamba in den Anden von Ecuador und die Bewohner der japanischen Okinawa-Inseln – aßen sehr wenig tierische Produkte, waren aber keine strengen Veganer.[2] Wenn wir jedoch tierische Nahrungsmittel nicht nur gelegentlich, sondern deutlich öfter zu uns nehmen, kommen Herzkrankheiten und die meisten Krebsarten häufiger vor.[3] Wer Obst und Gemüse bevorzugt und den Verzehr tierischer Produkte einschränkt, lebt nachweislich am längsten.[4]

In den Vereinigten Staaten befassen sich die meisten Studien zu diesem Thema mit den Sieben-Tage-Adventisten, einer religiösen Gruppe, deren Mitglieder fast einhellig Tabak und Alkohol meiden und eine gesunde Lebensweise bevorzugen. Etwa die Hälfte von ihnen ist Vegetarier, während die andere Hälfte Fleisch in Maßen verzehrt. Der Lebensstil der Adventisten ermöglicht es den Wissenschaftlern, die Wirkungen einer fleischlosen Kost von den Wirkungen anderer gesundheitsfördernder Verhaltensweisen zu unterscheiden. Die Forscher untersuchten sogar jene Adventisten, die einmal in der Woche Fleisch aßen, und nannten sie Beinahe-Vegetarier. Eine zwölfjährige Studie, die 2001 in den *Archives of Internal Medicine* veröffentlicht wurde, belegt, dass die Sieben-Tage-Adventisten die langlebigste jemals untersuchte Bevölkerungsgruppe in den USA sind. Die strengen Veganerinnen hatten mit 85,7 Jahren die längste durchschnittliche Lebenserwartung (über sechs Jahre mehr als der Durchschnitt der Kalifornierinnen). Die Männer lebten im Mittel 83,3 Jahre lang (neuneinhalb Jahre länger als der Durchschnitt der Kalifornier). Am längsten lebten diejenigen Vegetarier, die regelmäßig Nüsse und Samen aßen. Die Nüsse essenden Veganer lebten etwas länger als die Beinahe-Vegetarier. Der Konsum von Nüssen und Samen korrelierte stärker mit einer höheren Lebenserwartung als die Strenge der veganen Ernährung. Das bedeutet, dass Menschen mit einer fast veganen Ernährung, die regelmäßig Nüsse und Samen aßen, statistisch länger lebten als strenge Veganer, die Nüsse und Samen verschmähten. Insgesamt zeigen die Studien zur Lebenserwartung, dass das Krebsrisiko bei Menschen, die Fleisch meiden, deutlich niedriger ist.[5]

Die heute übliche Kost in den meisten Industrieländern schließt tierische Produkte ein, die oft mehr als 25 Prozent der Gesamtkalorien liefern. Das vorige Kapitel hat, wie ich hoffe, deutlich gemacht, dass es über diesen Punkt keine Kontroversen mehr geben dürfte. Ich habe alle wissenschaftlichen Studien und Daten sorgfältig geprüft und überwältigende Beweise dafür gefunden, dass wir den Verzehr tierischer Produkte verringern und stattdessen mehr pflanzliche Nahrungsmittel essen müssen, um unsere maximale Lebensspanne auszuschöpfen. Eine legitime Frage, die näher untersucht werden sollte, lautet: Wenn wir möglichst lange leben wollen, genügt es dann, höchstens zehn Prozent der Gesamtkalorien in Form von tierischen Nahrungsmitteln zu uns zu nehmen, wie ich es empfehle, sofern die Ernährung ansonsten optimal ist?

Das Problem liegt darin, dass sich kaum jemand diesem Thema widmen kann, ohne dass vorgefasste Meinungen sein Urteil trüben. Heutzutage ähnelt die Ernährungswissenschaft der Politik, denn es gibt verschiedene Lager, die jeweils fest daran glauben, dass ihre Standpunkte richtig sind. Jedes Lager verteidigt seine Mission und sein Programm. Manche Gurus, die für eine eiweißreiche, kohlenhydratarme Ernährung eintreten, empfehlen sogar, doppelt so viel tierische Produkte zu essen wie derzeit üblich; sie glauben, dies führe zu Gewichtsabnahme und besserer Gesundheit. Aber es ist fast nebensächlich, ob manche Menschen bei dieser Ernährungsweise ein wenig abnehmen oder nicht, wenn der Preis, den sie dafür bezahlen müssen, ein viel früherer Tod ist. Man kann auch Zigaretten rauchen, um abzunehmen.

Andererseits picken sich auch die Veganer oft jene wissenschaftlichen Befunde heraus, die ihnen ins Konzept passen, und interpretieren Studien so, dass sie eine Ernährung ganz ohne tierische Produkte stützen. Gewiss, viele ethische und ökologische Gründe sprechen für eine vegane Kost. Aber ich bin Ernährungswissenschaftler, Forscher und Arzt, und ich muss darauf achten, dass meine Empfehlungen nicht von untergeordneten Motiven und persönlichen Ansichten geprägt sind, sondern auf wissenschaftlichen Erkenntnissen und auf meiner Erfahrung gründen. Ein echter Wissenschaftler überprüft eine Theorie ohne Vorurteile und sammelt alle Fakten, nicht nur jene, die für seinen Standpunkt sprechen.

Einer streng veganen Kost fehlt das Vitamin B_{12}, und viele Veganer nehmen nicht genug Eicosapentaen- und Docosahexaensäure zu sich (diese langkettigen nützlichen Fettsäuren sind vor allem in wildem Lachs und wilden Sardinen enthalten). Gäbe es keine Vitamin-B_{12}-Tabletten, wäre eine vegane Ernährung abzulehnen. Heute ist es jedoch einfach, Ergänzungsmittel einzunehmen und gefährlichen Mangelzuständen vorzubeugen. Wir können sogar anhand eines Blutbildes feststellen, ob die Zufuhr optimal ist. Deshalb ist eine vegane Ernährung nicht nur eine Wahlmöglichkeit, sondern vielleicht sogar die gesündeste aller Ernährungsweisen.

Eine kleine Minderheit von Veganern wäre vielleicht bereit, Fisch zu essen, weil sie sonst nicht genügend langkettige Omega-3-Fettsäuren zu sich nehmen. Das gilt vor allem für ältere Menschen, weil ihr Körper langsam die Fähigkeit verliert, solche Fettsäuren selbst herzustellen. Meiner Erfahrung nach leiden Männer häufiger an einem Fettsäurenmangel. Aber auch das lässt sich mit einem Bluttest überprüfen, und es gibt Omega-3-Fettsäuren pflanzlichen Ursprungs in Kapseln, sodass Veganer eine optimale Menge zu sich nehmen können, ohne Fisch zu essen.

Auch Jod und Zink sind in der veganen Kost nur spärlich enthalten; trotzdem weisen die meisten Veganer keine Mangelsymptome auf. Bluttests sind hier ebenfalls hilfreich. Es gibt gegebenenfalls Ergänzungspräparate, die Zink, Jod, Vitamin B_{12} und Vitamin D enthalten. Das Sonnenvitamin D ist in pflanzlicher Nahrung nicht in ausreichender Menge enthalten. Wer sich zu wenig in der Sonne aufhält, sollte daher Vitamin-D-Tabletten einnehmen.

Dank der Informationen in den vorherigen Kapiteln wissen Sie, dass bestimmte Pflanzen das Immunsystem stärken und dass wir sie – gemessen an der Gesamtkalorienzufuhr – in größeren Mengen essen sollten. Den Verzehr verarbeiteter und tierischer Produkte müssen wir hingegen einschränken, damit wir mehr Platz für krebshemmende Nahrungsmittel haben. So können wir die biologischen und hormonalen Wirkungen der tierischen Produkte verringern und uns vor Herzkrankheiten und Krebs schützen. Wissenschaftliche Befunde und die Logik sprechen dafür, dass eine Kost, die viele Mikronährstoffe pro Kalorie enthält, die Lebenserwartung steigert. Wenn Sie dies akzeptieren, bleibt Ihnen nichts anderes übrig, als den Konsum tierischer Produkte einzuschränken. Manche Menschen wollen mehr tierische Nahrungsmittel essen, als ich empfehle, und viele verteidigen ihre Präferenzen bis zum Tod. Aber uns allen sollte klar sein, dass dies kein kluges Verhalten ist – und dass es diesen Menschen nicht nur um ihre Gesundheit geht, sondern auch um ihre persönliche Einstellung.

Der Übergang zu einer überwiegend pflanzlichen Kost

Viele Menschen behaupten, sie bräuchten tierische Produkte, um sich wohlzufühlen und leistungsfähig zu bleiben. Meiner Erfahrung nach stammt diese Behauptung meist von Leuten, die sich in den ersten paar Wochen nach einer Ernährungsumstellung schlechter fühlen. Anstatt geduldig zu sein, kehren sie einfach zu ihrer alten Ernährungsweise zurück und fühlen sich danach tatsächlich besser. Dann behaupten sie, dass sie Fleisch brauchen, um fit zu bleiben.

Wer reichlich tierische Produkte isst, belastet die Entgiftungssysteme des Körpers enorm. Deshalb leiden viele Menschen ähnlich wie Raucher und Kaffeetrinker, die ihr Laster aufgeben, eine Weile an Entzugserscheinungen: Müdigkeit, Kopfschmerzen oder Durchfall. In 95 Prozent aller Fälle verschwinden diese Symptome innerhalb von zwei Wochen. Meist dauert die Umstellungsphase weniger als eine Woche. Es kann sein, dass während dieser Zeit leichte Symptome auftreten, weil der Körper sich selbst entgiftet.

Leider missverstehen viele Menschen diese Symptome und glauben, ihre neue Ernährung sei irgendwie unzulänglich. Deshalb fangen sie wieder an, sich falsch zu ernähren. Manche sind davon überzeugt, dass sie nicht genug Eiweiß bekommen, erst recht dann, wenn es ihnen nach der Rückkehr zur alten Kost wieder besser geht. Aber es geht ihnen nicht besser, nur weil sie sich besser fühlen. Manchmal müssen wir eben ein wenig leiden, damit wir wirklich gesund werden.

Erliegen Sie nicht dem Trugschluss, Sie bräuchten mehr Eiweiß. Das Ernährungsprogramm, das ich empfehle, versorgt Sie ausreichend mit Eiweiß. Außerdem führt Eiweißmangel nicht zu anhaltender Müdigkeit. Selbst meine veganen Menüs enthalten etwa 50 Gramm Eiweiß pro 1000 Kalorien – eine erstaunliche Menge.

Eines der häufigsten Symptome nach der Umstellung auf eine Kost mit weniger tierischen Produkten und Süßigkeiten ist vorübergehende Müdigkeit. Sie ist eine Folge des normalen Entgiftungsprozesses, den die meisten Menschen durchstehen müssen. In der Regel klingen die milden Symptome nach weniger als fünf Tagen ab.

Wenn Sie weniger Salz zu sich nehmen, kann ebenfalls Müdigkeit die Folge sein, weil der Natriumgehalt des Blutes und damit auch der Blutdruck zeitweilig sinkt, während die Nieren sich anpassen. Es kann einige Wochen dauern, bis die Nieren merken, dass sie nicht mehr so viel Natrium ausscheiden dürfen wie bisher – immerhin sind sie an eine enorme Natriumzufuhr gewöhnt, weil das übliche Essen viel Salz enthält. Die anfängliche »Fehlkalkulation« der Nieren trägt zu der Müdigkeit bei, die manche Menschen in der ersten Woche nach einer größeren Ernährungsumstellung spüren.

Andere Symptome, zum Beispiel Blähungen und Durchfall, kommen ebenfalls vor, wenn jemand zu einer Kost wechselt, die viel Ballaststoffe enthält – sogar einige, mit denen der Verdauungstrakt vorher nie zu tun hatte. Der Körper hat seine Sekrete und seine Peristaltik (Darmkontraktionen, die den Speisebrei weiterbefördern) im Laufe der Jahre an eine ballaststoffarme Kost angepasst. Auch diese Symptome bessern sich mit der Zeit. Gutes Kauen hilft in der Übergangsphase. Manchmal ist es sogar ratsam, Salate im Mixer zu zerkleinern. Manche Menschen können Bohnen zunächst nur in kleinen Mengen essen. Sie sollten die Menge im Laufe einiger Wochen allmählich vergrößern, um das Verdauungssystem an die neuen Ballaststoffe zu gewöhnen.

Wer einen höheren Eiweißbedarf hat, muss seine pflanzliche, nährstoffreiche Kost genauer planen und mehr eiweißreiche Nahrungsmittel essen. Sonnenblumenkerne, Hanfsamen, Pinienkerne und Sojabohnen können den erhöhten Proteinbedarf decken. Manche Menschen brauchen zudem mehr Fett, und wenn sie eine vegetarische Ernährung schon einmal ausprobiert haben, enthielt diese vielleicht nicht genug essenzielle Fettsäuren. Das ist denkbar, wenn jemand reichlich fettarme Getreideprodukte verzehrt. In diesem Fall sind Leinsamen und Walnüsse zu empfehlen, die mehr Omega-3-Fettsäuren liefern.

Einige Menschen, vor allem magere, brauchen mehr Kalorien und mehr Fett, um ihr Gewicht zu halten. Das Problem löst sich meist, wenn sie mehr rohe Nüsse, naturbelassene Nussbutter, Avocados und andere gesunde Nahrungsmittel essen, die viele Nährstoffe und viel Fett und Kalorien enthalten. Selbst diese von Natur aus schlanken Menschen werden erheblich gesünder und leiden seltener an chronischen Krankheiten, wenn sie ihre Abhängigkeit von tierischen Produkten verringern und stattdessen mehr pflanzliches Fett essen, zum Beispiel mit Nüssen.

Bestimmte Verdauungsstörungen, Morbus Crohn, ein Kurzdarmsyndrom oder eine andere seltene Krankheit können dazu führen, dass ein Patient mehr konzentriertes Eiweiß und Fett braucht. Außerdem sind mir einige wenige Patienten begegnet, deren Körper aufgrund einer genetischen Besonderheit eine oder mehrere essenzielle Aminosäuren nur in unzureichender Menge produziert. Meist handelt es sich um Taurin. Sie brauchen ausnahmsweise ein Aminosäurenpulver oder mehr tierische Nahrungsmittel, um die Dauer der Darmpassage zu verlängern und die Resorption und Konzentration von Aminosäuren bei jeder Mahlzeit zu steigern. Dieses Problem kann ebenfalls die Folge einer Verdauungs- oder Resorptionsstörung sein. Es ist jedoch extrem selten, dass ein Mensch, der eiweißreiche Samen und die von mir empfohlene kleine Menge tierischer Produkte isst und zusätzlich Taurin einnimmt, noch mehr tierische Nahrungsmittel braucht. Auch diese Menschen sollten meine allgemeinen Empfehlungen befolgen und ihren individuellen Bedarf mit möglicht wenig tierischen Produkten decken.

Der Einfluss körperlicher Bewegung auf das Immunsystem und die Lebenserwartung

Menschen, die regelmäßig Sport treiben, sind seltener erkältet und leiden unter weniger ausgeprägten Symptomen – das wird zumindest behauptet. Sportbegeisterte Leute betonen gerne, dass sie seltener krank werden als Menschen, die viel sitzen.

Bevor Wissenschaftler diese Aussagen unter die Lupe nahmen, wusste niemand, wie zutreffend sie waren. Im Rahmen einer Studie sammelten Forscher Daten über 1002 Männer und Frauen, die zwischen 18 und 85 Jahre alt waren. Im Herbst und im Winter 2008 notierten die Mediziner zwölf Wochen lang die Zahl der Atemwegsinfekte bei den Teilnehmern. Die Studie berücksichtigte eine Reihe von Variablen, darunter das Alter, den Body-Mass-Index und die Bildung. Außerdem wurden die Teilnehmer nach ihrer Lebens- und Ernährungsweise und nach belastenden Ereignissen gefragt, weil diese Faktoren das Immunsystem beeinflussen können. Alle Teilnehmer berichteten zudem, welche aeroben Sportarten sie ausübten und wie oft sie in der Woche trainierten. Anhand einer Zehn-Punkte-Skala wurde dann ihre Fitness bestimmt.

Die Wissenschaftler stellten fest, dass die Erkältungshäufigkeit bei Menschen, die an fünf oder mehr Tagen pro Woche Sport trieben, um bis zu 46 Prozent geringer war als bei Menschen mit überwiegend sitzender Lebensweise, die nur an einem Tag oder noch seltener trainierten. Diese Ergebnisse sind erstaunlich: Wer sich regelmäßig bewegt, erkrankt nur halb so oft an Virusinfekten! Falls die Sportler trotzdem krank wurden, waren die Symptome weniger schwer und die Zahl der Krankheitstage um sage und schreibe 41 Prozent geringer.[6]

Sport hilft nicht nur dem Immunsystem, leichtere bakterielle und virale Infekte abzuwehren; er verringert auch das Risiko für Herzkrankheiten, Osteoporose und Krebs. Regelmäßige körperliche Bewegung und Fitness steigern also die Lebenserwartung.

Als Wissenschaftler Männer im mittleren Alter 26 Jahre lang beobachteten, stellten sie fest, dass diejenigen am längsten lebten, die am sportlichsten waren.[7] Die Fittesten leben also tatsächlich am längsten! Was die Vorbeugung gegen Herzkrankheiten anbelangt, gilt das Gleiche.[8] Mit anderen Worten: Es genügt nicht, spazieren zu gehen. Nur wer sich so anstrengt, dass die Herzfrequenz mindestens fünf Minuten lang erhöht ist, wird zusätzlich belohnt.

Ich rate Ihnen, sich intensiv zu bewegen. Geeignet sind Dauerläufe, Seilhüpfen und andere Aktivitäten, die den Puls in die Höhe treiben. Sorgen Sie dafür, dass Ihre Bein-, Bauch- und Rückenmuskeln stark bleiben. Um eine maximale Wirkung zu erzielen, müssen Sie mindestens an drei Tagen in der Woche trainieren.

Das soll nicht heißen, dass Triathleten, Marathonläufer und andere Hochleistungssportler länger leben. Extremsport belastet den Körper erheblich und erzeugt übermäßig viele freie Radikale. In den meisten Fällen wird die zusätzliche physische Belastung durch die positiven Wirkungen der sportlichen Aktivität – dazu gehört auch die effizientere Funktion fast aller Zellen – mehr als ausgeglichen. Aber bei extremen Belastungen, zum Beispiel bei Langstreckenläufen, Radrennen oder Skilangläufen unter Wettkampfbedingungen, können die Nachteile größer sein als der Nutzen.

Was Sie über Vitamine und Ergänzungspräparate wissen müssen

Zuallererst empfehle ich den meisten Menschen ein hochwertiges Multivitamin-Multimineral-Präparat, um eine ausreichende Versorgung mit Vitamin D, Vitamin B_{12}, Zink und Jod sicherzustellen. Nur sehr wenige Menschen ernähren sich perfekt, und darum sollten Sie darauf achten, dass Ihr Bedarf an diesen wichtigen Nährstoffen gedeckt ist. Das gilt vor allem für jene Substanzen, mit denen Sie selbst bei tadelloser Ernährung möglicherweise nicht optimal versorgt sind.

Auch nach Ihrer Ernährungsumstellung müssen Sie genügend Jod zu sich nehmen. Speisesalz wird meist jodiert und ist für die meisten Menschen die wichtigste Jodquelle. Bisweilen ist es schwierig, den täglichen Bedarf an Zink, einem lebenswichtigen Mineral, mit einer gesunden Kost zu decken. Wenn Sie sich beispielsweise vegan oder fast vegan ernähren, kann es sein, dass Ihr Essen zu wenig Zink enthält. Ein gutes Multivitaminpräparat gewährleistet eine ausreichende Zink- und Jodzufuhr, die das Immunsystem dringend benötigt. Allerdings können die anderen Bestandteile des Ergänzungspräparats problematisch sein.

Ein Wort der Warnung

Ich habe die Studien über jeden typischen Inhaltsstoff in Multivitamin-Multimineralstoff-Präparaten sorgfältig gelesen und dabei festgestellt, dass es gefährlich ist, bestimmte Nährstoffe regelmäßig einzunehmen, vor allem in den Dosen, die man in hochwirksamen Zusatzpräparaten findet. Obwohl diese Präparate nützliche Substanzen enthalten, sind einige Zutaten schädlich und können das Krebsrisiko deutlich erhöhen.

Was Vitamine und Mineralien anbelangt, ist eine zu kleine Menge ebenso problematisch wie eine zu große. Ideal ist wahrscheinlich eine moderate Dosis. Das ist leicht zu beobachten, wenn wir uns die Daten über Vitamin E anschauen. Es ist mit Sicherheit empfehlenswert, Nahrungsmittel zu essen, die reich an Vitamin E und seinen Isomeren sind. Aber eine hohe Dosis, zum Beispiel 200 bis 400 internationale Einheiten (IE oder englisch IU, eine Standardmaßeinheit für den Vitamingehalt), hat negative Wirkungen.[9] Selbst mit Nahrungsmitteln, die extrem reich an Vitamin E sind, könnten wir diese Menge nicht zu uns nehmen.

Worauf also müssen Sie achten? Die gefährlichsten Substanzen in einem Ergänzungsmittel sind Vitamin A und Folsäure. Diese beiden Nährstoffe sind für die negativen Beurteilungen der meisten Multivitaminpräparate verantwortlich und lenken vom allgemeinen Nutzen eines typischen Ergänzungsmittels ab. Die starken negativen Wirkungen zusätzlicher Dosen von Vitamin A und Folsäure könnten auch die Ursache dafür sein, warum Studien über Ergänzungspräparate so widersprüchlich sind – manche sprechen für einen Nutzen, andere finden keinen. Es gibt keine hinreichenden Beweise dafür, dass Multivitaminpräparate, wie sie derzeit zusammengesetzt sind, die Lebenserwartung signifikant erhöhen oder das Krebsrisiko senken können. Da die Wissenschaft jedoch nachgewiesen hat, dass negative Wirkungen nur auf einige wenige Bestandteile zurückzuführen sind (mehr dazu unten), besonders auf Folsäure und Vitamin A, würde eine Studie mit einem gut konzipierten Ergänzungsmittel wahrscheinlich positive Wirkungen auf die Gesundheit belegen.

Die Annahme, dass ein solches Präparat ohne Vitamin A und Folsäure die Gesundheit stärken und die Lebenserwartung steigern würde, wird von Studien gestützt, nach denen Multivitaminpräparate Telomere verlängern, die Chromosomen schützen und für die normale DNA-Replikation wichtig sind. Bei Probanden, die regelmäßig ein Multivitaminpräparat einnahmen, waren die Telomere um mehr als fünf Prozent länger als bei jenen, die keine Ergänzungsmittel nahmen. Telomere werden kürzer, wenn wir älter werden, und kürzere Telomere werden mit einer kürzeren Lebenserwartung in Verbindung gebracht.[10]

Werfen wir nun einen Blick auf potenziell riskante Bestandteile eines Multivitamin-Multimineralstoff-Präparates.

Beta-Carotin

Die Zufuhr von isoliertem Vitamin A oder Beta-Carotin in Kapseln oder Tabletten kann die Resorption anderer wichtiger Carotinoide stören, zum Beispiel die von Lutein oder Lycopin. Dadurch könnte das Krebsrisiko steigen.[11] Beta-Carotin galt einst als ungefährliches und nützliches Antioxidans und wurde sogar als Antikrebsvitamin empfohlen. Inzwischen hat sich jedoch herausgestellt, dass es das Risiko für bestimmte Krebsarten erhöht, wenn man es nicht über die Nahrung, sondern in Kapselform zu sich nimmt. Wissenschaftler hegen den Verdacht, dass es gefährlich ist, Beta-Carotin ohne die anderen Carotinoide einzunehmen, die in pflanzlichen Nahrungsmitteln enthalten sind. Beta-Carotin ist nur eines von etwa 500 bekannten Carotinoiden, und Ergänzungsmittel sind ein schlechter Ersatz für diese natürliche Vielfalt.

Vor Jahren fiel Wissenschaftlern auf, dass Menschen mit hohem Beta-Carotin-Blutspiegel ungewöhnlich selten an Krebs erkrankten. Heute wissen wir, dass diese Menschen vor Krebs geschützt waren, weil sie Obst und Gemüse aßen, das auch Hunderte anderer Carotinoide und Phytochemikalien enthält. Das Beta-Carotin war lediglich eine Flagge, die darauf hinwies, dass diese Menschen reichlich Obst und Gemüse verzehrten. Leider wird die Flagge oft mit dem Schiff verwechselt.

In einer finnischen Studie senkten Beta-Carotin-Kapseln das Krebsrisiko nicht – sie erhöhten es sogar.[12] Diese Studie musste abgebrochen werden, als die Forscher (Ärzte) entdeckten, dass die Lungenkrebssterblichkeit bei den Teilnehmern, die Beta-Carotin und Vitamin A in hohen Dosen einnahmen, um 28 Prozent erhöht war. Das Risiko, an Herzkrankheiten zu sterben, war bei Probanden, denen man die Kapseln verabreicht hatte, um 17 Prozent höher als bei denen, die ein Placebo bekommen hatten.

Vitamin A

Da Beta-Carotin im Körper in Vitamin A umgewandelt wird, hat ein Mensch, der sich einigermaßen gesund ernährt, keinen Grund, zusätzlich Vitamin A einzunehmen. Das ist sogar gefährlicher als die Einnahme von Beta-Carotin. Zu viel Vitamin A ist bei Menschen ein Problem, selbst in Dosen, die normalerweise nicht als toxisch gelten. Eine Cochrane-Analyse von 68 randomisierten Studien über Vitamin-A-Zusätze (durchschnittlich 20 000 IE) belegt, dass diese das Sterberisiko um 16 Prozent (durchschnittlich um drei Jahre) erhöhen.[13] Das bedeutet, dass zu viel Vitamin A das Krebsrisiko signifikant vergrößert.

Außerdem ist zu befürchten, dass zusätzliches Vitamin A die Kalziumausscheidung über den Urin steigert. Zu viel Vitamin A ist schädlich für die Leber; aber bei Tieren sind spontane Knochenbrüche die häufigste Folge einer giftigen Dosis. Wahrscheinlich ist ein Vitamin-A-Überschuss auch für menschliche Knochen gefährlich.[14] Die Teilnehmer an einer Studie, die täglich 1,5 Milligramm Vitamin A einnahmen, erlitten doppelt so viele Hüftbrüche wie die Mitglieder der Vergleichsgruppe, die nur 0,5 Milligramm am Tag erhielten.[15] Das ist der Bereich zwischen 1500 und 4500 IE, also die typische Menge in den meisten Vitaminpräparaten. Zudem wird Vitamin A mit Geburtsfehlern in Verbindung gebracht.

Folsäure

Beachten Sie bitte, dass Folat nicht dasselbe ist wie Folsäure, obwohl diese beiden Begriffe oft synonym benutzt werden. Folat gehört zu den B-Vitaminen und ist in Pflanzen enthalten, vor allem in grünem Gemüse. Es ist an der DNA-Methylierung beteiligt, die Gene »ein- oder ausschaltet«. Deshalb ist Folat wichtig für die Entwicklung des Fetus und die Gesundheit des Nervengewebes sowie für die Entstehung und Ausbreitung von Krebszellen.

Weil Folat so wichtig für die DNA-Methylierung und die Entwicklung ist, wird Schwangeren empfohlen, Folsäure einzunehmen, um Fehlbildungen beim Kind vorzubeugen. Leider ist Folsäure nicht mit dem Folat in pflanzlichen Nahrungsmitteln identisch – sie existiert nicht in der Natur. Man findet sie nur in Vitaminpräparaten und bisweilen als Zusatzstoff in bestimmten Nahrungsmitteln. In den USA und in Kanada wird Mehl grundsätzlich mit Folsäure angereichert, in Deutschland ist Kochsalz mit beigefügter Folsäure erhältlich. Das ist nichts weiter als der Versuch, Nährstoffe zu ersetzen, die bei der Verarbeitung von Nahrungsmitteln verloren gehen.

Die richtigen Entscheidungen

Nimmt man häufiger Lebensmittel zu sich, die industriell mit Folsäure angereichert wurden, kann es passieren, dass man seinem Körper durch ein zusätzliches Multivitaminpräparat zu viel Folsäure zuführt. Zu viel Folat aus natürlichen Nahrungsmitteln ist dabei kein Problem; gefährlich ist nur die synthetische Form. Den Wissenschaftlern ist noch nicht bekannt, welche Nebenwirkungen freie Folsäure hat; aber es gibt immer mehr Hinweise darauf, dass Folsäure bestimmte Krebsarten begünstigt.

Folat ist in grünem Gemüse reichlich enthalten. Wir brauchen daher keine synthetische Folsäure, um unseren Folatbedarf zu decken. Die folgende Liste enthält einige folatreiche Nahrungsmittel. Die empfohlene Tagesmenge beträgt in den USA 400 Mikrogramm am Tag, die Deutsche Gesellschaft für Ernährung empfiehlt täglich 300 Mikrogramm.

FOLATGEHALT IN FOLATREICHEN NAHRUNGSMITTELN IN MIKROGRAMM

Spargel (1 1/2 Tassen, gekocht)	402
Edamame (1 Tasse*, gekocht)	358
Linsen (1 Tasse, gekocht)	358
Brokkoli (2 Tassen, gekocht)	337
Kichererbsen (1 Tasse, gekocht)	282
Adzukibohnen (1 Tasse, gekocht)	278
Römischer Salat (3 Tassen, roh)	192
Rosenkohl (2 Tassen, gekocht)	187
Spinat (3 Tassen, roh)	175

*ca. 240 ml

Neuere Studien bestätigen die Vorbehalte gegen Folsäure:

- Wissenschaftler beobachteten Frauen, die während der Schwangerschaft Folsäure eingenommen hatten, 30 Jahre lang. Wie sich herausstellte, erkrankten diese Frauen doppelt so oft an Brustkrebs wie Frauen, die keine Folsäure eingenommen hatten.[16]
- Im Rahmen einer anderen Studie wurden Frauen zehn Jahre lang beobachtet. Bei denjenigen, die Multivitaminpräparate mit Folsäure eingenommen hatten, war das Brustkrebsrisiko um 20 bis 30 Prozent höher.[17]

- Die Einnahme von Folsäure während der Schwangerschaft führt möglicherweise dazu, dass die Kinder häufiger an Asthma, Infekten der Atemwege und Herzfehlern leiden.[18]
- Bei Männern, die mehr als drei Jahre lang Folsäure einnahmen, war das Darmkrebsrisiko um 35 Prozent höher. Adenome im Dickdarm, die als Krebsvorstufen gelten, kamen ebenfalls häufiger vor. Diese Ergebnisse erbrachte eine Metaanalyse mehrerer randomisierter Studien.[19]
- Während einer zehnjährigen Studie wurde festgestellt, dass Folsäure als Ergänzungsmittel im Vergleich zu Placebo das Prostatakrebsrisiko mehr als verdoppelt.[20]
- Zwei weitere Studien verglichen neun Jahre lang die Wirkungen von Folsäurezusätzen mit den Wirkungen von Placebos. Die Zahl der Krebserkrankungen (alle Krebsarten) und die allgemeine Sterblichkeit in der Folsäuregruppe waren erhöht.[21]
- In Norwegen, wo Mehl nicht mit Folsäure angereichert wird, untersuchten Wissenschaftler vor Kurzem sechs Jahre lang, ob B-Vitamine den Homocysteinspiegel von Herzpatienten senken. Zu ihrem Erstaunen stellten sie dabei fest, dass das Risiko, an Krebs zu sterben, bei Teilnehmern, die Folsäure eingenommen hatten, um 43 Prozent erhöht war.[22]

Im Gegensatz dazu geht ein höherer Folatblutspiegel mit einem geringeren Prostata- und Brustkrebsrisiko einher.[23] Denken Sie auch daran, dass in natürlichen Nahrungsmitteln obendrein Tausende anderer krebshemmender Nährstoffe enthalten sind.

Wie bereits erwähnt, empfehlen Ärzte und Behörden die Einnahme von Folsäure während der Schwangerschaft, um Fehlbildungen vorzubeugen. Fast alle Frauen kennen diese Empfehlung, weil alle Ärzte sie unterstützen. Doch ist das eine gute Idee? Ich glaube, es ist jetzt klar, dass die Folsäureergänzung ein großer Fehler war und ist. Wir sollten Schwangeren stattdessen raten, jeden Tag genügend Grüngemüse und Bohnen zu essen.

Unser derzeitiges System, in dem Frauen sich auf Tabletten statt auf natürliche Nahrungsmittel verlassen, führt zu zahlreichen ernsten Gesundheitsproblemen bei Kindern, unter anderem zu Asthma, Atemwegsinfekten und Herzfehlern. Andererseits erkranken Kinder, deren Mütter während der Schwangerschaft mehr Folat zu sich genommen haben, seltener an einer Aufmerksamkeitsdefizit-Hyperaktivitätsstörung (ADHS).[24] Noch erstaunlicher ist das geringere Krebsrisiko bei Kindern, deren Mütter während der Schwangerschaft folathaltiges Grüngemüse gegessen, aber keine Folsäuretabletten eingenommen haben.[25]

Meiner Meinung nach führt die Einnahme von Folsäure während der Schwangerschaft zu einer Leukämiewelle bei Kindern, die wir leicht verhindern könnten, wenn wir Frauen empfehlen würden, ihren Folatbedarf mit natürlichen Nahrungsmitteln zu decken. Frauen sollten zudem wissen, dass der Verzehr von verarbeitetem Fleisch in der Schwangerschaft (oder im Jahr vor der Zeugung) das Krebsrisiko (z. B. das Hirntumor- und Leukämierisiko) bei ihren Kindern erhöht.[26]

Folat aus natürlichen Nahrungsmitteln kann DNA-Fehler reparieren und dadurch die Bildung von Krebszellen verhindern; aber Folsäure scheint die Tumorentwicklung und die Krebsentstehung zu fördern. Im Lichte dieser Forschungsergebnisse empfehle ich keine Multivitaminpräparate mit Folsäure, erst recht nicht in der Schwangerschaft. Ich empfehle jedoch einen Bluttest, um einen möglichen Folatmangel aufzudecken, bevor eine Frau an eine Schwangerschaft auch nur denkt. Und ich empfehle folatreiche Kost, vor allem grünes Gemüse. Wenn Sie regelmäßig Grüngemüse essen, sind Ihre Kinder am besten geschützt, und Sie schützen sich selbst vor Krebs, Herzkrankheiten und einem erhöhten allgemeinen Sterberisiko.

Kupfer und Eisen

Neuere Studien zeigen, dass ein Kupferüberschuss die Immunfunktion hemmt und Antioxidanzien verbraucht.[27] Kürzlich veröffentlichte Forschungsergebnisse lassen zudem darauf schließen, dass eine hohe Kupferzufuhr in Verbindung mit gesättigtem Fett und Transfettsäuren bei älteren Menschen den geistigen Verfall beschleunigen kann.[28] Die Einnahme von Kupferpräparaten ist daher nicht zu empfehlen.

Frauen, die nach der Menopause keine regelmäßige Menstruation mehr haben, und Männer sollten auch keine Eisenkapseln einnehmen. Eisen ist ein Oxidans und kann das Risiko für Infektionen und sogar für Herzanfälle steigern.[29] Man darf es nur bei nachgewiesenem Mangel oder erhöhtem Bedarf einnehmen.

Ansonsten gibt es keine Belege dafür, dass Nährstoffe im Bereich der empfohlenen Tagesmenge, wie sie in Multivitamin-Mineralstoff-Präparaten enthalten sind, Schaden anrichten. Eine Klarstellung ist allerdings äußerst wichtig: Ergänzungsmittel sind kein Ersatz für gesunde Ernährung. Wenn Menschen meinen, sie könnten ihretwegen darauf verzichten, gesunde pflanzliche Kost zu essen, sind sie sogar schädlich.

Probiotika und vergorene Nahrungsmittel

Wie wir in einem früheren Kapitel erfahren haben, besteht der trockene Anteil des menschlichen Stuhls zu einem Drittel aus Bakterien. Kurz nach der Geburt besiedeln etwa 30 bis 50 verschiedene nützliche Bakterienarten den Verdauungstrakt. In Gang gesetzt wird dieser Prozess von Wachstumsfaktoren in der Muttermilch. Die Bakterien erfüllen viele wichtige Aufgaben. Sie hemmen beispielsweise die Vermehrung schädlicher Organismen, sie trainieren das Immunsystem so, dass es nur Krankheitserreger angreift, sie beseitigen krebserregende Substanzen, und sie produzieren Nährstoffe, die das Immunsystem unterstützen. Die natürliche Darmflora schützt uns zudem vor Allergien und Immunstörungen, indem sie die Resorption unvollständig verdauter Proteine reduziert.

Der Begriff »Probiotika« wird sowohl für Bakterien benutzt, die von Natur aus im Darmtrakt leben, als auch für Zubereitungen mit lebenden Bakterien, die in Kapseln eingenommen werden und als nützlich gelten. Aber die Bakterien in Ergänzungsmitteln und vergorenen (fermentierten) Nahrungsmitteln unterscheiden sich von der natürlichen Darmflora. Probiotika in Kapseln sind nützlich – aber hauptsächlich dann, wenn die normale Darmflora durch Antibiotika geschädigt oder vernichtet wurde oder degeneriert ist, weil wir uns falsch ernährt haben: mit Süßigkeiten und Fabriknahrungsmitteln.

Es gibt keine veröffentlichten Hinweise darauf, dass Probiotika in Kapseln alle Aufgaben der natürlichen Flora erfüllen können, nachdem diese zerstört wurde. Nach einer Therapie mit Antibiotika sind probiotische Bakterien hilfreich; aber es kann dennoch Monate dauern, bis die normale Darmflora sich regeneriert hat. Gesundes Essen fördert das Wachstum gesunder Bakterien im Darm; ungesundes Essen fördert das Wachstum ungesunder Bakterien und Hefen. Wenn wir uns nicht ständig gesund und ballaststoffrei ernähren, verschwinden die Bakterien, die wir in Kapseln schlucken, innerhalb weniger Tage. Unser Essen ist also immer noch der wichtigste Faktor, wenn wir eine gesunde Darmflora erhalten wollen.

Nützliche Bakterien lieben Ballaststoffe und resistente Stärke, während ungesunde Bakterien und Hefen raffinierten Zucker und tierisches Fett schätzen. Es gibt keinen Ersatz für gute Ernährung. Wenn Sie gesundheitsfördernde Nahrungsmittel zu sich nehmen und Junkfood und Antibiotika meiden, brauchen Sie weder Probiotika noch vergorene Produkte, weil Ihr Körper selbst dafür sorgt, dass die richtigen Bakterien gedeihen.

Zu den Komplikationen einer Behandlung mit Antibiotika gehören sekundäre Infektionen. Das ist ein enormes Problem in Krankenhäusern. Bis vor Kurzem wusste niemand genau, wie und warum es zu diesen Infekten kommt. Jetzt haben Forscher herausgefunden, wie die normale Darmflora das Immunsystem so trainiert, dass es die Zellwände von Bakterien erkennt und schädliche Bakterien sofort angreift.[30] Antibiotika nehmen ihm diese Fähigkeit und berauben damit den Körper eines seiner Abwehrsysteme. Probiotika können helfen, diesen Mechanismus wiederherzustellen.

Wenn Sie öfter als einmal im Jahr mit Antibiotika behandelt werden, sollten Sie Probiotika natürlich regelmäßig einnehmen; denn es kann ein Jahr oder länger dauern, jedes Mal die normale Bakterienflora zu regenerieren. Ansonsten nehmen Sie nach jeder Behandlung mit Antibiotika mindestens drei Monate lang Probiotika ein. Zum Glück brauchen die meisten Menschen, die sich gesund ernähren, nie Antibiotika – kein einziges Mal im Leben –, weil gefährliche bakterielle Infekte bei Menschen mit hervorragendem Immunsystem selten sind.

Probiotische Ergänzungsmittel können auch bei bestimmten Krankheiten angezeigt und hilfreich sein, zum Beispiel bei Reizdarm, Autoimmunkrankheiten, Allergien, Kopfschmerzen und übermäßiger Vermehrung von Hefepilzen im Darm. Nützlich sind sie außerdem für Menschen, die sich falsch, also ungesund, ernähren.

Es gibt mehr als ein Dutzend Studien über die Wirkung von Probiotika bei Virusinfekten wie Schnupfen und Grippe – mit unterschiedlichen Ergebnissen. Das Fazit der meisten Studien lautete: Teilnehmer, die nach dem Zufallsprinzip einer »Probiotika-Gruppe« zugewiesen wurden, hatten etwas schwächere Symptome und wurden einige Tage früher gesund.[31] Die widersprüchlichen Ergebnisse zeigen, dass Probiotika für kranke Menschen, die sich falsch ernähren, nützlicher sind als für jene, die sich gesund ernähren und im Allgemeinen gesund sind.

Wenn Sie reichlich rohes Gemüse, Pilze und Bohnen essen und keine Antibiotika einnehmen, befinden sich in Ihrem Darm genügend nützliche Bakterien, die Sie gesund erhalten und für optimale Körperfunktionen sorgen. Sie brauchen keine vergorenen Nahrungsmittel wie Joghurt oder Kefir zu essen, um den Verdauungstrakt mit nützlichen Bakterien zu besiedeln. Je mehr Süßigkeiten und Fabriknahrungsmittel Sie jedoch essen und je häufiger Sie Antibiotika einnehmen, desto wahrscheinlicher ist es, dass Sie ständig Probiotika in Kapseln zu sich nehmen müssen.

Erwachsene, Kinder, schwangere Frauen und sogar frühreife Kleinkinder vertragen Probiotika gut. Patienten, deren Immunsystem durch Aids, fortgeschrittenen Krebs oder Chemotherapie erheblich geschwächt wurde, sollten auf Probiotika verzichten.

Der Salzkonsum

Kochsalz besteht aus Natriumchlorid. Es liefert uns Natrium, ein wichtiges Mineral, das der Körper unbedingt braucht. Allerdings enthält die typische Kost der Industrienationen eine gefährliche Menge Natrium, und fast 80 Prozent davon stammen aus industriell verarbeiteten Nahrungsmitteln und Gerichten, die wir im Restaurant essen. Millionen Jahre lang hat der Mensch überhaupt kein Salz zu sich genommen, nur das Natrium in natürlichen Nahrungsmitteln, die etwa 600 bis 800 Milligramm am Tag liefern. Heute beträgt die Salzzufuhr in den Vereinigten Staaten ungefähr 3500 Milligramm am Tag.

Übermäßiger Salzkonsum ist vor allem deshalb berüchtigt, weil er den Blutdruck erhöht. In den Bevölkerungsgruppen, die ihr Essen nicht salzen, gibt es keine alten Menschen mit Bluthochdruck. Bei US-Amerikanern beträgt die Wahrscheinlichkeit, irgendwann im Leben an hohem Blutdruck zu leiden, 90 Prozent. Selbst wenn Ihr Blutdruck jetzt normal ist, sind Sie gefährdet, sofern Sie weiter die typische Durchschnittskost der Industrieländer zu sich nehmen.

Bluthochdruck ist für 62 Prozent der Schlaganfälle und für 49 Prozent der koronaren Herzkrankheiten verantwortlich.[32] Beachten Sie, dass das Herzinfarktrisiko schon bei einem systolischen Blutdruck (das ist der erste der gemessenen Werte) von über 115 beginnt, den die meisten Ärzte für »normal« halten. Selbst wenn Sie sich gesund ernähren und Ihre Arterien frei von Ablagerungen sind, schädigt Bluthochdruck im höheren Alter die empfindlichen Blutgefäße im Gehirn und erhöht die Gefahr eines Schlaganfalls.

Die amerikanische Herzgesellschaft hat die erheblichen Risiken des hohen Blutdrucks erkannt und empfiehlt deshalb neuerdings, höchstens 1500 Milligramm Natrium am Tag zu konsumieren – vorher waren es 2300 Milligramm.

Aber nicht alle schädlichen Wirkungen des Salzes haben etwas mit dem Blutdruck zu tun. In den 1990er-Jahren stellten Mediziner fest, dass der Zusammenhang zwischen dem Salzverzehr und der Schlaganfallsterblichkeit deutlicher ist als der Zusammenhang zwischen dem Blutdruck und der Schlaganfallsterblichkeit. Dies deutet darauf hin, dass Salz dem Herzen und den Gefäßen Schäden zufügt, die vom Blutdruck unabhängig sind.[33] Die Nieren leiden ebenfalls unter einem hohen Blutdruck, aber Kochsalz hat auf sie eine schädliche Wirkung, die über die indirekten Folgen des Bluthochdrucks hinausgeht.[34]

Weitere Studien zeigten, dass ein zu hoher Salzkonsum langfristig zu exzessivem Zellwachstum führt. Mögliche Folgen sind verdickte Gefäßwände, degenerierte Strukturproteine und starre Blutgefäße. Eine Studie belegt einen Zusammenhang zwischen hohem Salzverzehr und verdickten Halsschlagaderwänden. Das ist ein zuverlässiger Indikator für künftige Herzanfälle, selbst bei Menschen ohne Bluthochdruck.[35]

Hoher Salzkonsum ist außerdem ein Risikofaktor für Osteoporose, weil er dazu führt, dass die Knochen Kalzium verlieren, das dann über die Nieren ausgeschieden wird. Dadurch sinkt die Knochendichte. Ein täglicher Salzkonsum, wie er beispielsweise in den USA typisch ist, wird mit schwächeren Hüftknochen in Verbindung gebracht. Wird die Kochsalzzufuhr verringert, lässt der Knochenabbau nach. Selbst bei kalziumreicher Ernährung führt ein hoher Salzkonsum zu einem Nettoverlust von Knochenkalzium.[36]

Frauen nach der Menopause reagieren auf diese Kalziumverluste am empfindlichsten. Aber zu viel Salz kann auch dazu führen, dass junge Mädchen in der Pubertät keine optimale Knochendichte erreichen, was sie im späteren Leben anfällig für Osteoporose macht.

Salz ist zudem die wichtigste Ursache für Magenkrebs. Statistiken aus 24 Ländern zeigen, dass zwischen der Natriumzufuhr und der Magenkrebssterblichkeit ein signifikanter Zusammenhang besteht. Auch andere Studien entdeckten eine positive Korrelation zwischen dem Salzverzehr und der Magenkrebshäufigkeit.[37] Eine salzreiche Kost fördert auch die Vermehrung von Bakterien *(Helicobacter pylori)*, die Magengeschwüre hervorrufen und so das Magenkrebsrisiko erhöhen.[38] Alarmierend ist, dass die Natriumzufuhr sogar die Gesamtsterblichkeit beeinflusst.[39]

Eine Einschränkung des Kochsalzkonsums ist nicht nur für Menschen wichtig, die bereits einen erhöhten Blutdruck haben, sondern auch für alle, die gesund bleiben wollen. Da natürliche Nahrungsmittel 600 bis 800 Milligramm Natrium am Tag liefern, ist es ratsam, höchstens ein paar Hundert Milligramm zusätzlich aufzunehmen. Ich empfehle nicht mehr als 1000 Milligramm Natrium am Tag, also höchstens 200 bis 400 Milligramm zusätzlich zu dem Natrium, das in natürlichen Nahrungsmitteln enthalten ist.

Denken Sie auch daran, dass auch teures und exotisches Meersalz Salz ist. Jedes Salz kommt aus dem Meer, und das sogenannte Meersalz enthält immer noch über 98 Prozent Natriumchlorid. Es liefert die gleiche Menge Natrium je Teelöffel wie gewöhnliches Salz. Im Meersalz sind zwar auch Spurenelemente enthalten, aber die Menge ist unbedeutend im Vergleich zu der Menge, die wir mit natürlichen pflanzlichen Nahrungsmitteln aufnehmen. Der Natriumüberschuss wird wegen dieser Mineralien nicht auf wundersame Weise harmloser. Eine nährstoffreiche pflanzliche Kost mit wenig oder gar keinem zusätzlichen Salz ist ideal.

Salz stumpft zudem die Geschmacksknospen ab. Wenn Sie stark gesalzene und verarbeitete Produkte meiden, nehmen Sie die feinen Aromen in den natürlichen Nahrungsmitteln bald wieder wahr und genießen sie. Dann schmecken Ihnen natürliche, ungesalzene Nahrungsmittel noch besser.

Da industrielle Nahrungsmittel am meisten Salz enthalten, ist es nicht schwer, zusätzliches Natrium zu vermeiden. Hören Sie auf, Ihr Essen zu salzen, und kaufen Sie salzfreie Zutaten. Wenn Sie Ihr Essen unbedingt salzen wollen, dann warten Sie damit, bis es auf dem Tisch steht und Sie den Löffel oder die Gabel schon in der Hand halten – es schmeckt salziger, wenn das Salz sich auf der Oberfläche befindet. Würzmittel wie Ketchup, Senf, Sojasoße und Teriyakisoße enthalten eine Menge Salz. Verwenden Sie stattdessen Knoblauch, Zwiebeln, frische oder getrocknete Kräuter, Gewürzpflanzen, Zitronen, Zitronensaft oder Essig. Experimentieren Sie, bis Sie salzfreie Würzmittel finden, die Ihnen schmecken.

Das Kaffeeproblem

Ich werde oft gefragt, wie Kaffee sich auf die Gesundheit auswirkt. Kann Kaffee Teil einer gesunden Ernährung sein? Ist Kaffee wirklich gut für den Menschen?

Zuerst die gute Nachricht: Es gibt Anhaltspunkte für eine rätselhafte Schutzwirkung des Kaffees gegenüber Diabetes. Eine Metaanalyse aus dem Jahr 2010, die achtzehn Studien unter die Lupe nahm, zeigt, dass jede zusätzliche Tasse Kaffee am Tag das Diabetesrisiko um sieben Prozent senkt.[40] Das ist überraschend, vor allem deshalb, weil sowohl normaler als auch entkoffeinierter Kaffee nachweislich den Blutzuckerspiegel nach einer Mahlzeit erhöhen. Man sollte also annehmen, dass das Diabetesrisiko ebenfalls steigt.[41] Der Grund für das reduzierte Diabetesrisiko bleibt unklar; da der Kaffee jedoch aus einer dunklen Bohne stammt, sind wahrscheinlich Antioxidanzien, Mineralien oder andere Phytochemikalien für diesen positiven Effekt verantwortlich. Außerdem müssen wir berücksichtigen, dass fast alle Teilnehmer der Studien die übliche amerikanische Kost aßen, die zu wenig Antioxidanzien und Phytochemikalien enthält.

Höchstwahrscheinlich ist die amerikanische Standardkost so nährstoffarm, dass die meisten Menschen einen erheblichen Teil ihrer Phytochemikalien mit dem Morgenkaffee zu sich nehmen! Andere Studien stützen diese Überlegung.[42] Chlorogensäure und Trigonellin, zwei der wichtigsten Phytochemikalien im Kaffee, senken nach dem Verzehr von Zucker und im Vergleich zu Placebos nachweislich den Blutzucker- und Insulinspiegel. Deshalb erhöhen diese Phytochemikalien wahrscheinlich die Insulinsensitivität und lösen dadurch positive Wirkungen aus.

Es ist zweifelhaft, dass Kaffee eine Schutzwirkung hat, die über die Wirkung einer nährstoffreichen Kost hinausgeht. Wir können die nützlichen Phytochemikalien auch mit anderen Pflanzen zu uns nehmen und würden dann nicht unter einem Mangel an Antioxidanzien leiden. Heidelbeeren enthalten beispielsweise das Antioxidans Chlorogensäure, und das Phytoöstrogen Trigonellin ist auch in Erbsen, Linsen, Sojabohnen und Sonnenblumenkernen enthalten. Noch einmal: Kaffee ist nur nützlich, weil das Essen der meisten Menschen viel zu wenig pflanzliche Phytochemikalien enthält.

Beachten Sie bitte: Wenn Kaffee einige Phytochemikalien liefert, die einen gewissen Schutz gegen die eine oder andere Krankheit bieten, so wird er dadurch nicht automatisch zu einem gesunden Nahrungsmittel. Koffein ist dennoch eine Droge, ein Stimulans, das Ihnen vorgaukelt, plötzlich mehr Energie zu haben und mit weniger Schlaf auszukommen. Kaffee verringert übrigens auch die Schlaftiefe. Unzureichender Schlaf fördert jedoch Krankheiten, vorzeitige Alterung und manchmal auch Esssucht. Wenn Sie koffeinhaltige Getränke zu sich nehmen, essen Sie öfter als nötig, weil Sie Entzugssymptome – z. B. Zittern, Kopfschmerzen und Benommenheit – mit Hunger verwechseln. Dass Sie diese Entgiftungssymptome fälschlich für Hunger halten, ist verständlich, denn sie lassen nach, sobald Sie etwas essen.

Es ist unmöglich, echte Hungersignale des Körpers wahrzunehmen, solange Sie süchtig nach Anregungsmitteln sind. Wenn Sie beschließen, künftig auf Kaffee zu verzichten, müssen Sie mit Entzugssymptomen rechnen, die vier bis fünf Tage dauern. Wenn diese Symptome zu unangenehm sind, sollten Sie versuchen, nach und nach weniger Kaffee zu trinken. Gewichtsabnahme ist für Ihre Gesundheit ein wichtigeres Ziel als der Verzicht auf Kaffee. Aber Kaffeekonsum macht es Ihnen nicht leichter, sondern schwerer, Ihren Appetit und Heißhunger in den Griff zu bekommen.

Entkoffeinierter Kaffee ist ebenfalls nicht harmlos. Die Chemikalien, mit denen das Koffein entfernt wird, können schädlich sein. Entkoffeinierter Kaffee erhöht das Risiko, an rheumatoider Arthritis zu erkranken, vielleicht wegen ebendieser Chemikalien.[43] Deshalb ist es wahrscheinlich sicherer, Kaffee zu trinken, der mit heißem Wasser entkoffeiniert wurde – wenn Sie unbedingt Kaffee trinken müssen.

Kaffee hat Vorteile und Nachteile; aber da er süchtig macht, Entzugssymptome hervorruft und den Blutdruck erhöht, sollten wir vorsichtig sein.[44] Die wahrscheinlichsten Gefahren werden in den Nachrichten fast nie erwähnt.

Ich wiederhole: Kaffee ist eine Droge, kein Nahrungsmittel. Wie die meisten Drogen kann er einzelne Vorteile haben; doch seine toxischen Wirkungen und die Folgeschäden wiegen möglicherweise viel schwerer als diese Vorteile. Koffein ist ein Stimulans, und der sicherste Weg zu einem langen, gesunden Leben ist der Verzicht auf Drogen aller Art. Meiner Meinung nach sollte sich niemand darauf verlassen, dass Kaffee ihn vor Diabetes oder Krebs schützt. Wenn Sie dennoch Kaffee trinken wollen, sollten Sie sich für Kaffee entscheiden, der mit Wasser entkoffeiniert wurde, und natürlich auf das Gebäck dazu verzichten.

Die Sojadebatte

Asiaten leiden seltener als Bewohner der westlichen Hemisphäre an hormonbedingten Krankheiten wie Brustkrebs, Gebärmutterkrebs und Prostatakrebs. Manche Leute glauben, dass der Verzehr von Sojabohnen ein Grund dafür ist. Frauen, die in Asien geboren wurden, aber in die Vereinigten Staaten auswanderten, haben ebenfalls ein geringeres Brustkrebsrisiko, vielleicht weil sie als Kinder Sojaprodukte gegessen haben. Aber der Sojakonsum ist offensichtlich nur einer von vielen Faktoren, die das Krebsrisiko beeinflussen, und wir wissen heute, dass gesunde Ernährung aus vielen Gründen vor Krebs schützt.

Der Verzehr von Sojaprodukten während der Pubertät – in dieser Lebensphase reagiert das Brustgewebe am empfindlichsten auf Umweltreize und Karzinogene – kann das Brustkrebsrisiko im späteren Leben senken. Vor Kurzem erschienen in *Cancer Epidemiology* und im *American Journal of Clinical Nutrition* Berichte, die bestätigen, dass der Sojaverzehr in der Kindheit und in den Teenagerjahren das Brustkrebsrisiko bei Erwachsenen um 60 Prozent beziehungsweise um 40 Prozent senkt.[45]

Sojabohnen sind reich an Phytoöstrogenen, die Isoflavone heißen. Phytoöstrogene sind pflanzliche Substanzen, die dem Östrogen chemisch ähnlich sind. Da ein höherer Östrogenspiegel Brustkrebs fördert, sagten einige Leute voraus, Sojaprodukte hätten die gleiche negative Wirkung. Heute wissen wir jedoch, dass die Phytoöstrogene in der Sojabohne die Wirkungen des Östrogens im Körper blockieren. Trotz aller Märchen, die im Internet verbreitet werden, belegen die neuesten und zuverlässigsten klinischen Studien eine starke Antikrebswirkung minimal verarbeiteter Sojaprodukte.

Eine Metaanalyse, die 2006 im *Journal of the National Cancer Institute* veröffentlicht wurde, untersuchte die Daten von achtzehn Studien über Soja und Brustkrebs aus den Jahren 1978 bis 2004 und kam zu dem Schluss, dass Sojaprodukte eine schützende Wirkung haben.[46] Im Jahr 2008 stellte eine weitere Metaanalyse im *British Journal of Nutrition* Daten von acht Studien zusammen (die in der Metaanalyse aus dem Jahr 2006 nicht enthalten waren) und bestätigte, dass der Sojakonsum das Brustkrebsrisiko senkt. Die Wirkung hing von der Dosis ab: Jede Zehn-Milligramm-Portion Soja-Isoflavone am Tag reduzierte das Risiko um 16 Prozent.[47]

Soja hat sogar noch eine schützende Wirkung, nachdem Brustkrebs diagnostiziert wurde. Eine neue Studie mit Brustkrebsüberlebenden zeigt, dass das Rückfallrisiko bei Überlebenden vor der Menopause, die mehr Sojaprodukte aßen, um 23 Prozent niedriger war.[48]

Soja schützt auch vor anderen hormonbedingten Krebsarten. Eine Metaanalyse, die Studien zum Sojakonsum und zum Prostatakrebs untersuchte, stellte fest, dass das Prostatakrebsrisiko bei Männern, die viel Sojaprodukte aßen, um 31 Prozent geringer war.[49] Soja schützt nachweislich auch vor Gebärmutterhals- und Eierstockkrebs.[50]

Sojaprodukte wie Tofu und Sojamilch können hilfreich sein, wenn Sie sich auf eine pflanzliche Kost mit weniger gesättigten Fettsäuren, weniger tierischem Eiweiß, mehr pflanzlichem Eiweiß und mehr Obst und Gemüse umstellen wollen.

Beachten Sie bitte, dass Sojaprodukte am gesündesten sind, wenn sie wenig verarbeitet wurden. Zu diesen Produkten gehören Edamame, Tofu, ungesüßte Sojamilch und Tempeh. Im Gegensatz zur ganzen Bohne enthalten Sojanüsse und andere verarbeitete Sojaprodukte nur wenige nützliche Verbindungen und Omega-3-Fettsäuren. Je stärker ein Produkt verarbeitet wird, desto mehr wertvolle Nährstoffe werden zerstört. Minimal verarbeitete Sojaprodukte sind eine gute Ergänzung einer gesunden Kost. Ich rate davon ab, Sojaprodukte in großen Mengen zu essen, um dadurch Krebs zu verhüten. Zu einer gesunden Kost gehören verschiedene Bohnen, die jeweils krebshemmende Substanzen enthalten. Es ist daher nicht sinnvoll, sich einseitig mit Sojaprodukten zu ernähren. Ich empfehle den Verzehr vieler verschiedener Nahrungsmittel, die reich an Phytochemikalien sind, um zu optimaler Gesundheit zu gelangen. Bohnen sind keine Ausnahme. Versuchen Sie also, verschiedene Bohnenarten zu essen, darunter auch Sojabohnen.

Industriell verarbeitete Nahrungsmittel sind nicht gesund, weil sie wenig Nährstoffe, aber viel Salz, Acrylamid und andere Toxine enthalten. Vegetarier und Veganer, die regelmäßig Tofuwürstchen, Sojaburger, Sojaeiscreme, Sojakäse und andere verarbeitete Sojaprodukte konsumieren, ernähren sich mit Sicherheit nicht gesund. Isoliertes Sojaeiweiß ist ein stark verarbeitetes Produkt ohne natürliche Mikronährstoffe. Wer gesund bleiben will, muss naturbelassene Nahrungsmittel essen, weil sie viele Nährstoffe pro Kalorie enthalten.

Omega-3-Fettsäuren

Eine andere Frage, die ich oft höre, lautet: Wie integriere ich Omega-3-Fettsäuren in meine Ernährung?

Die Menschen in den Industrieländern essen zweifellos zu wenige Omega-3-Fette und zu viele Omega-6-Fette. Omega-3-Fette hemmen Entzündungen und Krebs und schützen das Gehirn und die Blutgefäße. Der Hauptbaustein der Omega-3-Fette ist die Alpha-Linolensäure (gebräuchlicher ist die englische Abkürzung ALA). ALA ist in den meisten Nüssen und Samen enthalten, vor allem in Leinsamen, Hanfsamen, Chiasamen, Walnüssen und grünem Blattgemüse. Die meisten Menschen nehmen zu wenig ALA zu sich.

Leinsamen und Hanfsamen sind die reichsten Quellen für diese essenziellen Fette. Neben den Omega-3-Fettsäuren enthalten sie auch Phytochemikalien, Antioxidanzien und Ballaststoffe, die Dickdarm-, Prostata- und Brustkrebs hemmen. Diese schützenden Nährstoffe und krebshemmenden Lignane sind jedoch im Öl nur in geringer Menge zu finden. Essen Sie also die ganzen Samenkerne. Leinsamen mahlt man vor der Verwendung am besten zu feinem Pulver, weil sie schwer zu kauen sind und daher vielleicht nicht verdaut werden. Nach dem Mahlen bewahrt man sie in der Gefriertruhe auf, damit sie frisch bleiben.

Die kurzkettigen Omega-3-Fettsäuren in Kernen, Samen, Nüssen und Grüngemüse sind die Bausteine der langkettigen Docosahexaensäure. Diese braucht der Körper, damit Gehirn, Nervensystem und Immunsystem normal arbeiten können. Der menschliche Organismus kann ALA selbst herstellen; Eicosapentaensäure (gebräuchlicher ist die englische Abkürzung EPA) und Docosahexaensäure (DHA) nehmen wir mit Fisch, Fischöl und Algen auf.

Grüngemüse, Walnüsse und Samenkerne liefern ALA.

ALA ⟹ EPA ⟹ DHA

Fisch und Algen liefern EPA und DHA

Früher galt Fischöl als die einzige Quelle für EPA und DHA; doch neuerdings können sich sogar Veganer mit diesen Fettsäuren versorgen, indem sie einen Extrakt aus Algen zu sich nehmen, die unter sauberen und kontrollierten Bedingungen in Bottichen wachsen.

Wir brauchen EPA und DHA nicht in großen Mengen; aber ein Mangel an diesen wichtigen Fettsäuren kann sich problematisch auswirken. Niedrige EPA- und DHA-Spiegel werden mit folgenden Krankheiten und Störungen in Zusammenhang gebracht:

- Herzkrankheiten
- Depressionen
- Krebs
- Angst, Panik
- Alzheimer
- Hyperaktivität
- Aufmerksamkeitsdefizitstörungen
- Allergien
- Autoimmunkrankheiten
- Hautkrankheiten
- Entzündliche Darmerkrankungen

Wissenschaftlern ist seit vielen Jahren bekannt, dass Menschen kurzkettige Omega-3-Fette (ALA) aus Samen, Kernen und grünen Pflanzen in die wertvollen Fettsäuren EPA und DHA umwandeln können. Die Frage ist jedoch, ob wir damit optimal versorgt sein können, wenn wir keinen Fisch essen. Studien belegen, dass die Fähigkeit, ALA in DHA umzuwandeln, von Mensch zu Mensch unterschiedlich ist. Daher ist die Antwort nicht eindeutig: Manche Menschen, die ALA mit Grüngemüse, Leinsamen und Walnüssen zu sich nehmen, haben ausreichend hohe EPA- und DHA-Spiegel, während andere keine optimalen Mengen produzieren.[51] Männer wandeln im Allgemeinen weniger ALA um, und diese Fähigkeit lässt im Alter nach. Omega-3-Kapseln könnten also für ältere Männer wichtiger sein.

Fische sind reich an Omega-3-Fetten, aber Fische liefern auch konzentriertes tierisches Eiweiß und speichern Schadstoffe. Wenn wir zu viel tierisches Eiweiß essen, steigt, wie bereits erwähnt, der IGF-1-Spiegel und damit das Krebsrisiko.[52] Was Toxine im Fisch anbelangt, warnt die amerikanische Umweltschutzbehörde besonders vor Quecksilber, PCB, Chlordan, Dioxin und DDT. PCB, Chlordan und Dioxin im Körperfett können das Krebsrisiko um das Drei- bis Zehnfache erhöhen.[53] Die Verklappung von Giftstoffen im Meer fordert hier mit Sicherheit ihren Tribut. Obwohl also DHA eine nützliche Fettsäure ist, müssen wir darauf achten, welcher Quelle wir sie entnehmen.

Da Fische im Vergleich mit anderen Nahrungsmitteln stärker verseucht sind, müssen wir die Empfehlung der Mediziner, mehr Fisch zu essen, genauer unter die Lupe nehmen. Manche Studien stellten bei höherem Fischkonsum eine leichte Zunahme des Diabetes-, Prostata- und Brustkrebsrisikos fest.[54]

Nachdem ich viele Jahre lang die wissenschaftlichen Daten studiert und bei meinen Patienten das Quecksilber im Blutserum gemessen habe, empfehle ich, wenig oder gar keinen Fisch zu essen. Auf keinen Fall sollten Sie Fischarten essen, die besonders viel Quecksilber enthalten, zum Beispiel Schwertfisch, Makrele, Hecht, Blaubarsch oder Hai.

Denken Sie auch daran, dass der DHA-Gehalt je nach Fisch und Fanggebiet stark schwanken kann. Buntbarsche und andere Fische aus Zuchtanlagen enthalten kein DHA, und selbst einige Lachse (vor allem Lachse aus Fischfarmen) haben einen sehr geringen Gehalt.

Wenn Sie Fisch meiden und stattdessen Fischöl schlucken, haben Sie immer noch ein Problem. Das Fett im Fischöl ist nämlich zu einem großen Teil ranzig. Wenn Sie je eine Kapsel geöffnet und in den Mund genommen haben, wissen Sie vielleicht, dass der Inhalt bisweilen wie Benzin schmeckt. Viele Leute klagen über Aufstoßen, Magenverstimmung und nach Fisch riechendem Atem. Ich habe außerdem beobachtet, dass ranziges Fischöl die Leber belastet und sogar ihre Funktion stören kann. Wenn Sie Fischöl einnehmen wollen, dann achten Sie darauf, dass es gereinigt wurde und nachweislich frei von Quecksilber ist. Schneiden Sie mindestens eine Kapsel durch, und schmecken Sie das Öl, um sicher zu sein, dass es nicht ranzig ist.

Nicht jeder braucht ein Ergänzungsmittel mit EPA und DHA. Man kann den persönlichen Bedarf anhand von Bluttests bestimmen; da dieser Test aber nicht überall angeboten wird, können die meisten Menschen eine ausreichende Versorgung mit Omega-3-Fettsäuren sicherstellen, indem sie Kapseln mit einer kleinen Menge EPA oder DHA aus pflanzlichen Quellen einnehmen. Es gibt, wie erwähnt, heute DHA, die in Bottichen von Algen produziert wurde. Diese Algen enthalten im Gegensatz zu den Meeresalgen weder Quecksilber noch andere Schadstoffe. Eine randomisierte, placebokontrollierte Studie zeigte vor Kurzem, dass 100 Milligramm DHA am Tag den Omega-3-Index von 4,8 (schlecht) auf 8,4 (optimal) erhöht. Das bedeutet, dass selbst eine relativ kleine Dosis DHA, täglich eingenommen, ebenso wirksam ist wie eine viel größere Menge Fischöl.[55]

Krebs ist eine komplexe Krankheit, und wenn wir das Gesamtbild betrachten, sollten wir mit allen Ergänzungsmitteln vorsichtig umgehen, auch mit Omega-3-Fettsäuren. Mehr ist nicht unbedingt besser. Aber ein Mangel an Nährstoffen, die der Körper braucht, ist nie gut für die Gesundheit.

Wenn Bluttests nichts anderes nahelegen, empfehle ich 100 bis 200 Milligramm DHA plus einen Esslöffel gemahlene Leinsamen als ALA-Lieferanten am Tag. Denken Sie immer daran: Ein Nährstoffüberschuss kann ebenso schädlich sein wie ein Nährstoffmangel. Das gilt für alle Nährstoffe.

Biogemüse und -obst und gefährliche Pestizide

Die amerikanische Umweltschutzbehörde berichtet, dass die meisten heute gebräuchlichen Pestizide wahrscheinlich Krebs verursachen. Studien mit Farmarbeitern, die mit Pestiziden umgehen müssen, belegen einen Zusammenhang zwischen Pestiziden im Körper und Gehirntumoren, Parkinson, multiplem Myelom, Leukämie, Lymphomen sowie Prostata- und Magenkrebs.[56]

Bleibt die Frage: Ist die geringe Menge von Pestiziden, die unsere Nahrung nach der Ernte noch enthält, ebenfalls schädlich?

Bis vor Kurzem zeigten zahlreiche Studien über typische, mit Pestiziden behandelte Nahrungsmittel, dass der Verzehr von biologisch oder konventionell angebautem Obst und Gemüse das Krebsrisiko gleichermaßen senkt und vor Krankheiten schützt. Das ließ darauf schließen, dass der gesundheitliche Nutzen nährstoffreicher Nahrungsmittel die möglichen Risiken der Pestizide mehr als ausglich. Deshalb sind einige Wissenschaftler der Meinung, dass die extrem geringe Pestizidmenge im Obst und im Gemüse unbedenklich ist und dass alle pflanzlichen Nahrungsmittel natürliche Toxine enthalten, die viel eher unsere Aufmerksamkeit verdienen.

Dieser Standpunkt ist heute möglicherweise nicht mehr haltbar. Neuere Studien belegen einen Zusammenhang zwischen dem Verzehr pestizidhaltiger Nahrungsmittel und bestimmter Krankheiten. Der Kontakt mit Organophosphaten (Pestiziden, mit denen verschiedene Feldfrüchte behandelt werden, z. B. Mais, Äpfel, Birnen, Weintrauben, Beeren und Pfirsiche) wird mit ADHD, Verhaltensauffälligkeiten und Störungen der Neuroentwicklung bei Kindern in Verbindung gebracht.[57] Einige Pestizide schädigen möglicherweise das Gehirn und tragen zu Parkinson bei. Zu diesen Pflanzenschutzmitteln gehören Rotenon (in Deutschland nicht zugelassen) und Paraquat (in der EU und in der Schweiz nicht zugelassen). Chlororganische Verbindungen (Chlorkohlenwasserstoffe), die man vor allem in fetthaltigen Nahrungsmitteln wie Fleisch, Milchprodukten und Fisch findet, stehen im gleichen Verdacht; sie werden auf Pflanzen gespritzt und von Tieren gefressen.[58]

Wenn Sie sich Gedanken über Pestizide und Chemikalien machen, sollten Sie berücksichtigen, dass tierische Nahrungsmittel wie Milchprodukte, Fisch und Rindfleisch mehr giftige chemische Rückstände enthalten als Pflanzen. Da Rinder belastetes Futter in großen Mengen fressen, sind tierische Produkte stärker mit bestimmten Pestiziden und gefährlichen Chemikalien belastet. Wenn Sie hauptsächlich naturbelassene pflanzliche Nahrungsmittel zu sich nehmen, nehmen Sie die meisten schädlichen Chemikalien also in geringerer Dosis auf.

Es ist besser, Obst und Gemüse zu essen, das mit Pestiziden behandelt wurde, als ganz darauf zu verzichten. Aber es ist ebenso klug, den Kontakt mit Pestiziden zu minimieren. Die amerikanische Environmental Working Group hat eine Liste der »Dirty Dozen« (höchster Pestizidgehalt) und der »Clean Fifteen« (geringster Pestizidgehalt) zusammengestellt. Dies ist ihre neueste Liste:

KEINE CHANCE FÜR GRIPPE UND ERKÄLTUNG

AM STÄRKSTEN MIT PESTIZIDEN BELASTET – WENN MÖGLICH, BIOPRODUKTE KAUFEN	AM WENIGSTEN MIT PESTIZIDEN BELASTET – BIOPRODUKTE ODER KONVENTIONELLE PRODUKTE KAUFEN
Staudensellerie	Zwiebeln
Pfirsiche	Avocados
Erdbeeren	Zuckermais
Äpfel	Ananas
Heidelbeeren	Mangos
Nektarinen	Gartenerbsen
Paprikaschoten	Spargel
Spinat	Kiwis
Grünkohl	Kohl
Kirschen	Auberginen
Kartoffeln	Cantaloupen
Weintrauben	Wassermelonen
	Grapefruit
	Süßkartoffeln
	Honigmelonen

Es ist vernünftig, Früchte möglichst zu schälen und die Kartoffelschale nicht mitzuessen, es sei denn, Sie kaufen Bioprodukte. Entfernen Sie beim Kopfsalat und beim Kohl die äußeren Blätter, wenn er nicht aus biologischem Anbau stammt. Gemüse und Obst, das Sie nicht schälen können, waschen Sie gründlich.

Wenn wir Bioprodukte kaufen, nehmen wir wenige Pestizide auf und belasten auch die Umwelt weniger. Die biologische Landwirtschaft ist eindeutig umweltfreundlicher. Das amerikanische Landwirtschaftsministerium erklärte, der Biolandbau integriere »kulturelle, biologische und handwerkliche Tätigkeiten, welche das Recycling von Rohstoffen ermöglichen, das ökologische Gleichgewicht fördern und die biologische Vielfalt erhalten«.[59] Wenn wir die biologische Landwirtschaft unterstützen, werden mehr Bioprodukte gekauft, und die Zahl der Felder (und Arbeiter), die mit potenziell schädlichen Chemikalien in Kontakt kommen, nimmt ab.

Bioprodukte enthalten in der Regel mehr Nährstoffe – vor allem Mineralien und Antioxidanzien – als konventionelles Obst und Gemüse. Untersuchungen belegen, dass Äpfel, Pflaumen, Heidelbeeren, Weintrauben, Mais

und Erdbeeren, die biologisch angebaut wurden, eine stärkere antioxidative Wirkung entfalten als konventionelle Produkte. Bioerdbeeren enthalten mehr krebshemmende Substanzen als konventionelle Erdbeeren.[60]
Wissenschaftler haben die Theorie aufgestellt, dass Pflanzen, die ohne Pestizide angebaut werden, gezwungen sind, Insekten selbst zu bekämpfen und daher mehr antioxidative Verbindungen zu produzieren, die für Menschen nützlich sind.

Fazit: Der Kauf von Bioprodukten ist eine kluge Entscheidung. Bioprodukte schmecken besser, und die biologische Landwirtschaft schützt die Bauern und unsere Umwelt.

Superimmunität und Autoimmunkrankheiten

Wenn unser Immunsystem einwandfrei arbeitet, ist es eine Art innere Armee, die unser Leben verteidigt und uns jederzeit beschützt. Doch nach jahrelanger Fehlernährung verliert es bisweilen nicht nur seine Fähigkeit, Krankheitserreger und Tumorzellen anzugreifen, sondern es attackiert sogar normale Zellen – in der Haut, in den Gelenken oder in den inneren Organen. Dann sprechen wir von »Autoimmunkrankheiten«. Psoriasis, Lupus erythematodes, rheumatoide Arthritis und Krankheiten des Bindegewebes sind Beispiele dafür; aber es gibt etwa 100 klinische Krankheitsbilder, die unter diesen Begriff fallen. Entzündliche Darmerkrankungen wie Morbus Crohn und Colitis ulcerosa sind ebenfalls Autoimmunkrankheiten. Sie gehören allerdings in eine andere Gruppe, weil sie im Gegensatz zu den anderen nicht als »rheumatisch« gelten und meist von Gastroenterologen behandelt werden, nicht von Rheumatologen. Aber auch bei diesen Krankheiten sind die Entzündungsmarker im Blut erhöht.

Ich habe Patienten mit Autoimmunkrankheiten seit über 20 Jahren erfolgreich mit Ernährungsumstellungen behandelt.[61] An einer Befragung unter DrFuhrman.com beteiligten sich kürzlich sechzehn Personen mit rheumatoider Arthritis. Alle berichteten von deutlich milderen Symptomen nach der Umstellung, und die Hälfte von ihnen hatte gar keine Beschwerden mehr. Natürlich kann nicht jeder Patient erwarten, dass er vollständig gesund wird und keine Medikamente mehr braucht. Aber die Wahrscheinlichkeit ist ziemlich hoch, dass sein Zustand sich bessert oder sogar normalisiert.

KEINE CHANCE FÜR GRIPPE UND ERKÄLTUNG

Nicht nur ich habe eine Besserung von Autoimmunkrankheiten durch gesunde Ernährung dokumentiert. Auch die medizinische Literatur berichtet von positiven Wirkungen veganer oder auf Gemüse basierender Ernährungsweisen bei Autoimmunkrankheiten.[62] Meiner Erfahrung nach wird die Genesung nicht nur durch vegane Kost beschleunigt; es hilft auch schon, mehr Nahrungsmittel – vor allem grüne Kreuzblütengewächse – zu essen, die reich an immunstärkenden Mikronährstoffen sind. Eine Kost, die viele Mikronährstoffe und Antioxidanzien enthält, ist der Schlüssel zur Reparatur von Defekten des Immunsystems, die Krankheiten auslösen können.[63]

Die komplizierte Immunreaktion des menschlichen Körpers wird von einem ganzen System gesteuert und ausbalanciert, so wie eine demokratische Regierung. Viele Komponenten sind an dieser Immunreaktion beteiligt. Zunächst markieren Antikörper die Gebiete, in denen ein Angriff erfolgen soll; dann sondern andere Zellen Substanzen ab, die angreifende Zellen herbeilocken und dafür sorgen, dass diese sich vermehren. Und schließlich gibt es noch Zellen, die den Angriff überwachen, modifizieren und im richtigen Moment abbrechen, um eine Überreaktion zu verhindern. Nur bei Autoimmunkrankheiten wie Lupus erythematodes kommt es zu einer übersteigerten Reaktion.

Unser Wissen über die Mechanismen und Ursachen von Entzündungen nimmt zu, und wir verstehen auch immer besser, wie wir ein günstiges Milieu für die Linderung und Heilung von Autoimmunkrankheiten schaffen können. Die Ernährungsumstellung zur Behandlung von Autoimmunkrankheiten hat eine wissenschaftliche Grundlage: Wir beseitigen Toxine und Überernährung, während wir den Organismus gleichzeitig mit Nährstoffen versorgen, die ihm helfen, das fehlerhaft arbeitende Immunsystem ins Gleichgewicht zu bringen, sodass es weder untätig bleibt noch auf Reize überreagiert.

Trotz hervorragender klinischer Ergebnisse und trotz aller veröffentlichten Fallstudien und Artikel in Fachzeitschriften, die den Erfolg einer Ernährungstherapie dokumentieren,[64] sind viele medizinische Autoritäten und große Forschungszentren nicht daran interessiert, die Ernährungstherapie bei rheumatischen Erkrankungen näher zu prüfen.

Eingefahrene Gewohnheiten sind schwer zu überwinden. Für die meisten Ärzte sind Tests und Medikamente die einzige Option. Wäre meine Therapie der Autoimmunkrankheiten Teil des Medizinstudiums und der Ausbildung von Fachärzten, könnten Hausärzte ihren Patienten beim ersten Anzeichen einer Autoimmunkrankheit eine Ernährungsumstellung empfehlen, anstatt ihnen bis ans Ende ihrer Tage Medikamente mit gefährlichen Nebenwirkungen zu verschreiben. Ich arbeite derzeit am Nutritional-Research-Projekt (Projekt für Ernährungsforschung: nutritionalresearch.org), um dafür zu sorgen, dass solche umfassenderen Studien verwirklicht werden.

Die Erfolge, die ich in vielen Jahren als Arzt erlebt habe, sind überzeugend. Das verdeutlicht der folgende Fallbericht:

Ich litt 20 Jahre lang an Lupus erythematodes. Ich nahm Plaquentil, Methotrexat, Prednison und andere giftige Medikamente in hohen Dosen und musste dennoch isoliert und voller Schmerzen leben. So gingen viele Jahre verloren. Jahrelang suchte ich im Internet nach einer anderen Lösung. Ich probierte Akupunktur, Chiropraktik, Massage, Gymnastik, Stressbewältigung, Vitamine, Kräuter, verschiedene Öle einschließlich Fischöl, Antibiotika und andere Therapien. Ich bin froh, dass ich Dr. Fuhrman gefunden habe. Ihm ist es zu verdanken, dass ich heute ein normales Leben führe, voller Energie. Die Gelenkschmerzen sind verschwunden, und ich nehme keine Medikamente mehr.

Cheryl Platt

Viele Patienten kommen mit Lupus erythematodes oder rheumatoider Arthritis zu mir und erzählen mir eine ähnliche Geschichte. Ihr Arzt wird wütend, wenn sie eine natürliche Therapie auch nur ansprechen. Debra Blacks Bericht ist typisch:

Ich fühlte mich seit Monaten erschöpft und hatte leichte Schmerzen. Als ich wegen eines Ausschlags im Gesicht zu einem Hautarzt überwiesen wurde, erfuhr ich, dass ich Lupus erythematodes hatte. Ohne ein richtiges Gespräch verschrieb mir der Facharzt Plaquentil und Prednison. Ich fragte ihn nach Nebenwirkungen, und er erklärte, ich müsse diese Medikamente bis ans Ende meines Lebens einnehmen, ansonsten könne der Lupus meine Gelenke und Nieren angreifen und mich sogar umbringen. Ich verließ die Praxis weinend. Dann ging ich zu Dr. Fuhrman auf der Suche nach einem anderen Weg. Er erzählte mir von seiner erfolgreichen Ernährungstherapie bei Lupus und war davon überzeugt, mir helfen zu können. Er zeigte mir einige medizinische Studien, die für diese Behandlungsmethode sprachen, und fügte hinzu, die meisten Ärzte hätten nur Interesse an Medikamenten.

Ich hatte nichts zu verlieren. Also befolgte ich Dr. Fuhrmans Rat und aß gemischte Salate, frische Gemüsesäfte, Gemüse- und Bohnensuppen mit Zwiebeln und Pilzen, Grüngemüse und eine Menge Beeren und Samen. Er erklärte mir auch, wie man köstliche Suppen zubereitet. Außerdem empfahl er mir drei Ergänzungsmittel und legte schriftlich nieder, was ich essen durfte und was nicht. Ich hielt mich genau an den Plan.

Nach sechs Tagen fühlte ich mich irgendwie komisch – als hätte ich in meinem ganzen Körper Sonnenbrand. Meine Haut war warm und juckte. Erschrocken rief ich Dr. Fuhrman an. Er war erfreut und sagte, es sei ein gutes Zeichen, dass dies so früh passiere. Mein Körper sei dabei, sich zu entgiften. Dies sei der erste Schritt zur Heilung meines hässlichen Ausschlags. Ein paar Tage später hatten sich die Gelenksteife und die Schmerzen deutlich gebessert. Ich konnte gar nicht glauben, dass es mir so schnell so gut ging. Innerhalb eines Monats verschwand der Ausschlag. Ich sah strahlend aus und fühlte mich auch so. Alle Leute lobten mein gutes Aussehen. Meine Haut sah weich und glatt aus, ich fühlte mich wieder wohl. Ich ging wieder zu dem Dermatologen, weil ich ihm unbedingt meine Geschichte erzählen wollte. Er wurde zornig und schrie mich an. Das sei lächerlicher Unsinn, sagte er und warf mich hinaus.

Völlige Gesundheit durch richtige Ernährung ist für Menschen mit einer Autoimmunkrankheit die einzige Chance auf vollständige Genesung ohne Medikamente. Oft hilft bereits vegetarische Kost spürbar. Wir dürfen nie vergessen, dass das Essen unser wichtigster Kontakt mit der Außenwelt ist und dass die Ernährung das Immunsystem positiv oder negativ beeinflussen kann. Nicht nur von Natur aus giftige Substanzen, die wir zu uns nehmen, sondern auch teilweise verdaute tierische Produkte können in den Blutstrom gelangen und dort erheblich zu einer übersteigerten Immunreaktion und somit zum Ausbruch einer Autoimmunkrankheit beitragen.

In den meisten Fällen sind aber präzisere Modifikationen der Ernährungsweise und Ergänzungsmittel notwendig, um die Genesung zu fördern. In den letzten 15 Jahren habe ich Hunderte von Patienten mit Autoimmunkrank-

heiten erfolgreich behandelt und dabei festgestellt, dass die meisten Patienten hervorragende Ergebnisse erzielen, wenn sie sich nährstoffreich ernähren, viel Grüngemüse essen – vor allem Kreuzblütengewächse wie Weißkohl, Brokkoli und Grünkohl – und einige nützliche Ergänzungsmittel einnehmen.
Dies sind die wichtigsten Punkte des Behandlungsplans:

1. Eine nährstoffreiche vegane Kost, reich an Grüngemüse
2. Gemischte Salate und/oder Gemüsesäfte (aus Blattgemüse), um die Resorption wertvoller Phytochemikalien zu verbessern
3. EPA- und DHA-Kapseln[65]
4. Probiotika
5. Entzündungshemmende natürliche Substanzen wie Kurkuma, Ingwer, Quercetin und andere Bioflavonoide
6. Ein Multivitamin-Multimineralstoff-Präparat und Vitamin-D-Tabletten[66]
7. Verzicht auf Salz, Weizen, Öl und konzentrierte Süßigkeiten

Es ist erstaunlich, wie stark diese angeblich unheilbaren Krankheiten sich bessern können – sogar eine vollständige Heilung ist möglich. Die Patienten sind meist hoch motiviert, weil sie gesund werden wollen, und bereit, alles zu tun, um ihre Genesung zu fördern. Ich weiß, dass viele Tausend Menschen, die ihre Ärzte um eine ungiftige, natürliche Behandlung bitten, die Auskunft erhalten, eine Ernährungstherapie sei unwirksam.

Jills Geschichte ist typisch für viele andere Leidende:

*Im Jahr 1992, als ich 32 Jahre alt war, erkrankte ich an Lupus erythematodes. Ich war erschöpft und hatte starke Gelenkschmerzen und einen roten Ausschlag im Gesicht. Ein Bluttest bestätigte die Diagnose. Anfangs hielt ich das für eine gute Nachricht – jetzt konnten wir etwas gegen das Problem unternehmen. Aber dann sagte man mir, es gebe kein Heilmittel und ich müsse damit leben und für den Rest meines Lebens Medikamente nehmen. Ein Rheumatologe erklärte mir sogar, ich könne am Lupus sterben. Trotz der Medikamente hatte ich ständig leichtes Fieber, wenig Energie, ein hellrotes Gesicht und steife, schmerzende Gelenke.
Ich konnte das Todesurteil und die lebenslange Abhängigkeit von giftigen Medikamenten nicht akzeptieren. Also las ich alles, was ich über die-*

se Krankheit finden konnte, und versuchte es mit vegetarischer Ernährung und alternativer Medizin. Das half ein wenig. Ich lebte in Virginia und fuhr mit dem Zug nach New Jersey, um Dr. Fuhrman zu besuchen. Er riet mir, den nächsten Schritt zu tun, um wieder gesund zu werden. Ich beschloss, gesündere, vollwertige Nahrungsmittel zu essen und etwas zu fasten. Bald fühlte ich mich wieder wie ein Teenager. Mein Gesicht war zum ersten Mal seit Jahren kühl und weiß, die Gelenke waren beschwerdefrei, und ich hatte eine Menge Energie. Ich nahm ein wenig ab und sah großartig aus.

Ich ging noch einmal zu meinem Rheumatologen, der in einem Lehrkrankenhaus arbeitete – er wollte bestimmt wissen, wie ich von meinem Lupus geheilt worden war. Als ich ihm von meinen Erfahrungen und meiner Genesung berichten wollte, schrieb er »Spontanheilung« in seine Akte. Ich war entrüstet. Er hatte nicht das geringste Interesse an den Einzelheiten meiner Heilung und verließ das Zimmer, als ich anfing, ihm zu erklären, was passiert war.

Jetzt, neun Jahre später, bin ich immer noch frei von Lupussymptomen. Sie sind nicht mehr Teil meines Lebens. Ich spiele Tennis und bin Mitglied einer örtlichen Wettkampfmannschaft. Niemand, der mich heute kennt, würde auf die Idee kommen, dass ich früher niemandem die Hand schütteln konnte, weil ich so heftige Schmerzen hatte.

Einerlei, in welchem Gesundheitszustand Sie heute sind, Sie können gesünder werden. Wenn wir die richtigen Entscheidungen treffen, können wir besser und gesünder leben. Richten Sie sich nicht nach anderen Leuten. Finden Sie sich nicht damit ab, bis ans Ende Ihrer Tage Medikamente zu schlucken. Sie können geheilt werden. Ihr Körper hat erstaunliche Heilkräfte, die darauf warten, durch gesunde Ernährung freigesetzt zu werden.

Auch Sie können völlige Gesundheit erlangen, besser aussehen, sich besser fühlen und länger leben. Mehr noch: Superimmunität kann köstlich sein, wie Sie auf den folgenden Seiten sehen werden.

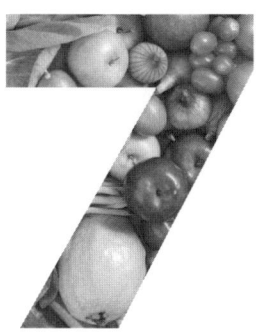

Menüs und Rezepte

Als mein Kind 18 Monate alt war und an seiner vierten Ohrenentzündung und unter seiner vierten Behandlungsrunde mit Antibiotika litt, führte mich meine Suche nach einer besseren Lösung zu Dr. Fuhrman. Schon nach einem Besuch änderten wir die Ernährung meines Sohnes nach Dr. Fuhrmans Anweisungen, und danach hatte Even nie wieder eine Ohrenentzündung.

Ondria Westfall

Um alle Freuden und Vorteile einer nährstoffreichen, immunstärkenden Kost zu genießen, müssen Sie lernen, gesunde Mahlzeiten in Ihrer eigenen Küche zuzubereiten und das bisher Gelernte in die Tat umzusetzen. Ich möchte Ihnen beispielhafte Menüs für zwei Wochen und viele schmackhafte Rezepte vorstellen und Ihnen ein Gefühl für die köstlichen Aromen und Konsistenzen nährstoffreicher Nahrungsmittel vermitteln. Diese Menüs helfen Ihnen, die grundlegenden Methoden und Prinzipien der gesunden Küche zu verstehen und beherrschen zu lernen.

Salate sind ein guter Anfang. Sorgen Sie dafür, dass Sie und Ihre Familie jeden Tag mindestens einen großen grünen Salat essen. Weil Salat so wichtig ist, lege ich Ihnen die Rezepte für gesunde, leckere Salatsoßen besonders ans Herz. Sie müssen sie probieren, um zu erfahren, wie gut sie schmecken.

Wenn es Ihnen zu schwierig vorkommt, alle Empfehlungen sofort praktisch anzuwenden, sollten Sie zunächst mittags und abends jeweils einen Salat oder gedünstetes Grüngemüse essen und an den meisten Tagen Pilze und Zwiebeln beimischen.

Als nächsten Schritt bereiten Sie wenigstens einmal in der Woche eine große Schüssel Gemüse-Bohnen-Suppe zu. Was übrig bleibt, können Sie bis zum Ende der Woche verbrauchen.

Innerhalb von zwei Wochen sollten Sie täglich einen Salat, an den meisten Tagen eine Schüssel Gemüse-Bohnen-Suppe mit Pilzen und Zwiebeln und jeden Tag gedünstetes Grüngemüse essen. Aber das ist nur der Anfang. Nachdem Sie schon so viele fantastische Rezepte probiert haben, weicht Ihre mögliche Scheu vor Veränderungen ganz sicher der neuen Freude am köstlichen Essen.

Sie können einzelne Nahrungsmittel austauschen und die Rezepte ganz Ihrem Geschmack und Ihrer Lebensweise anpassen. Viele Menschen können oder wollen nicht täglich selbst kochen. Im Alltag kann es daher vorkommen, dass Sie von einem Gericht eine größere Menge zubereiten und dann ein paar Tage lang nichts kochen, bis alle Reste aufgegessen sind. Mit den folgenden Rezepten für zwei Wochen will ich Ihnen lediglich zeigen, was alles möglich ist.

Sie können einfach essen und als Frühstück Obst und Nüsse, mittags einen großen Salat mit Bohnen und einer gesunden Soße und abends eine Schüssel Suppe (ein paar Tage vorher zubereitet) genießen. Wir haben alle wenig Zeit. Bereiten Sie also von jedem Gericht so viel zu, dass es für mehrere Tage reicht. Suppen halten im Kühlschrank bis zu fünf Tage lang, in der Gefriertruhe noch länger. Salatsoße schmeckt nach drei Tagen im Kühlschrank immer noch frisch. Wenn Sie für eine Familie kochen, verdoppeln Sie die in den Rezepten genannten Mengen, damit sie für mehr als eine Mahlzeit reichen.

Planen Sie Ihre Einkäufe und die Zubereitung so, dass Sie an einigen Abenden nicht kochen müssen. Dann haben Sie Zeit für andere Familienaktivitäten oder für den Sport. Oftmals reicht es aus, zweimal in der Woche einzukaufen und zu kochen, um die ganze Woche lang gesunde Mahlzeiten auf den Tisch zu bringen. Sie dürfen rohes und gedünstetes Gemüse und frisches Obst essen, so viel Sie wollen. Eine Portion Bohnen und mindestens 30 Gramm (etwa 1/4 Tasse) rohe Nüsse und Samen am Tag gehören ebenfalls dazu. Da Sie viele ungesunde Produkte aufgeben, dürfen Sie sich mit köstlichen und exotischen Früchten und Gemüsearten und einem gesunden Nachtisch verwöhnen. Probieren Sie auch verschiedene frische Kräuter und Gewürze aus.

Sie sollten immer eine ausreichende Menge gesunder Nahrungsmittel im Haus haben. Wenn Sie zur Arbeit gehen, verreisen oder eine Wanderung machen, können Sie etwas einpacken und mitnehmen, damit Sie nicht auf ungesundes Essen angewiesen sind. Um sich gesund zu ernähren, müssen Sie sich einen Vorrat gesunder Nahrungsmittel anlegen, wohlschmeckende, gesunde Speisen zubereiten und ungesunde Produkte aus dem Haus entfernen.

Wie bereits erwähnt, finden Sie in diesem Kapitel auch einige Rezepte für gesunde Salatsoßen, die Sie für Ihre selbst zusammengestellten grünen Salate verwenden können. Einige Salatrezepte enthalten sowohl eine Soße als auch Gemüse für den Salat; aber Sie können Soßen und Salate auch nach Ihrem eigenen Geschmack zubereiten. Die Rezepte sollen Ihnen einen guten Start ermöglichen. Sobald Sie etwas Erfahrung haben, können Sie alle Vorschläge so abändern, dass sie noch abwechslungsreicher werden und Ihren eigenen Vorstellungen entsprechen.

Jedem Gemüse- oder Bohnengericht dürfen Sie tierische Produkte in kleiner Menge beimischen. Ich empfehle jedoch, dass eine Frau deutlich weniger als 300 Gramm und ein Mann deutlich weniger als 350 Gramm tierische Produkte pro Woche zu sich nimmt. Mit anderen Worten: Essen Sie nicht bei jeder Mahlzeit eine große Portion tierischer Produkte, sondern verwenden Sie tierische Produkte in ähnlichen Mengen wie Gewürze und Aromen, um Suppen, Eintöpfe oder Salate schmackhafter zu machen. Wenn Sie einige der hier vorgestellten Gerichte probieren, werden Sie feststellen, dass schon eine sehr kleine Menge Fleisch, Fisch oder Meeresfrüchte pro Portion für ein vertrautes Aroma sorgt. Verzichten Sie ganz auf verarbeitetes, geräuchertes oder gegrilltes Fleisch.

Wie wir gesehen haben, muss gesunde Kost keine tierischen Produkte enthalten. Sie können sich vegan, fast vegan oder halb vegetarisch ernähren – also tierische Produkte nie oder gelegentlich und in sehr kleinen Mengen verwenden – und dennoch gesundes Essen auf den Tisch bringen. Wenn Sie tierische Produkte verwenden wollen, sollten Sie Öle und andere industriell verarbeitete Produkte noch mehr reduzieren, damit Gemüse, Obst, Nüsse und Samen trotzdem 90 Prozent Ihrer Gesamtkalorien ausmachen. Um den Konsum tierischer Produkte zu begrenzen, schlage ich vor, nach einem Tag mit tierischen Produkten stets einen veganen Tag einzulegen. Dann fällt es Ihnen leicht, die Höchstmengen für tierische Produkte, die ich für Superimmunität und eine Antikrebslebensweise empfehle, nicht zu überschreiten.

Alle Rezepte in diesem Buch sind als vegane Rezepte wohlschmeckend und vollwertig. Einige enthalten jedoch eine nichtvegane Variante für all jene, die mit einem tierischen Produkt in kleiner Menge den Geschmack verbessern möchten. Sie haben die Wahl. Sie können den Thailändischen Eintopf für ein langes Leben beispielsweise mit einigen kleinen Stücken gekochter Garnelen oder Kammmuscheln servieren. Das Cremige Kreuzblütlercurry können Sie mit feinen Streifen aus Hühner-, Puten- oder Klapperschlangenfleisch würzen (nein, das mit der Klapperschlange war ein Scherz!). Alle Rezepte mit nichtveganer Variante sind mit einem Sternchen gekennzeichnet und auf Seite 180 aufgelistet.

Menüs und Rezepte

Menüs für Superimmunität

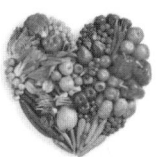

1. Woche

1. Tag

Frühstück
Schwarzreispudding

Mittagessen
Spinatsalat mit Erdbeer-Sesam-Vinaigrette
Würzige weiße Bohnen und Zucchini

Abendessen
Rohes Gemüse (Zuckererbsen, Brokkoli, Möhren) mit
Schwarzbohnendip
Gedünsteter Grünkohl und Kürbis mit Kernen
Holundersorbet

2. Tag

Frühstück
Entgiftender Grüntee
Haferflocken mit Kernen und Samen

Mittagessen
Fladenbrot mit Aztekenfüllung
Avocadoscheiben
Ananas oder anderes frisches Obst

Abendessen
Shiitake-Brunnenkresse-Suppe*
Paprika mit Superfüllung
Chiakekse und Mandel-Hanf-Milch

3. Tag

Frühstück
Purpurroter Power-Smoothie

Mittagessen
Shiitake-Brunnenkresse-Suppe* (Rest)
Eichelkürbis mit Früchten und Nüssen
Wassermelone oder anderes frisches Obst

Abendessen
Salat aus gemischtem Grüngemüse mit verschiedenen
Gemüsearten und gemahlenem Chiasamen
Cremiges Kreuzblütlercurry*
Mango oder anderes frisches Obst

4. Tag

Frühstück
Warmes Frühstück mit Heidelbeeren

Mittagessen
Cäsars geheimer Salat
Stärkende Beerengelatine

Abendessen
Gewürzte Grünkohlchips mit Popcorn
Dr. Fuhrmans berühmte Antikrebssuppe
Erdbeeren mit Schokoladendip

5. Tag

Frühstück
Schnelles Bananen-Beeren-Frühstück zum Mitnehmen

Mittagessen
Salat aus jungem Grüngemüse mit Orangen-Cashew-Sesam-Soße
Dr. Fuhrmans berühmte Antikrebssuppe (Rest)
Kiwi oder anderes frisches Obst

Abendessen
Salat aus gemischtem Grüngemüse und Rucola, mit Sonnenblumenkernen bestreut und mit russischer Vinaigrette
Pilz-Stroganoff* auf Vollkornweizennudeln
Frische oder tiefgefrorene Kirschen

6. Tag

Frühstück
Waldorfsalat-Drink

Mittagessen
Fladenbrot mit italienischer Füllung
Tomatenscheiben mit Balsamessig und Pinienkernen
Melone oder anderes frisches Obst

Abendessen
Kohlsalat »Dreifaches Vergnügen«
Goji-Chili-Eintopf
Apfelhappen mit Beeren und Nüssen

7. Tag

Frühstück
Gemischtes Gemüse*
Mandel-Hanf-Milch

Mittagessen
Tomatencremesuppe
Marinierter Grünkohlsalat
Goldene Apfelbällchen

Abendessen
Endivienspieße und Römischer Salat mit Schwarzbohnen-Mais-Salsa
Bessere Burger mit Avocado, Kopfsalat, Tomaten und roten Zwiebeln auf Vollkornbrötchen
Selbst gemachter Ketchup
Gedünsteter Brokkoli
Gesunder Schokoladenkuchen

KEINE CHANCE FÜR GRIPPE UND ERKÄLTUNG

2. Woche

1. Tag

Frühstück
Rüben-Süßkartoffel-Küchlein mit Erdbeersoße

Mittagessen
Salat aus Römischem Salat und Chinakohl mit Goji-Balsamessig
Ratatouille aus braunen Champignons
Clementinen oder anderes frisches Obst

Abendessen
Lisas lieblicher Linseneintopf
Grüngemüse auf marokkanische Art
Frische Ananasstücke

2. Tag

Frühstück
Bananen-Beeren-Frühstücksriegel
Omega-Milch mit Apfel und Zimt

Mittagessen
Fladenbrot mit Mumbai-Füllung
Möhren und rote Paprikastäbchen
Papaya mit Limette oder anderes frisches Obst

Abendessen
Salat aus gemischtem Grüngemüse und Tomaten mit Pesto-Soße
»Käsige« Grünkohlsuppe
Frische oder tiefgefrorene Heidelbeeren

3. Tag

Frühstück
Beeren-Smoothie

Mittagessen
Auberginenhummus

Rohes Gemüse (Zucchini, rote Paprika, Zuckererbsen)
Champignons und Bohnen
Kirschen oder anderes frisches Obst

Abendessen
Apfel-Pak-Choi-Salat
Mangold-und-Süßkartoffel-Gratin*
Golden-Delicious-Trüffel

4. Tag

Frühstück
Veganes Energiefrühstück

Mittagessen
Cremige Butternusskürbissuppe mit Pilzen
Schwarzbohnen-Kopfsalat-Röllchen
Tropischer Fruchtsalat

Abendessen
Grüner Salat mit Feigensoße
Thailändischer Eintopf für ein langes Leben*
Apfelkuchen mit Heidelbeeren oder gemischte Beeren

5. Tag

Frühstück
Granatapfelmüsli

Mittagessen
Mikrosalat
Äpfel mit roher Cashewbutter

Abendessen
Spaghettikürbis Primavera
Amerikanischer Spinat mit Pilzen
Schwarzbohnenbrownies

6. Tag

Frühstück
Grüner Smoothie

Mittagessen
Einfache Gemüsepizza*
Rosenkohlpolonaise
Weintrauben oder anderes frisches Obst

Abendessen
Salat aus gemischtem Grüngemüse und Brokkolisprossen mit Erdnuss-Ingwer-Soße
Goldene österreichische Blumenkohlcremesuppe
Stückiges Heidelbeer-Walnuss-Sorbet

7. Tag

Frühstück
Brombeer-Apfel-Überraschung

Mittagessen
Gehackter Regenbogensalat
Goldene österreichische Blumenkohlcremesuppe (Rest)
Mango oder anderes frisches Obst

Abendessen
Rohes Gemüse (Gurke, Endivienspieße, rote Paprika)
Einfache Guacamole
Bohnenenchiladas
Salsa mit wenig Natrium
Sahnecremetorte mit Kokosnuss und Möhren

Verzeichnis der Rezepte

Frühstück

Brombeer-Apfel-Überraschung 183
Schwarzreispudding 183
Bananen-Beeren-Frühstücksriegel 184
Veganes Energiefrühstück 185
Granatapfelmüsli 185
Schnelles Bananen-Beeren-Frühstück zum Mitnehmen. 186
Haferflocken mit Kernen und Samen. 186
Rüben-Süßkartoffel-Küchlein mit Erdbeersoße 187
Gemischtes Gemüse. 188
Warmes Frühstück mit Heidelbeeren 189

Smoothies und andere Getränke

Mandel-Hanf-Milch 189
Omega-Milch mit Apfel und Zimt. 190
Entgiftender Grüntee 190
Grüner Smoothie 191
Purpurroter Power-Smoothie 191
Beeren-Smoothie. 192
Waldorfsalat-Drink 192

Salatsoßen

Bananen-Ingwer-Soße. 193
Goji-Balsamessig 193
Orange-Cashew-Sesam-Soße 194
Erdnuss-Ingwer-Soße 194
Pesto-Soße 195
Russische Vinaigrette 195

Salate

Apfel-Pak-Choi-Salat 196
Cäsars geheimer Salat 196
Marinierter Grünkohlsalat 197
Grüner Salat mit Feigensoße 198
Mikrosalat 199
Gehackter Regenbogensalat 199
Spinatsalat mit Erdbeer-Sesam-Vinaigrette 200
Kohlsalat »Dreifaches Vergnügen« 200
Tropischer Fruchtsalat 201

Dips, Snacks und Würzmittel

Schwarzbohnen-Mais-Salsa 202
Auberginenhummus 203
Goldene Apfelbällchen 203
Selbst gemachter Ketchup 204
Schwarzbohnendip 204
Gewürzte Grünkohlchips mit Popcorn 205
Einfache Guacamole 205

Suppen

»Käsige« Grünkohlsuppe 206
Cremige Butternusskürbissuppe mit Pilzen 207
Dr. Fuhrmans berühmte Antikrebssuppe 207
Goldene österreichische Blumenkohlcremesuppe 208
Shiitake-Brunnenkresse-Suppe 209
Tomatencremesuppe 210

Hauptgerichte

Eichelkürbis mit Früchten und Nüssen 211
Amerikanischer Spinat mit Pilzen 211
Bohnenenchiladas 212
Bessere Burger 213

Schwarzbohnen-Kopfsalat-Röllchen 214
Gedünsteter Grünkohl und Kürbis mit Kernen. 215
Rosenkohlpolonaise 215
Cremiges Kreuzblütlercurry 216
Ratatouille aus braunen Champignons 217
Einfache Gemüsepizza 217
Goji-Chili-Eintopf 218
Grüngemüse auf marokkanische Art 219
Lisas lieblicher Linseneintopf 219
Pilz-Stroganoff. 220
Champignons und Bohnen. 221
Spaghettikürbis Primavera 222
Paprika mit Superfüllung 223
Mangold-und-Süßkartoffel-Gratin 224
Würzige weiße Bohnen und Zucchini 225
Thailändischer Eintopf für ein langes Leben 225

Fladenbrotfüllungen

Aztekenfüllung 226
Italienische Füllung 227
Mumbai-Füllung 227

Nachtische

Apfelhappen mit Beeren und Nüssen 228
Stärkende Beerengelatine. 228
Schwarzbohnenbrownies. 229
Holundersorbet. 229
Chiakekse 230
Schokoladendip mit frischem Obst und Beeren 231
Stückiges Heidelbeer-Walnuss-Sorbet 231
Sahnecremetorte mit Kokosnuss und Möhren 232
Golden-Delicious-Trüffel 233
Gesunder Schokoladenkuchen 234
Apfelkuchen mit Heidelbeeren 235

Rezepte mit nichtveganen Varianten

Gemischtes Gemüse 188
Shiitake-Brunnenkresse-Suppe 210
Bessere Burger 214
Cremiges Kreuzblütlercurry 217
Einfache Gemüsepizza 218
Pilz-Stroganoff. 221
Mangold-und-Süßkartoffel-Gratin 224
Thailändischer Eintopf für ein langes Leben 226
Italienische Füllung 227

Mehrere der folgenden Rezepte enthalten Dr. Fuhrman's Black Fig Vinegar, Dr. Fuhrman's Riesling Raisin Vinegar, Dr. Fuhrman's VegiZest und/oder Dr. Fuhrman's MatoZest. Ich verwende diese Fertigprodukte (international erhältlich über DrFuhrman.com), damit Sie es einfacher haben; aber die Rezepte gelingen auch ohne diese Zutaten. Wenn Sie eine der genannten alternativen Zutaten verwenden, beginnen Sie am besten mit einer kleinen Menge und steigern diese nach Ihrem Geschmack. Die Intensität der Gewürze ist nämlich von Marke zu Marke sehr unterschiedlich.

Mehrere Rezepte enthalten Markstammkohl (auch Futterkohl oder Markkohl genannt), der im deutschsprachigen Raum nicht immer leicht erhältlich ist. Wer einen Garten hat, kann den Kohl jedoch leicht selbst anbauen, denn Saatgut gibt es in jedem gut sortierten Gartencenter und im Internet. Sie können den Markstammkohl auch durch einen anderen grünen Kohl ersetzen.

Die Mengenangaben sind meist in Tassen angegeben. Eine amerikanische Tasse hat rund 240 ml Fassungsvermögen.

Frühstücksrezepte

Brombeer-Apfel-Überraschung

Ergibt 4 Portionen

1 Tasse* Korinthen
1/3 Tasse Wasser
8 Äpfel, geschält, entkernt und in Würfel geschnitten
1/2 Tasse Brombeeren
1/2 Tasse gehackte Walnüsse
4 EL gemahlene Leinsamen
1 EL gemahlener Zimt
Inhalt einer Vanilleschote

Die Korinthen in einen mittelgroßen Kochtopf geben und das Wasser hineingießen. Die gewürfelten Äpfel darauf verteilen. Zudecken und bei sehr geringer Hitze 5 Minuten dünsten. Brombeeren dazugeben und weitere 2 Minuten dünsten. Dann die Mischung in eine Schüssel gießen und gut mit den restlichen Zutaten vermengen.

Schwarzreispudding

Ergibt 4 Portionen

2 Tassen gekochter schwarzer Reis
2 Tassen ungesüßte Soja-, Hanf- oder Mandelmilch
1/2 Tasse getrocknete Äpfel (in 1/2 Tasse Wasser einweichen, bis sie zart sind, dann in Würfel schneiden; Einweichwasser aufbewahren)
1 Tasse tiefgefrorene Heidelbeeren
2 große (oder 4 kleine) Datteln, entkernt und fein gehackt
1 EL Korinthen
2 TL gemahlener Zimt

Inhalt von 2 Vanilleschoten
1 EL gemahlene Chiasamen

Alle Zutaten außer den Chiasamen in einen mittelgroßen Topf geben. Bei mittlerer bis starker Hitze zum Kochen bringen, dann bei geringer Hitze 15 Minuten köcheln lassen. Hitze abstellen, Chiasamen in den Topf geben, gut mischen und zugedeckt weitere 5 Minuten ziehen lassen.

Großartig als Frühstück und als Dessert nach dem Mittagessen. Warm oder kalt mit einem Klacks geschlagener Bananencreme obenauf servieren.

Für die Bananencreme pürieren Sie tiefgefrorene Bananenscheiben mit einer kleinen Menge Vanille-Hanf-Milch oder Vanille-Soja-Milch.

Bananen-Beeren-Frühstücksriegel

Ergibt 8 Portionen

1 reife Banane
1 Tasse Vollwerthaferflocken
1 Tasse tiefgefrorene Heidelbeeren, aufgetaut
1/4 Tasse Rosinen
1/8 Tasse Granatapfelsaft
2 EL fein gehackte Datteln
1 EL gehackte Walnüsse
1 EL Gojibeeren
1 EL rohe Sonnenblumenkerne
2 EL gemahlene Leinsamen

Den Herd auf 175 °C vorheizen. Die geschälte Banane in einer großen Schüssel zerdrücken. Restliche Zutaten dazugeben und gut vermengen. Eine 20 × 20 cm große, flache Backform mit etwas Olivenöl bestreichen. Die Mischung flach in der Form verteilen. 25 Minuten backen. Auf einem Backgitter abkühlen lassen und in Riegel schneiden. Reste im Kühlschrank aufbewahren.

Veganes Energiefrühstück

Ergibt 2 Portionen

1 Apfel ohne Kerngehäuse, in Scheiben geschnitten
1 Banane, in Scheiben geschnitten
1 Orange, in Schnitze zerteilt
1/2 Tasse Heidelbeeren
1/2 Tassen Erdbeeren, in Scheiben geschnitten
2 EL gemahlene Chia-, Hanf- oder Leinsamen
2 EL gehackte Walnüsse

Obst und Beeren mit Samen und Nüssen mischen.

Granatapfelmüsli

Ergibt 2 Portionen

1/2 Tasse Granatapfelsaft
1/4 Tasse Vollwerthaferflocken
1 Apfel, geschält, entkernt und gerieben
4 rohe Cashewnüsse oder Haselnüsse, grob gehackt
1/2 Tasse halbierte Weintrauben
1/2 Tasse Cantaloupen, in Würfel geschnitten
1/2 Tasse frische Erdbeeren, in Scheiben geschnitten
1 EL Korinthen
1 EL gemahlene Leinsamen

Haferflocken in den Granatapfelsaft geben und über Nacht im Kühlschrank einweichen lassen. Die Flocken nehmen den Saft auf. Am Morgen die Haferflocken mit den restlichen Zutaten vermengen.

Anmerkung: Sie können alle Früchte durch andere Früchte ersetzen, ganz nach Ihrem Geschmack.

KEINE CHANCE FÜR GRIPPE UND ERKÄLTUNG

Schnelles Bananen-Beeren-Frühstück zum Mitnehmen

Ergibt 2 Portionen

2 Tassen frische oder tiefgefrorene Heidelbeeren
2 Bananen, in Scheiben geschnitten
1/2 Tasse Vollwerthaferflocken
1/3 Tasse Granatapfelsaft
2 EL gehackte Walnüsse
1 EL rohe Sonnenblumenkerne
2 EL getrocknete Korinthen

Alle Zutaten in einer kleinen, für die Mikrowelle geeigneten Schüssel vermengen, dann in der Mikrowelle 3 Minuten erhitzen.

Variante: Sie können alle Zutaten ohne Erhitzen in einen verschlossenen Behälter geben und später heiß oder kalt essen.

Haferflocken mit Kernen und Samen

Ergibt 2 Portionen

1 Tasse Vollwerthaferflocken
1 1/2 Tassen ungesüßte Soja-, Hanf- oder Mandelmilch
1 Apfel, geschält, entkernt und gehackt
1 Tasse tiefgefrorene Heidelbeeren oder gemischte Beeren, aufgetaut
1/4 Tasse Rosinen
1 EL rohe Sonnenblumenkerne
1 EL gemahlene Leinsamen
1 EL gemahlene Hanfsamen
1/2 TL gemahlener Zimt

Die Milch zusammen mit den Haferflocken auf kleiner Flamme erhitzen und etwa 3 Minuten köcheln lassen, dabei gelegentlich umrühren. Restliche Zutaten vermengen und in die Haferflocken rühren.

Rüben-Süßkartoffel-Küchlein mit Erdbeersoße

Ergibt 12 Stück

Für die Küchlein:
450 g Süßkartoffeln, in grobe Stücke geschnitten
2 große Rote Rüben, in grobe Stücke geschnitten
2 Tassen Pilze, in Scheiben geschnitten
3 Tassen Blattkohl, sehr fein gehackt
1 mittelgroße Zwiebel, gehackt
1 EL Dijon-Senf
1 EL Dr. Fuhrman's Black Fig Vinegar* oder Balsamessig
1 EL Dill, frisch gehackt
1 EL gemahlene Chiasamen
Für die Erdbeersoße:
1 Apfel geschält, entkernt und in Scheiben geschnitten
1 Tasse tiefgefrorene Erdbeeren
1/2 Tasse getrocknete Apfelscheiben
1/2 Tasse Wasser
2 EL Dr. Fuhrman's Black Fig Vinegar* oder Balsamessig
1 EL Dijon-Senf
* Essig aus schwarzen Feigen

Süßkartoffeln und Rote Rüben ungeschält in einen Topf geben, zudecken und 20–30 Minuten dünsten, bis sie zart sind. Zum Abkühlen beiseitestellen. Anschließend pellen und zerdrücken.

Die Zwiebel in einer Pfanne in 3 EL Wasser einige Minuten anbraten, bis sie glasig ist. Pilze und Blattkohl dazugeben und weitere 5 Minuten dünsten, bis das Gemüse zart ist; dabei mit einem hölzernen Pfannenheber wenden. Diese Mischung mit Süßkartoffeln und Roten Rüben in eine Schüssel geben und Senf, Essig, Dill und gemahlene Chiasamen dazugeben. Gut vermengen, dann zu kleinen Küchlein formen. Bei sehr geringer Hitze (90 °C) 2 Stunden backen, bis die Küchlein trocken und fest sind.

Für die Erdbeersoße den frischen Apfel, die Erdbeeren und die getrockneten Apfelscheiben mit dem Wasser in einen kleinen Topf geben. Bei mittlerer Hitze zum Kochen bringen, dann Hitze verringern und 20 Minuten zugedeckt köcheln lassen. Mit einem Kartoffelstampfer zerdrücken oder pürieren, bis die gewünschte Konsistenz erreicht ist.
Die Küchlein mit Soße servieren.

Gemischtes Gemüse

Ergibt 2 Portionen

    3 Tassen junger Spinat
    1 Tasse gehackte Zwiebeln
    1 Tasse gehackte grüne Paprika
    1 Tasse Tomatenscheiben
    1/2 Block fester Tofu
    1/4 Tasse ungesüßte Soja-, Hanf- oder Mandelmilch
    1 EL Dr. Fuhrman's VegiZest oder eine andere ungesalzene Würzmischung (nach Geschmack)

Spinat, Zwiebeln, Paprika und Tomatenscheiben in etwas Wasser anbraten, bis sie zart sind. So viel Wasser wie möglich aus dem Tofu drücken, dann den Tofu über der Gemüsemischung zerkrümeln. Diese Mischung erhitzen, bis der Tofu leicht braun ist; gelegentlich umrühren. Wenn gewünscht, die Gewürzmischung dazugeben.

Nichtvegane Variante: Sie können dieses Gericht auch mit 3 Eiern und 1/4 Tasse ungesüßter Soja-, Hanf- oder Mandelmilch anstelle des Tofus zubereiten. Eier und Milch miteinander verrühren und über die Gemüsemischung gießen; dann gründlich garen. Es schmeckt auch vorzüglich mit 2 Eiern (1 Ei pro Person) und den Tofukrümeln.

Warmes Frühstück mit Heidelbeeren

Ergibt 2 Portionen

- 2 Tassen tiefgefrorene Heidelbeeren
- 1/2 Tasse Soja-, Hanf- oder Mandelmilch
- 1/4 Tasse ungesüßte Kokosraspeln, leicht angeröstet
- 1/4 Tasse gehackte Walnüsse
- 1/4 Tasse Korinthen
- 1 Banane, in Scheiben geschnitten

Die tiefgefrorenen Heidelbeeren und die Sojamilch erwärmen, dann die restlichen Zutaten gut einrühren.

Smoothies und andere Getränke

Mandel-Hanf-Milch

Ergibt 4 Portionen

- 1 Tasse Hanfsamen
- 1 Tasse rohe Mandeln, 6–8 Stunden eingeweicht
- 2 große (oder 4 kleine) Datteln, entsteint
- 2 1/2 Tassen Wasser
- 1/2 TL Vanille

Alle Zutaten in einem starken Mixer pürieren. Dann durch ein Seihtuch oder ein feinmaschiges Sieb drücken. In einem Glasgefäß aufbewahren.

Wenn Sie 2 bis 3 EL echtes Kakaopulver zu den anderen Zutaten in den Mixer geben, erhalten Sie eine leckere Schokomilch.

Omega-Milch mit Apfel und Zimt

Ergibt 4 Portionen

1 Tasse Walnüsse, 6–8 Stunden eingeweicht
1 Tasse rohe Cashewnüsse, 6–8 Stunden eingeweicht
1/2 Tasse Hanfsamen
1 Tasse getrocknete Äpfel, in 1 Tasse Wasser eingeweicht, bis sie zart sind (Einweichwasser aufbewahren)
2 Tassen Wasser
1 TL Zimt

Alle Zutaten in einem starken Mixer pürieren. Dann durch ein Seihtuch oder ein feinmaschiges Sieb drücken. In einem Glasgefäß aufbewahren.

Entgiftender Grüntee

Ergibt 4 Portionen

1 Bund Grünkohl
2 Tassen Blätter von Römischem Salat
1 Gurke
4 Blätter Pak Choi
2 Tassen ungesüßter Grüntee
2 Tassen tiefgefrorene Himbeeren
2 Tassen tiefgefrorene Kirschen oder Erdbeeren

Mit einem Entsafter aus Grünkohl, Römischem Salat, Gurke und Pak Choi grünen Saft bereiten. Den Grüntee mit 2 Tassen dieses Saftes mischen. Zusammen mit den tiefgefrorenen Himbeeren und Kirschen (oder Erdbeeren) gut pürieren.

Grüner Smoothie

Ergibt 2 Portionen

- 60 g frischer junger Spinat
- 60 g grüner Salat
- 2 Tassen frische oder tiefgefrorene Ananaswürfel
- 3 Kiwis
- 1/2 Avocado
- 1 Banane

Alle Zutaten in einem starken Mixer cremig pürieren.

Purpurroter Power-Smoothie

Ergibt 2 Portionen

- 1 Tasse Granatapfelsaft
- 1 Tasse junger Spinat, zusammengedrückt
- 1 Tasse Gartensalat, zusammengedrückt
- 1/4 mittelgroße Gurke
- 1/2 Tasse tiefgefrorene Heidelbeeren
- 1 Tasse tiefgefrorene gemischte Beeren oder Erdbeeren
- 3 entsteinte Datteln
- 2 EL gemahlene Leinsamen
- 1 Tasse Eiswürfel

Alle Zutaten in einem starken Mixer cremig pürieren.

Beeren-Smoothie

Ergibt 2 Portionen

    1 Tasse ungesüßte Soja-, Hanf- oder Mandelmilch
    2 Bananen
    2 Tassen tiefgefrorene Pfirsiche
    1/2 Tasse tiefgefrorene Brombeeren
    1/2 Tasse tiefgefrorene Himbeeren
    1/2 Tasse tiefgefrorene Heidelbeeren

Alle Zutaten in einem starken Mixer cremig pürieren.

Waldorfsalat-Drink

Ergibt 1 Portion

    1/2 Tasse Granatapfelsaft
    1 Apfel, geschält, ohne Kerngehäuse
    1/4 Tasse Walnüsse
    3 Tassen Blattkohl oder Grünkohl, zusammengedrückt
    1 Tasse Kopfsalat, zusammengedrückt
    1/4 Tasse Wasser oder Eiswürfel

Alle Zutaten in einem starken Mixer pürieren.

Salatsoßen

Bananen-Ingwer-Soße

Ergibt 2 Portionen

1 große Banane
1/4 Tasse frische Korianderblätter
Saft einer Zitrone
1 EL frischer Ingwer, geschält und gehackt
1/2 TL Jalapeño-Paprikaschoten, entkernt und gehackt (oder mehr, je nach Geschmack)
1/4 Tasse Wasser
Saft einer Zitrone

Alle Zutaten in einem starken Mixer pürieren.

Goji-Balsamessig

Ergibt 4 Portionen

1/2 Tasse getrocknete Gojibeeren, in 1/2 Tasse Wasser eingeweicht, bis sie zart sind (Einweichwasser aufbewahren und im Rezept verwenden)
2 TL Senf
1/4 Tasse Balsamessig
1/4 Tasse Walnüsse
1 EL fein gehackte Schalotten
1/2 TL Zwiebelpulver
1/2 Tasse ungesalzene oder natriumarme Gemüsebrühe
1 Prise schwarzer Pfeffer

Alle Zutaten in einem starken Mixer pürieren.

Orange-Cashew-Sesam-Soße

Ergibt 2 Portionen

1/4 Tasse ungeschälte Sesamsamen
1/4 Tasse rohe Cashewnüsse oder 1/8 Tasse rohe Cashewbutter
1/2 Tasse Orangensaft
2 EL Dr. Fuhrman's Blood Orange Vinegar oder Dr. Fuhrman's Riesling Raisin Vinegar oder 1 EL Reisessig
2 Orangen, geschält, in Schnitze zerteilt und in mundgerechte Happen geschnitten

Die Sesamsamen bei mittlerer Hitze in einer Bratpfanne 3 Minuten trocken anrösten; dabei die Pfanne ständig schütteln. Die Hälfte der Sesamsamen, alle Cashewnüsse, den Orangensaft und den Essig in einem Mixer pürieren. Die Orangenstücke in den Salat geben und die pürierte Soße einrühren. Die restlichen Sesamsamen darüberstreuen. Diese Soße schmeckt auch köstlich mit einem Spinat-Pilz-Salat mit roten Zwiebeln, in dünne Ringe geschnitten, oder mit einem Salat aus Tomaten, Gurken und Kopfsalat.

Erdnuss-Ingwer-Soße

Ergibt 4 Portionen

2 Orangen, geschält und entkernt
1/4 Tasse Reisessig
1/8 Tasse ungesalzene Erdnussbutter
1/8 Tasse rohe Cashew- oder Mandelbutter
1 TL natriumarme Sojasoße
ein kleines Stück frischer Ingwer, geschält
1/4 Knoblauchzehe

Alle Zutaten in einem starken Mixer pürieren.

Pesto-Soße

Ergibt 8 Portionen

2 Avocados
5 EL Zitronensaft
7 Knoblauchzehen
4 Tassen natriumarmer Gemüsesaft
2 TL ungesalzene italienische Gewürzmischung
1/4 Tasse Pinienkerne
1/3 Tasse frische Basilikumblätter

Alle Zutaten in einem starken Mixer pürieren.

Russische Vinaigrette

Ergibt 4 Portionen

1 Tasse fester Seidentofu
3 EL ungesalzenes oder natriumarmes Tomatenmark
2 TL fein gehackte Zwiebeln
1/4 Tasse Wasser
1/4 Tasse Möhrensaft
1 EL Dr. Fuhrman's Riesling Raisin Vinegar oder 1/2 EL Reisessig
2 EL Dr. Fuhrman's MatoZest oder eine andere ungesalzene Gewürzmischung, die getrocknete Tomaten enthält (nach Geschmack)
1/2 TL Senfmehl
1/4 TL Paprikapulver

Alle Zutaten in einer Küchenmaschine oder in einem starken Mixer pürieren, bis sie sämig und cremig sind. Bei Bedarf Wasser nachgießen, bis die gewünschte Konsistenz erreicht ist. Ergibt 1 3/4 Tassen.

Salate

Apfel-Pak-Choi-Salat

Ergibt 2 Portionen

- 6 Tassen fein gehackter Pak Choi
- 1 großer Apfel, entkernt, gerieben
- 1 große Möhre, gerieben
- 1/2 Tasse rote Zwiebeln, gehackt
- 1/2 Tasse ungesüßte Soja-, Hanf- oder Mandelmilch
- 1/2 Tasse rohe Cashewnüsse oder 1/4 Tasse rohe Cashewbutter
- 1/4 Tasse Balsamessig
- 1/4 Tasse Rosinen
- 1 TL Dijon-Senf

Pak Choi, Apfel, Möhre und gehackte Zwiebeln in einer großen Schüssel vermengen. Sojamilch, Cashewnüsse, Essig, Rosinen und Senf in einer Küchenmaschine oder in einem starken Mixer pürieren. Dann die gewünschte Menge mit gehacktem Gemüse verrühren.

Cäsars geheimer Salat

Ergibt 4 Portionen

Für den Salat:
- 1/2 Tasse Mandeln
- 2 EL Nährhefe
- 350 g Römischer Salat, gehackt

Für die Soße:
- 6 geröstete Knoblauchzehen*
- 1 Tasse ungesüßte Soja-, Hanf- oder Mandelmilch
- 1/2 Tasse rohe Cashewbutter
- 2 EL Nährhefe

2 EL frischer Zitronensaft
1 EL Dijon-Senf
1/8 TL schwarzer Pfeffer

Mandeln und 2 EL Nährhefe in einem starken Mixer pürieren, bis sich eine Konsistenz wie bei geriebenem Parmesan ergibt. Auf den Römischen Salat geben. Alle übrigen Zutaten pürieren und über den Salat gießen.

*Die Knoblauchzehen nicht schälen, sondern mit Haut etwa 15 Minuten bei 175 °C rösten, bis der Knoblauch sämig wird. Erst nach dem Abkühlen die Häute entfernen.

Marinierter Grünkohlsalat

Ergibt 4 Portionen

6 Tassen in feine Streifen gehobelter Grünkohl
1/4 Tasse Korinthen
2 EL Gojibeeren
1/3 Tasse ungeschwefelte, ungesalzene, sonnengetrocknete Tomaten, fein gehackt
1/2 Tasse Schalotten, in Ringe geschnitten
1 EL frischer Zitronensaft
2 EL Pinienkerne
Saft von 2 Orangen

Alle Zutaten außer den Pinienkernen in eine Rührschüssel geben und vermengen. Dabei den Grünkohl mit den Händen noch etwas zerkleinern. Dann den Salat in einem zugedeckten Behälter über Nacht in den Kühlschrank stellen. Vor dem Servieren noch einmal auflockern.

Grüner Salat mit Feigensoße

Ergibt 4 Portionen

Für den Salat:
85 g Feldsalat*
85 g Brunnenkresse
60 g Friséesalat
120 g gemischtes junges Grüngemüse
1 Tasse Brokkolisprossen

Für die Soße:
1/3 Tasse Dr. Fuhrman's Black Fig Vinegar oder Balsamessig
1 TL Dr. Fuhrman's VegiZest oder eine andere ungesalzene Würzmischung (nach Geschmack)
4 EL Wasser
1 EL Dijon-Senf
1 TL getrockneter Majoran
1 EL rohe Mandelbutter
1 EL natriumarmer Ketchup
1 TL Knoblauchpulver
1/2 Tasse Pecannüsse, grob gehackt

Die Salatzutaten waschen und trocknen, dann in eine große Salatschüssel geben. Die Soßenzutaten außer den Pecannüssen verquirlen, bis sie sämig sind. Dann die Soße unter den Salat rühren. Auf Tellern servieren, die mit den gehackten Pecannüssen bestreut sind.

*Der Feldsalat kann durch ein Mehr an jungem Grüngemüse ersetzt werden.

Mikrosalat

Ergibt 1 Portion

2 mittelgroße Möhren, geschält
1/4 kleiner Weißkohlkopf
1 Tasse Brokkoliröschen
2 mittelgroße Selleriestangen
1 großer Apfel ohne Kerngehäuse
1/4 Tasse Pecannüsse oder andere rohe Nüsse
1 TL gemahlene Leinsamen

Die Zutaten in einer Küchenmaschine fein zerkleinern (etwa auf Konfettigröße). Zwischendurch mehrere Male pulsieren (ein- und abschalten). Mikrosalat kann gut aufbewahrt werden, sodass Sie gleich mehr zubereiten und für weitere Mahlzeiten nutzen können.

Gehackter Regenbogensalat

Ergibt 4 Portionen

6 Tassen geriebener Pak Choi
2 Tassen Möhren, in zündholzgroße Stücke geschnitten
1 Tasse fein geriebener Rotkohl
2/3 Tassen Gojibeeren
2/3 Tassen rohe Mandelstifte
1 1/2 Tassen Mangowürfel
1/4 Tasse brauner Reisessig

Alle Zutaten in einer großen Rührschüssel gut mit den Händen vermengen, um den Essig mit dem Gemüse zu durchmischen. Den Salat vor dem Servieren mehrere Stunden marinieren lassen.

Variante: Den Rest einer heißen Suppe oder Soße auf den Salat geben.

KEINE CHANCE FÜR GRIPPE UND ERKÄLTUNG

Spinatsalat mit Erdbeer-Sesam-Vinaigrette

Ergibt 4 Portionen

Für den Salat:
1/2 Tasse rohe ganze Pecannüsse
350 g junger Spinat
1/2 Liter frische Erdbeeren, halbiert

Für die Soße:
2 Tassen frische Erdbeeren
4 entsteinte Datteln
1 EL ungeschälte Sesamsamen
3 EL Balsamessig

Die Pecannüsse im Herd bei 120 °C 3 Minuten leicht rösten und dann zu den anderen Salatzutaten in eine Schüssel geben. Die Soßenzutaten mit einem starken Mixer pürieren, bis sie sämig sind; dann auf den Salat gießen.

Kohlsalat »Dreifaches Vergnügen«

Ergibt 4 Portionen

Für den Salat:
2 Tassen Grünkohl, geraspelt
1 Tasse Rotkohl, geraspelt
1 Tasse Wirsing, geraspelt
1 Möhre, geschält und gerieben
1 rote Paprika, in dünne Streifen geschnitten
4 EL Korinthen
2 EL rohe Kürbiskerne
2 EL rohe Sonnenblumenkerne
1 EL ungeschälte Sesamsamen

Für die Soße:
1/3 Tasse ungesüßte Soja-, Hanf- oder Mandelmilch
1 Apfel, geschält, entkernt und in Scheiben geschnitten
1/2 Tasse rohe Cashewnüsse oder 1/4 Tasse rohe Cashewbutter
1 EL Dr. Fuhrman's Spicy Pecan Vinegar oder Balsamessig
1 EL Korinthen zum Garnieren
2 EL geröstete ungeschälte Sesamsamen zum Garnieren

Zum Garnieren 2 EL Sesamsamen in einer trockenen Pfanne bei mittlerer Hitze 3 Minuten leicht anrösten. Dabei die Pfanne oft schütteln. Alle Salatzutaten in einer Schüssel vermengen. Sojamilch, Apfel, Cashewnüsse und Essig mit einem starken Mixer pürieren, dann mit dem Salat vermengen. Mit 1 EL Korinthen und den anfangs gerösteten Sesamsamen garnieren. Dieser Salat schmeckt am besten, wenn Sie ihn einen Tag im Voraus zubereiten, damit die Aromen sich gut entfalten können.

Tropischer Früchtesalat

Ergibt 4 Portionen

2 Tassen Ananaswürfel
1 Tasse Mangowürfel
1 Tasse Papayawürfel
2 Orangen, geschält und in Schnitze zerteilt
1 Banane, in Scheiben geschnitten
gehackter Römischer Salat
2 EL ungesüßte, Kokosraspeln

Früchte und Salat vermengen. Dann die Kokosraspeln auf den Salat streuen.

Dips, Snacks und Würzmittel

Schwarzbohnen-Mais-Salsa

Ergibt 8 Portionen

1 1/2 Tassen gekochte schwarze Bohnen oder 1 Dose (425 g) ungesalzene oder natriumarme schwarze Bohnen, abgetropft
1 1/2 Tassen Mais
4 mittelgroße frische Tomaten, sehr fein gehackt
1/2 mittelgroße grüne Paprika, sehr fein gehackt
1 kleine Zwiebel, fein gehackt
3 große Knoblauchzehen, sehr fein gehackt
2 Jalapeño-Paprikaschoten (oder mehr, wenn Sie eine schärfere Salsa mögen), entkernt und sehr fein gehackt
1/3 Tasse frische Korianderblätter, sehr fein gehackt
1 1/2 EL frischer Limettensaft
1 1/2 EL frischer Zitronensaft
1 EL Dr. Fuhrman's VegiZest oder eine andere ungesalzene Würzmischung (nach Geschmack)
1 TL Knoblauchpulver (nach Geschmack)
1 TL natriumarme Sojasoße

Bohnen und Mais in einer Schüssel vermengen. Dann frische Tomaten, Zwiebel, Knoblauch und Jalapeños mit der Bohnen-Mais-Mischung und den restlichen Zutaten gut mischen. Mit rohem Gemüse oder gesunden Tortillachips* servieren.

*Rezept für gesunde Tortillachips: Bio-Tortilla-Wraps in chipgroße Dreiecke schneiden, auf ein Backblech legen und eine Stunde bei 95 °C backen (oder bis sie knusprig, aber nicht braun sind).

Anmerkung: Sie können das Gemüse mit der Hand oder mit einer Küchenmaschine hacken.

Auberginenhummus

Ergibt 4 Portionen

1 mittelgroße Aubergine, halbiert
1 Tasse gekochte Kichererbsen oder 1 Tasse ungesalzene Kichererbsen aus der Dose, abgetropft
1/3 Tasse Wasser
4 EL rohe, ungeschälte Sesamsamen
2 EL frischer Zitronensaft
1 EL getrocknete, fein gehackte Zwiebeln
4 Knoblauchzehen, fein gehackt
eine Prise Paprika und/oder getrocknete Petersilie zum Garnieren

Die Aubergine 45 Minuten bei 175 °C backen. Abkühlen lassen, dann die Haut entfernen und wegwerfen. Alle Zutaten, auch die gebackene und geschälte Aubergine, mit einer Küchenmaschine oder einem starken Mixer pürieren, bis sie sämig und cremig sind. Mit verschiedenen rohen Gemüsearten servieren.

Goldene Apfelzwiebelbällchen

Ergibt 30–40 Stück

1 1/2 Tassen rohe Cashewnüsse
1 Tasse rohe Mandeln
1 mittelgroßer Apfel, Sorte Golden Delicious, geschält, entkernt und in Scheiben geschnitten
1 EL Nährhefe
1 TL gemahlene Chiasamen
1 EL Zwiebelpulver
angeröstete Sesamsamen (als Überzug)
fein gehackter Schnittlauch (als Überzug)

Cashewnüsse und Mandeln in einem starken Mixer zu Mehl mahlen, dann die Apfelscheiben, die Nährhefe, die gemahlenen Chiasamen und das Zwiebelpulver dazugeben und pürieren. Aus dem Brei kleine Kugeln formen und jede Kugel in den Sesamsamen und im Schnittlauch rollen.

Selbst gemachter Ketchup

5 große (oder 10 kleine) Datteln, entsteint
1 Tasse Wasser
350 g ungesalzenes oder natriumarmes Tomatenmark
1/4 Tasse weißer Essig
1/2 TL Zwiebelpulver
1/2 TL Knoblauchpulver

Wasser und Datteln in einem Mixer sehr fein pürieren. Mit den anderen Zutaten in einen Kochtopf geben und bei mittlerer Hitze alles verquirlen, bis sich Blasen bilden. Vor dem Servieren abkühlen lassen.

Schwarzbohnendip

Ergibt 4 Portionen

1 1/2 Tassen gekochte schwarze Bohnen oder 1 Dose (425 g) ungesalzene oder natriumarme schwarze Bohnen, abgetropft und abgespült
2 TL natriumarme Salsa
1/4 Tasse Schalotten, fein gehackt
1 1/2 EL Dr. Fuhrman's Blood Orange Vinegar oder ein anderer Obstessig
2 EL Dr. Fuhrman's MatoZest oder eine andere ungesalzene Würzmischung, die getrocknete Tomaten enthält (nach Geschmack)
2 EL rote Zwiebeln, fein gehackt
1/2 Tasse kleine Mangowürfel
1/4 Tasse rote Paprika, fein geschnitten
1 EL frische Korianderblätter, fein gehackt (zum Garnieren)

1/4 Tasse schwarze Bohnen beiseitestellen. Die restlichen Bohnen in einen Mixer oder in eine Küchenmaschine geben. Salsa, Schalotten, Essig und Würzmischung hinzufügen und pürieren. Nach Geschmack würzen. Dann in eine Schüssel gießen und die beiseitegestellten schwarzen Bohnen, roten Zwiebeln, Mango und rote Paprika einrühren. Eine Stunde abkühlen lassen. Mit Koriandergrün garnieren und mit rohem Gemüse servieren. Ergibt 2 1/2 Tassen.

Gewürzte Grünkohlchips mit Popcorn

4–5 Grünkohlblätter (zähe Stiele entfernen), grob gehackt
6 Tassen fettfreies Popcorn, natur (aus der Heißluftmaschine)
Olivenöl
Wasser
1 EL Nährhefe
1–2 TL Chilipulver

Die Kohlblätter gleichmäßig in einem Backblech verteilen und 30 Minuten bei 95 °C im Herd backen (oder bis sie knusprig und trocken sind). Aus dem Herd nehmen, abkühlen lassen und mit dem Popcorn vermengen. Gleiche Teile Olivenöl und Wasser in eine kleine Sprühflasche gießen und gut schütteln. Popcorn und Grünkohl ganz leicht besprühen, dann die Nährhefe und das Chilipulver unterrühren.

Einfache Guacamole

Ergibt 4 Portionen

2 reife Avocados, geschält und entsteint
1/2 Tasse fein gehackte Zwiebeln
1/4 Tasse fein gehackter frischer Oregano
2 EL frischer Limettensaft
1/4 TL gemahlener Kreuzkümmel
1/4 TL frisch gemahlener schwarzer Pfeffer

Die Avocados mit einer Gabel in einer kleinen Schüssel zerdrücken und mit den übrigen Zutaten gut vermengen. Zudecken und kalt stellen.

Suppen

»Käsige« Grünkohlsuppe

Ergibt 4 Portionen

1/2 Tasse halbe gelbe Erbsen
1 Zwiebel, gehackt
1 Tasse Pilze, in Scheiben geschnitten
2 Tassen Möhrensaft
1 Dose (425 g) ungesalzene oder natriumarme Tomatensoße
675 g Grünkohl (zähe Stiele und Mittelrippen entfernen), grob gehackt
1/4 Tasse Cashewbutter
1 EL Nährhefe

Gelbe Erbsen in einem Dampftopf mit etwa 2 ½ Tassen Wasser bedecken und bei hohem Druck 6–8 Minuten garen. Übrige Zutaten außer der Cashewbutter zugeben und bei hohem Druck eine weitere Minute garen. Den Druck verringern und die Suppe mit der Cashewbutter vermengen. Vor dem Servieren mit Nährhefe bestreuen.

Zubereitung ohne Dampftopf: Schälerbsen vorkochen, bis sie weich sind. Gekochte Schälerbsen mit allen übrigen Zutaten außer der Cashewbutter vermengen. Zum Kochen bringen, Hitze reduzieren und etwa 15 Minuten köcheln lassen, bis der Grünkohl zart ist. Bei Bedarf Wasser nachgießen, um die gewünschte Konsistenz zu erreichen. Cashewbutter einrühren, mit Nährhefe bestreuen und servieren.

Cremige Butternusskürbissuppe mit Pilzen

Ergibt 4 Portionen

2 Tassen Wasser
2 Tassen ungesüßte Soja-, Hanf- oder Mandelmilch
1 Dose (425 g) ungesalzene oder natriumarme Gemüsebrühe
6 Möhren, in große Stücke geschnitten
5 Selleriestangen, in dicke Scheiben geschnitten
2 Zwiebeln, in Hälften geschnitten
2 mittelgroße Zucchini, in große Stücke geschnitten
2 Butternusskürbisse, geschält und in Würfel geschnitten
3 EL Dr. Fuhrman's VegiZest oder eine andere nicht gesalzene Würzmischung (nach Geschmack)
1/4 TL Muskatnuss
1 TL ungesalzene Knoblauch-Kräuter-Würze
1/4 TL gemahlene Gewürznelken
280 g Shiitake-Pilze, Champignons und/oder Austernpilze, in Hälften geschnitten

Alle Zutaten außer den Pilzen in einem Suppentopf zum Kochen bringen; dann Hitze verringern und 30 Minuten köcheln lassen. Die Suppe in eine Küchenmaschine oder in einen Mixer gießen und pürieren. Danach wieder in den Topf gießen, die Pilze hineinleeren und weitere 30 Minuten köcheln lassen (oder bis die Pilze zart sind).

Dr. Fuhrmans berühmte Antikrebssuppe

Ergibt 10 Portionen

1 Tasse getrocknete halbe Erbsen und/oder Bohnen
4 Tassen Wasser
6-10 mittelgroße Zucchini
Saft aus 1 1/4 kg Möhren (oder 5-6 Tassen gekaufter Möhrensaft)*
Saft aus 2 Bündeln Staudensellerie (oder 2 Tassen gekaufter Selleriesaft)*

2 EL Dr. Fuhrman's VegiZest oder eine andere nicht gesalzene Würzmischung (nach Geschmack)
4 mittelgroße Zwiebeln, gehackt
3 Stangen Lauch, der Länge nach geteilt und getrennt (gut waschen, dann grob hacken)
2 Bund Blätter von Grünkohl, Markstammkohl oder einem anderen Grüngemüse (zähe Stiele und Mittelrippen entfernen), gehackt
1 Tasse rohe Cashewnüsse
2 1/2 Tassen frische Pilze (Shiitake-Pilze, braune und/oder weiße Champignons), gehackt

Bohnen und Wasser in einem sehr großen Topf bei niedriger Hitze zum Kochen bringen, dann Hitze reduzieren und köcheln lassen. Die Zucchini ganz in den Topf geben. Möhrensaft, Selleriesaft und Würzmischung dazugeben.

Zwiebeln, Lauch und Grünkohl mit etwas Suppenflüssigkeit vermengen. Diese Mischung in den Suppentopf gießen. Die weich gewordenen Zucchini mit einer Küchenzange herausholen und mit den Cashewnüssen im Mixer pürieren, bis sie cremig sind. Diese Mischung zurück in den Suppentopf gießen. Die Pilze hineingeben und das Ganze köcheln lassen, bis die Bohnen weich sind. Die gesamte Garzeit beträgt etwa 2 Stunden.

*Frisch entsaftete Biomöhren und Biosellerie sorgen für ein optimales Aroma dieser Suppe.

Goldene österreichische Blumenkohlcremesuppe

Ergibt 4 Portionen

1 Kopf Blumenkohl, in Stücke geschnitten
3 Möhren, grob gehackt
1 Tasse Sellerie, grob gehackt
2 Stangen Lauch, der Länge nach geteilt und getrennt (gut waschen, dann grob hacken)
2 Knoblauchzehen, fein gehackt

2 EL Dr. Fuhrman's VegiZest oder eine andere nicht gesalzene Würzmischung (nach Geschmack)
2 Tassen Möhrensaft
4 Tassen Wasser
1/2 TL Muskatnuss
1 Tasse rohe Cashewnüsse oder 1/2 Tasse rohe Cashewbutter
5 Tassen gehackte Grünkohlblätter oder junger Spinat

Alle Zutaten außer dem Grünkohl (oder Spinat) und den Cashewnüssen in einem Topf 15 Minuten köcheln lassen. Dann zwei Drittel der Menge mit den Cashewnüssen in einer Küchenmaschine oder in einem starken Mixer pürieren, bis alles cremig ist. Wieder in den Topf gießen und mit dem Grünkohl (oder Spinat) weitere 10 Minuten köcheln lassen.

Shiitake-Brunnenkresse-Suppe

Ergibt 4 Portionen

2 große Stangen Lauch (nur weiße und hellgrüne Teile), der Länge nach geteilt und getrennt (gut waschen und in 1 1/4 cm dicke Scheiben schneiden)
3 mittelgroße Möhren, geschält und gehackt
3 Knoblauchzehen, gehackt
3 Tassen Shiitake-Pilze, in Scheiben geschnitten
6 Tassen ungesalzene oder natriumarme Gemüsebrühe
3 Tassen gekochte weiße Bohnen oder 2 Dosen (je 425 g) natriumarme oder ungesalzene weiße Bohnen, abgetropft
5 Tassen Brunnenkresse ohne zähe Stiele
1 TL Kräuter der Provence
schwarzer Pfeffer (nach Geschmack)

1/8 Tasse Wasser in einem Suppentopf erhitzen. Lauch, Möhren und Knoblauch hineinlegen und etwa 3 Minuten im Wasser andünsten, bis sie zart sind. Die Hälfte der Suppe in eine Küchenmaschine oder in einen starken Mixer geben und pürieren. Dann in den Suppentopf zurückgießen.

Nichtvegane Variante: Sie können 115 g Wildfleisch oder Geflügel in die Suppe geben, nach dem Kochen herausholen, in kleine Stücke schneiden oder hacken und dann wieder in die Suppe einrühren.

Tomatencremesuppe

Ergibt 4 Portionen

    3 Tassen Möhrensaft
    675 g gehackte frische Tomaten oder 1 Dose (800 g) ungesalzene oder natriumarme ganze Tomaten (wenn möglich die Sorte San Marzano)
    1/4 Tasse sonnengetrocknete Tomaten, gehackt
    2 Selleriestangen, gehackt
    1 kleine Zwiebel, gehackt
    1 Stange Lauch, der Länge nach geteilt und getrennt (gut waschen und hacken)
    1 große Schalotte, gehackt
    3 Knoblauchzehen, gehackt
    2 EL Dr. Fuhrman's MatoZest oder eine andere ungesalzene Würzmischung mit getrockneten Tomaten (nach Geschmack)
    1 TL getrockneter Thymian
    1 kleines Lorbeerblatt
    1/2 Tasse rohe Cashewnüsse oder 1/4 Tasse rohe Cashewbutter
    1/4 Tasse frisches Basilikum, gehackt
    140 g junger Spinat

Alle Zutaten außer Cashewnüssen, Basilikum und Spinat in einem großen Kochtopf 30 Minuten köcheln lassen. Dann das Lorbeerblatt entfernen. 2 Tassen des Gemüses mit einem Schaumlöffel herausfischen und beiseitestellen. Die restliche Suppe mit den Cashewnüssen in einer Küchenmaschine oder in einem starken Mixer pürieren und mit dem beiseitegestellten Gemüse in den Topf zurückgießen. Basilikum und Spinat einrühren und noch einige Minuten köcheln lassen, bis der Spinat gar ist.

Hauptgerichte

Eichelkürbis mit Früchten und Nüssen

Ergibt 2 Portionen

1 großer Eichelkürbis
4 EL getrocknete, ungeschwefelte Aprikosen, eingeweicht und in Stücke geschnitten
1 1/2 Tassen Ananas, gehackt
2 EL Rosinen
2 EL rohe Cashewnüsse, gehackt
Zimt

Den Kürbis in Hälften schneiden, die Kerne entfernen und die beiden Stücke mit der aufgeschnittenen Seite nach unten auf eine Fettpfanne oder in einen Bräter legen, der 1 1/4 cm hoch mit Wasser gefüllt ist. Bei 175 °C 30 Minuten im Ofen backen.

In der Zwischenzeit Aprikosen, Ananas, Rosinen und Cashewnüsse vermengen. Nach dem Garen die Kürbishälften umdrehen und die Frucht-Nuss-Mischung hineinlöffeln. Dann die Kürbishälften wieder auf die Fettpfanne oder in den Bräter legen und locker mit Alufolie abdecken. Weitere 30 Minuten backen. Mit Zimt bestreuen, dann noch einmal 5 Minuten in den Herd stellen.

Amerikanischer Spinat mit Pilzen

Ergibt 4 Portionen

2 mittelgroße Zwiebeln, gehackt
1 TL Olivenöl
1 TL Nährhefe

6 EL Dr. Fuhrman's VegiZest oder eine andere ungesalzene Würzmischung (nach Geschmack)
6 Tassen Shiitake-Pilze, gehackt
570 g frischer Spinat

Zwiebeln in 1/3 Tasse Wasser, das mit 1 TL Olivenöl vermischt wird, 5 Minuten anbraten. Pilze, Würzmischung und Nährhefe zugeben und weitere 5 Minuten (oder bis die Pilze zart sind) braten; dabei mehrfach umrühren. Den Spinat hineinleeren, 2 Minuten garen, dann zudecken. Hitze abstellen und die Suppe weitere 5 Minuten ziehen lassen, bis der Spinat ganz gar ist.

Bohnenenchiladas

Ergibt 6 Portionen

1 mittelgroße grüne Paprika, entkernt und gehackt
1/2 Tasse Zwiebelringe
1 Tasse ungesalzene oder natriumarme Tomatensoße
2 Tassen gekochte Pintobohnen oder schwarze Bohnen oder 1 Dose (425 g) ungesalzene oder natriumarme Pintobohnen oder schwarze Bohnen, abgetropft
1 Tasse Maiskörner
1 EL Chilipulver
1 TL gemahlener Kreuzkümmel
1 TL Zwiebelpulver
1/8 TL Cayennepfeffer (nach Geschmack)
1 EL frischer Oregano, gehackt
6 Maistortillas

Die grüne Paprika und die Zwiebelringe in 2 EL Tomatensoße anbraten, bis sie weich sind. Restliche Tomatensoße, Bohnen, Mais, Chilipulver, Kreuzkümmel, Zwiebelpulver, Oregano und Cayenne (falls gewünscht) einrühren. Etwa 1/4 Tasse der Bohnenmischung auf jede Tortilla geben und zusammenrollen. Direkt servieren oder vorher noch 15 Minuten bei 190 °C im Herd backen.

Bessere Burger

Ergibt 8 Portionen

1 1/2 Tassen Vollwerthaferflocken
1 Tasse gemahlene Walnüsse
1 Tasse Wasser
1/4 Tasse ungesalzenes oder natriumarmes Tomatenmark
1/4 Tasse Dr. Fuhrman's MatoZest oder eine andere ungesalzene Würzmischung mit getrockneten Tomaten (nach Geschmack)
1 Tasse Zwiebeln, gehackt
3 Knoblauchzehen, fein gehackt
6 Tassen Pilze, fein gehackt
2 TL getrocknetes Basilikum
1/2 TL getrockneter Oregano
2 EL frische Petersilie, fein gehackt
2/3 Tassen tiefgefrorener Spinat, aufgetaut
frisch gemahlener Pfeffer nach Belieben

Den Herd auf 175 °C vorheizen. Wasser, Tomatenmark und Würzmischung in einem kleinen Kochtopf vermengen und bei mittlerer Hitze zum Kochen bringen. Dann den Herd abschalten, Haferflocken und gemahlene Walnüsse zugeben, gut umrühren und den Topf beiseitestellen.

Zwiebeln und Knoblauch in einer Pfanne in Wasser anbraten, bis die Zwiebeln durchsichtig sind. Dann die Pilze dazugeben und bei Bedarf etwas Wasser nachgießen. Zudecken und weitere 5 Minuten garen (oder bis die Pilze zart sind).

Die gebratenen Zwiebeln und Pilze, die Haferflocken-Walnuss-Mischung sowie den Spinat und die Gewürze in einer großen Schüssel gründlich verrühren. Dann aus der Mischung mit nassen Händen 16 Burger formen und diese auf einem leicht eingeölten Backblech 15 Minuten backen. Die Burger wenden und die andere Seite ebenfalls 15 Minuten backen. Auf kleinen Vollkornbrötchen oder Vollkornfladenbrothälften servieren. Die Burger mit roten Zwiebeln (dünne rohe Ringe), ungesalzenem oder natriumarmem Ketchup und gehacktem Kopfsalat garnieren.

Nichtvegane Variante: 225 g gehacktes Putenfleisch in die Schüssel geben und vor dem Formen der Burger gut mit den restlichen Zutaten vermengen. Das Aroma ist einzigartig!

Schwarzbohnen-Kopfsalat-Röllchen

Ergibt 4 Portionen

> 2 Tassen gekochte schwarze Bohnen oder 1 Dose (425 g) ungesalzene oder natriumarme schwarze Bohnen, abgetropft
> 1/2 große, reife Avocado, geschält und entsteint
> 1/2 mittelgroße grüne Paprika, entkernt und gehackt
> 3 grüne Zwiebeln, gehackt
> 1/3 Tasse frischer Oregano, gehackt
> 1/3 Tasse ungesalzene oder natriumarme milde Salsa
> 2 EL frischer Limettensaft
> 1 Knoblauchzehe, fein gehackt
> 1 TL gemahlener Kreuzkümmel
> 8 große Blätter Römischer Salat

Bohnen und Avocado in einer Schüssel mit einer Gabel zerdrücken (nur wenige kleine Stückchen sollten übrig bleiben) und gut vermengen. Alle restlichen Zutaten außer dem Kopfsalat dazugeben und mischen.

Etwa 1/4 Tasse der Mischung in die Mitte jedes Kopfsalatblattes geben und die Blätter wie Burritos zusammenrollen.

Gedünsteter Grünkohl und Kürbis mit Kernen

Ergibt 6 Portionen

2 Bund Grünkohl (zähe Stiele und Mittelrippen entfernen), Blätter gehackt
1 mittelgroßer Butternusskürbis oder 1 kleiner Gartenkürbis, geschält, entkernt und in Würfel geschnitten
2 mittelgroße rote Zwiebeln, grob gehackt
6 Knoblauchzehen, in Scheiben geschnitten
2 EL Dr. Fuhrman's VegiZest oder eine andere nicht gesalzene Würzmischung (nach Geschmack)
2/3 Tassen Wasser
3 EL Dr. Fuhrman's Black Fig Vinegar oder Balsamessig
1 Tasse rohe Kürbiskerne oder Sonnenblumenkerne, leicht geröstet*

Grünkohl, Kürbis, Zwiebeln, Knoblauch und Würzmischung in einen großen Topf mit Wasser geben. Zudecken und 20 Minuten bei niedriger Hitze dünsten (oder bis der Kohl und der Kürbis zart sind). Wein hineingießen und rühren. Vor dem Servieren mit den leicht gerösteten Kürbis- oder Sonnenblumenkernen bestreuen.

* Die Kerne im Herd 4 Minuten bei 150 °C anrösten.

Rosenkohlpolonaise

Ergibt 3 Portionen

6 Tassen Rosenkohl
1/4 Tasse weicher Tofu
2 EL Zitronensaft
2 Datteln, entsteint
1 Knoblauchzehe, fein gehackt
1 EL Dr. Fuhrman's VegiZest oder eine andere nicht gesalzene Würzmischung (nach Geschmack)
1/2 Tasse frische Petersilie, gehackt (die Menge in 2 Hälften teilen)

1/2 Tasse ungesüßte Soja-, Hanf- oder Mandelmilch

Große Rosenkohlköpfe halbieren, kleine ganz lassen. 8 Minuten (oder bis sie zart sind) dünsten. Tofu, Zitronensaft, Datteln, Knoblauch, Würzmischung, 1/4 Tasse Petersilie und Sojamilch im Mixer pürieren, dann über den Rosenkohl gießen. Mit der restlichen Petersilie bestreuen.

Cremiges Kreuzblütlercurry

Ergibt 4 Portionen

2 Zwiebeln, fein gehackt
4 Knoblauchzehen, fein gehackt
3 Möhren, in Würfel geschnitten
3 Pastinaken, in Würfel geschnitten
2 Tassen ungesüßte Soja-, Hanf- oder Mandelmilch
1 Kopf Blumenkohl, in kleine Röschen geschnitten
2 Tassen Pilze, in Scheiben geschnitten
1 EL Currypulver
1 TL Kurkuma
1 TL Kreuzkümmel
2 Tassen gekochte Kichererbsen oder 1 Dose (425 g) ungesalzene oder natriumarme Kichererbsen, abgetropft
450 g Grünkohl (zähe Stiele entfernen), gehackt
1 Tasse tiefgefrorene grüne Erbsen
1/2 Tasse rohe Cashewnüsse, gehackt

Zwiebeln, Knoblauch, Möhren und Pastinaken in einem großen Topf bei mittlerer Hitze in etwas Wasser anbraten, bis die Zwiebeln glasig sind (nach etwa 5 Minuten). Milch, Blumenkohl, Pilze, Currypulver, Kurkuma und Kreuzkümmel einrühren und zugedeckt bei mittlerer bis niedriger Hitze 10 Minuten (oder bis das Gemüse zart ist) garen. Jede Portion mit gehackten Cashewnüssen bestreuen.

Nichtvegane Variante: Im ersten Stadium der Zubereitung 170 g Huhn oder Pute, in Würfel geschnitten, dazugeben.

Ratatouille aus braunen Champignons

Ergibt 2 Portionen

   1 mittelgroße Zwiebel, in dünne Ringe geschnitten
   2 Knoblauchzehen, gehackt
   2 große Tomaten, gehackt, oder 1 Dose (425 g) ungesalzene Tomatenstücke
   1 mittelgroße Aubergine, in 2 1/2 cm große Würfel geschnitten
   1 mittelgroße Zucchini, in 2 1/2 cm dicke Scheiben geschnitten
   280 g braune Champignons oder andere Pilze, in Scheiben geschnitten
   1 mittelgroße rote Paprika, in 2 1/2 cm dicke Streifen geschnitten
   1 TL Oregano
   1 TL Basilikum
   Pfeffer nach Belieben

1/8 Tasse Wasser in einer großen, tiefen Pfanne erhitzen. Die Zwiebelringe etwa 3 Minuten darin anbraten, bis sie weich sind. Knoblauch dazugeben und noch eine Minute garen. Bei Bedarf Wasser nachgießen, damit nichts anbrennt. Dann die Hitze auf mittel bis niedrig reduzieren und Tomaten, Aubergine, Zucchini, Pilze, rote Paprika und Gewürze dazugeben. Zudecken und unter gelegentlichem Umrühren garen, bis das Gemüse sehr zart ist (nach etwa einer Stunde). Heiß servieren.

Einfache Gemüsepizza

Ergibt 4 Portionen

   4 große Vollkornfladenbrote
   2 Tassen ungesalzene oder natriumarme Nudelsoße
   1/2 Tasse gehackte Shiitake-Pilze

1/2 Tasse rote Zwiebeln, gehackt
280 g tiefgefrorene Brokkoliröschen, aufgetaut und fein gehackt
1/2 Tasse veganer Käse (Mozzarella-Typ)

Den Herd auf 95 °C vorheizen. Fladenbrote auf zwei Backbleche legen und 10 Minuten anwärmen. Dann aus dem Herd nehmen und die Nudelsoße darauf verteilen. Gleichmäßig mit Pilzen, Zwiebel, Brokkoli und Käseersatz bestreuen. Weitere 30 Minuten backen.

Nichtvegane Variante: Anstelle des Käseersatzes frischen Mozzarella verwenden (aber eine kleinere Menge) oder Käseersatz und Mozzarella mischen.

Goji-Chili-Eintopf

Ergibt 6 Portionen

3 Tassen Eiertomaten, in Würfel geschnitten, oder 1 Dose (800 g) ungesalzene oder natriumarme Eiertomaten
450 g tiefgefrorener Brokkoli, aufgetaut und gehackt
280 g tiefgefrorene Zwiebeln, aufgetaut und gehackt
2 1/2 Tassen Mais, frisch oder tiefgefroren
1/2 Tasse Gojibeeren
2 große Zucchini, in Würfel geschnitten
115 g milde grüne Chilischoten, gehackt
4 TL Chilipulver (oder mehr, je nach Geschmack)
2 TL Kreuzkümmel
3 Knoblauchzehen, fein gehackt
1 1/2 Tassen gekochte Pintobohnen oder 1 Dose (225 g) ungesalzene oder natriumarme Pintobohnen, abgetropft
1 1/2 Tassen gekochte schwarze Bohnen oder 1 Dose (225 g) ungesalzene oder natriumarme schwarze Bohnen, abgetropft
1 1/2 Tassen gekochte rote Bohnen oder 1 Dose (225 g) ungesalzene oder natriumarme rote Bohnen, abgetropft

Alle Zutaten außer den vorgekochten Bohnen in einem Topf mischen, zudecken und 20 Minuten köcheln lassen. Bohnen zugeben und in der Mischung erhitzen.

Grüngemüse auf marokkanische Art

Ergibt 4 Portionen

    1 EL Knoblauch, fein gehackt
    1 1/2 Tassen Zwiebeln, gehackt
    2 Tassen Pilze, in Scheiben geschnitten
    1 rote Paprika, entkernt und gehackt
    1 EL Korianderkörner, gemahlen
    1 EL Zimt
    1 EL Kreuzkümmel, gemahlen
    1 TL pürierte rote Paprika
    2 Tassen gegrillte Tomaten, ungesalzen oder natriumarm, oder frische Tomaten
    4 Tassen Indischer Senf (zähe Stiele entfernen), gehackt
    4 Tassen Blattkohl (zähe Stiele entfernen), gehackt
    1/4 Tasse Korinthen

2 EL Wasser bei mittlerer bis großer Hitze in einem großen Suppentopf erhitzen und Knoblauch und Zwiebeln hineingeben. Unter Umrühren 5 Minuten kochen. Pilze, Paprika, Gewürze und bei Bedarf etwas mehr Wasser dazugeben. Unter Umrühren weitere 5 Minuten kochen. Alle restlichen Zutaten hinzufügen und zugedeckt bei mittlerer bis geringer Hitze 10 Minuten köcheln lassen (oder bis das Grüngemüse zart ist).

Lisas lieblicher Linseneintopf

Ergibt 4 Portionen

    2 Tassen getrocknete Linsen

6 Tassen Wasser
1/2 mittelgroße Zwiebel, fein gehackt
1 TL getrocknetes Basilikum
1/8 TL schwarzer Pfeffer
3 große reife Tomaten, gehackt
1 Selleriestange, fein gehackt

Linsen, Wasser, Zwiebel, Pfeffer und Basilikum in einem Topf 30 Minuten köcheln lassen. Tomaten und Sellerie dazugeben und weitere 15 Minuten köcheln lassen (oder bis die Linsen weich sind).

Pilz-Stroganoff auf Vollkornweizennudeln

Ergibt 4 Portionen

2 Zwiebeln, in Würfel geschnitten
1 EL Knoblauch, fein gehackt
4 Tassen Pilze
2 TL Geflügelwürze
2 Tassen getrocknete Pilze, z. B. Shiitake und/oder Champignons, in 2 Tassen Wasser eingeweicht (Einweichwasser aufbewahren)
1/2 Tasse Kochsherry oder Reiswein (Mirin)
1 EL Dr. Fuhrman's VegiZest oder eine andere nicht gesalzene Würzmischung (nach Geschmack)
1 1/2 Tassen tiefgefrorene grüne Erbsen
8 Tassen Rucola, gehackt
225 g Vollkornweizen-Spiralnudeln

Für die Soße:
1 großer Kopf Blumenkohl, ohne den Strunk, in Röschen geteilt
4 Tassen ungesüßte Soja-, Hanf- oder Mandelmilch
2 Tassen gekochte weiße Bohnen oder 1 Dose (425 g) ungesalzene oder natriumarme weiße Bohnen
1 EL Tahina oder ungeschälte Sesamsamen
1 TL ungesalzene Knoblauch-Kräuter-Würze

1 EL Zwiebelpulver
1 EL Nährhefe

Zwiebeln und Knoblauch in einem Suppentopf in etwas Wasser 5 Minuten anbraten. Frische Pilze und Würze dazugeben und weitere 5 Minuten braten. Getrocknete Pilze samt Einweichwasser hinzufügen. Unter Rühren kochen, bis die Pilze weich sind. Dann Kochsherry, Erbsen und Rucola dazugeben und weitere 10 Minuten garen.
Zubereitung der Soße: Blumenkohl und Sojamilch in einem offenen Topf zum Kochen bringen. Hitze verringern und zugedeckt 15 Minuten köcheln lassen (oder bis der Blumenkohl zart ist). Restliche Zutaten dazugeben und in einem Mixer pürieren. Dann die Blumenkohlsoße in die Pilzmischung gießen und gut vermengen.
In der Zwischenzeit die Nudeln nach Packungsanleitung kochen. Abgießen und 1 Tasse des Kochwassers aufbewahren. Nudeln mit Blumenkohlsoße und Pilzmischung vermengen, bei Bedarf das restliche Kochwasser nachgießen.

Nichtvegane Variante: 140 bis 170 g Fleisch (Biofleisch oder Wild), in Würfel geschnitten, mit den Pilzen anbraten.

Champignons und Bohnen

Ergibt 4 Portionen

1 große Zwiebel, gehackt
2 Knoblauchzehen, gehackt
2 große Champignonhüte, in dünne Scheiben geschnitten
1/2 Tasse Rotwein oder natriumarme Gemüsebrühe
1 große Tomate, in Stücke geschnitten, oder 8 halbierte Kirschtomaten
1 1/2 Tassen gekochte Kichererbsen oder 1 Dose (425 g) ungesalzene oder natriumarme Kichererbsen, abgetropft

Zwiebel und Knoblauch 2 Minuten (oder bis sie zart sind) in Wasser anbraten. Pilze und Rotwein oder Brühe dazugeben und 5 Minuten kochen, bis die

Pilze zart sind. Tomaten und Kichererbsen dazugeben und weitere 5 Minuten köcheln lassen.

Spaghettikürbis Primavera

Ergibt 4 Portionen

1 mittelgroßer Spaghettikürbis
1 1/2 Möhren, schräg in Scheiben geschnitten
1/2 Tasse Staudensellerie, schräg in Scheiben geschnitten
3 Knoblauchzehen, fein gehackt
1 1/2 Tassen gehackter Kohl
1 kleine Zucchini, in kleine Stücke gehackt
1 1/2 Tassen gekochte Pintobohnen oder 1 Dose (425 g) ungesalzene oder natriumarme Pintobohnen, abgetropft
1 1/2 Tassen gehackte Tomaten oder 1 Dose (425 g) ungesalzene oder natriumarme Tomaten, abgetropft
1/3 Tasse Apfelsaft
1 TL getrockneter Thymian
1 TL getrocknete Petersilie
1 Tasse ungesalzene oder natriumarme Pastasoße
1 Kopf Römischer Salat, Blätter gehackt (nach Geschmack)

Den Spaghettikürbis der Länge nach halbieren, Kerne entfernen. Beide Hälften mit der aufgeschnittenen Seite nach unten auf ein Backblech legen; vorher 1/4 Tasse Wasser auf das Blech gießen. 45 Minuten bei 175 °C (oder bis der Kürbis zart ist) im Ofen backen.
In der Zwischenzeit 2 EL Wasser in einer Pfanne erhitzen und Möhren und Sellerie darin zugedeckt 10 Minuten garen; gelegentlich umrühren. Bei Bedarf etwas Wasser nachgießen. Knoblauch, Kohl und Zucchini dazugeben und zugedeckt weitere 10 Minuten garen. Restliche Zutaten außer der Pastasoße einrühren. Zudecken und 10 Minuten köcheln lassen, bis die Möhren zart sind.
Wenn der Kürbis gar ist, aus dem Herd nehmen und mit einer Gabel spaghettiähnliche Streifen in eine Schale kratzen. Pastasoße hineingießen und

gut mit den Kürbisstreifen vermischen. Dann Gemüse, Bohnen und Kräuter mit der Kürbis-Pastasoßen-Mischung vermengen. Auf zerkleinerten Salatblättern oder in den ausgehöhlten Kürbishälften servieren.

Paprika mit Superfüllung

Ergibt 3 Portionen

1/2 Tasse getrocknete Quinoa
3 große Paprikaschoten, der Länge nach halbiert, Samen und dünne Innenhäute entfernt
3 Knoblauchzehen, fein gehackt
1 mittelgroße Zwiebel, fein gehackt
1 mittelgroße Aubergine, in Würfel geschnitten
1 mittelgroße Zucchini, in Würfel geschnitten
225 g Pilze, in Würfel geschnitten
1 1/2 Tassen ungesalzene oder natriumarme Tomatensoße oder 1 Dose (425 g) zerdrückte oder gewürfelte Tomaten, ungesalzen oder natriumarm
1 TL getrockneter Oregano oder italienische Würzmischung (oder mehr, wenn gewünscht)
2 EL frisches Basilikum (wenn gewünscht)

Quinoa in einen Topf mit 1 1/4 Tassen Wasser geben, zudecken und bei geringer Hitze 20 Minuten köcheln lassen. Knoblauch und Zwiebel in Wasser kurz anbraten. Aubergine, Zucchini und Pilze dazugeben und kochen, bis die Aubergine und die Zucchini weich zu werden beginnen. Gekochte Quinoa, Tomatensoße oder zerdrückte Tomaten und Würze dazugeben. Gemüse-Quinoa-Mischung in die Paprikaschoten füllen und bei 175 °C 15 Minuten im Ofen backen.

Mangold-und-Süßkartoffel-Gratin

Ergibt 6 Portionen

1 TL gehackter frischer Ingwer
1 kleine Zwiebel, fein gehackt
1/2 Tasse gehackte Paprikaschoten
8 Tassen Mangold (ohne Stiele), grob gehackt
4 mittelgroße Süßkartoffeln (etwa 560 g), geschält und in 3 mm dünne Scheiben geschnitten
225 g Tempeh, in möglichst dünne Scheiben geschnitten
2 Tassen ungesüßte Hanf-, Soja- oder Mandelmilch
1/8 TL Muskat
1/8 TL schwarzer Pfeffer
1/4 Tasse Käseersatz (Mozzarella-Typ)
2 EL Leinsamen, geröstet

Den Herd auf 205 °C vorheizen. Eine etwa 23 × 33 cm große flache Backform mit etwas Olivenöl einreiben. 1/8 Tasse Wasser in einer großen Pfanne erhitzen; Ingwer, Zwiebel und grüne Paprika darin anbraten, bis sie weich sind. Mangold zugeben und kochen, bis er eben zart ist. Ein Drittel der Süßkartoffelscheiben in die vorbereitete Backform legen. Die Hälfte des Tempeh und die Hälfte der Mangoldmischung darauf verteilen. Ein weiteres Drittel der Süßkartoffelscheiben, dann das restliche Tempeh, den restlichen Mangold und schließlich das letzte Drittel der Süßkartoffeln in der Backform arrangieren. Milch, Muskat und schwarzen Pfeffer vermengen und über das Gericht gießen. Mit Alufolie abdecken und 35 Minuten backen. Dann die Folie entfernen, den Käseersatz über dem Gericht verteilen und weitere 15 Minuten backen. Zum Schluss mit den gerösteten Leinsamen bestreuen.

Nichtvegane Variante: anstelle des Käseersatzes eine kleine Menge Mozzarella verwenden. Pro Person ergibt sich so eine sehr kleine Menge.

Würzige weiße Bohnen und Zucchini

Ergibt 2 Portionen

3 mittelgroße Zucchini, in kleine Stücke geschnitten
2 Knoblauchzehen, fein gehackt
1 1/2 Tassen gekochte weiße Bohnen oder 1 Dose (425 g) ungesalzene oder natriumarme weiße Bohnen, abgetropft
1/4 Tasse Tasse Dr. Fuhrman's Black Fig Vinegar oder Balsamessig

Zucchini und Knoblauch bei mittlerer Hitze 5 Minuten in 2 EL Wasser anbraten (oder bis sie zart sind). Bohnen und Essig dazugeben und 5 Minuten kochen.

Thailändischer Eintopf für ein langes Leben

Ergibt 4 Portionen

6 Knoblauchzehen, gehackt
2 TL Ingwer, fein gehackt
1 1/2 EL Jalapeño-Schoten, fein gehackt
3 Tassen Lauch, der Länge nach geteilt und getrennt (gut waschen und hacken)
2 Tassen Pilze, geviertelt
1 Tasse Möhren, gehackt
1 Tasse Kohl, gehackt
2 Tassen Zuckererbsen
1/2 Tasse ungesalzene, ungesüßte Erdnussbutter
1 Tasse ungesalzene oder natriumarme Gemüsebrühe
1/2 Tasse ungesüßte Soja-, Hanf- oder Mandelmilch
1/2 Tasse ungesüßte Kokosraspeln
Saft einer Limette
zerdrückte rote Paprika oder Cayennepfeffer (nach Geschmack)
2 EL frischer Oregano, gehackt, zum Garnieren

2 EL Wasser in einem großen Suppentopf bei mittlerer bis hoher Temperatur erhitzen, Knoblauch, Ingwer, Jalapeño-Schoten, Lauch und Pilze dazugeben und 5 Minuten kochen. Dabei umrühren. Möhren, Kohl und Zuckererbsen dazugeben und bei Bedarf etwas Wasser nachgießen. Weitere 5 Minuten unter Rühren kochen (oder bis das Gemüse zart ist).

Erdnussbutter mit einem Teil der Gemüsebrühe in einer kleinen Schüssel vermengen, bis eine sämige Soße entsteht. Erdnussbuttermischung, restliche Brühe, Sojamilch, Kokosraspeln und Limettensaft in den Eintopf geben. Zerdrückte rote Paprika oder Cayennepfeffer dazugeben, falls gewünscht. Mit Oregano garnieren und heiß servieren.

Nichtvegane Variante: 170 g gegarte Garnelen oder Jakobsmuscheln hacken und mit in den Eintopf geben.

Fladenbrotfüllungen

Aztekenfüllung

Ergibt 2 Portionen

2 Tassen Markstammkohl, sehr fein gehackt
1/4 Tasse natriumarme Salsa
1/4 Tasse rohe Mandelbutter
1/4 Tasse frischer Oregano, fein gehackt
1 TL gemahlener Kreuzkümmel
1 TL Chilipulver

Alles in einer Schüssel vermengen. Dann in ein Vollkornfladenbrot oder ein Wrap füllen und servieren.

Italienische Füllung

Ergibt 2 Portionen

2 Tassen Kopfsalat, gehackt
1/4 Tasse Petersilie, gehackt
1/4 Tasse sonnengetrocknete, ungesalzene Tomaten, gehackt und eingeweicht, bis sie weich sind
1/2 Tasse Walnüsse, fein gemahlen
1 TL ungesalzene italienische Würze
1 1/2 EL ungesalzenes oder natriumarmes Tomatenmark
eine Prise Knoblauchpulver

Alles in einer Schüssel vermengen. Dann in ein Vollkornfladenbrot oder ein Wrap füllen und servieren.

Nichtvegane Variante: 30 bis 60 g im Herd gegrilltes weißes Hühner- oder Putenfleisch in Scheiben schneiden oder hacken und unter die Füllung mischen.

Mumbai-Füllung

Ergibt 2 Portionen

2 Tassen Grünkohl, gehackt
1/4 Tasse getrocknete Mango
1/4 Tasse rohe Mandelbutter
1 TL Currypulver
2 EL Orangensaft, frisch gepresst

Alles in einer Schüssel vermengen. Dann in ein Vollkornfladenbrot oder ein Wrap füllen und servieren.

› Nachtische

Apfelhappen mit Beeren und Nüssen

Ergibt 12 Portionen

2 Tassen getrocknete Äpfel
1 1/2 Tassen ungesüßte Soja-, Hanf- oder Mandelmilch mit Vanillegeschmack
1/2 Liter Erdbeeren oder 1 Beutel tiefgefrorene Erdbeeren
1/2 Tasse rohe Pecannüsse
1/2 Tasse rohe Paranüsse
1 Tasse junger Spinat
1/4 Tasse ungesüßte Kokosraspeln
1/2 EL Zimt
1/4 TL Muskat
6 große (oder 12 kleine) Datteln, entsteint
ungesüßte Kokosraspeln zum Garnieren

Getrocknete Äpfel mindestens eine Stunde in der Milch einweichen. Dann Äpfel, Milch, die Hälfte der Erdbeeren und die restlichen Zutaten außer den Kokosraspeln in einem starken Mixer pürieren. Bei Bedarf etwas Sojamilch nachgießen. In Muffinformen oder kleine, feuerfeste Puddingformen geben und bei 150 °C 20 Minuten backen. Eine halbe Erdbeere auf jeden Apfelhappen legen und mit Kokosraspeln bestreuen. In den Kühlschrank stellen, kalt servieren.

Stärkende Beerengelatine

Ergibt 2 Portionen

2 Tassen Aprikosensaft
3 TL Agar-Agar-Flocken, im Aprikosensaft über Nacht eingeweicht
2 Tassen gemischte frische oder tiefgefrorene Beeren, klein gehackt

Inhalt einer Vanilleschote

Die Aprikosensaft-Agar-Mischung in einem kleinen Kochtopf bei mittlerer bis großer Hitze zum Kochen bringen; dann die Hitze verringern und die Mischung weitere 20 Minuten köcheln lassen. Beeren und Vanille einrühren. Auf zwei Servierteller verteilen und vor dem Servieren kühlen.

Schwarzbohnenbrownies

Ergibt 16 Brownies

2 Tassen gekochte schwarze Bohnen
10 große (oder 20 kleine) Datteln
2 1/2 EL rohe Mandelbutter
1 TL Vanille
1/2 Tasse echtes Kakaopulver
1 EL gemahlene Chiasamen

Schwarze Bohnen, Datteln, Mandelbutter und Vanille in einem starken Mixer oder in einer Küchenmaschine pürieren. Restliche Zutaten dazugeben und erneut mixen. In eine sehr leicht eingeölte, 20 × 20 cm große Backform gießen und bei 95 °C 1 1/2 Stunden backen. Abkühlen lassen, dann in kleine Quadrate schneiden. Die Brownies sind in einem zugedeckten Behälter bis zu eine Woche lang im Kühlschrank haltbar.

Holundersorbet

Ergibt 3 Portionen

4 Tassen Holunderbeeren
1 Tasse Soja-, Hanf- oder Mandelmilch mit Vanillegeschmack
1 reife Banane
1/2 Tasse Walnüsse
3 große (oder 6 kleine) Datteln, entsteint

Holunderbeeren in etwas Wasser 10 Minuten köcheln lassen. Abkühlen lassen, pürieren und durch ein feines Passiersieb streichen. Die anderen Zutaten zugeben und in einem starken Mixer nochmals pürieren. In eine verschließbare Plastikschale geben und in die Tiefkühltruhe stellen. Alle 10 Minuten kurz umrühren, bis das Sorbet komplett gefroren ist.

Chiakekse

Ergibt 20 Kekse

- 2 Tassen fein gemahlene Vollkornhaferflocken
- 1/2 Tasse getrocknete, ungesüßte Kokosraspeln
- 1 Tasse Korinthen
- 1 EL gemahlene Chiasamen
- 1 EL ganze Chiasamen
- 1 TL Zimt
- 2 EL rohe Mandelbutter
- 3/4 Tassen ungesüßtes Apfelmus
- 1 TL Vanille

Etwa die Hälfte der Korinthen in einer halben Tasse Wasser eine Stunde einweichen.
Haferflocken, Kokosraspeln, restliche Korinthen, Chiasamen und Zimt in einer Schüssel vermengen.
Den Herd auf 95 °C vorheizen. Mandelbutter, eingeweichte Korinthen, Einweichwasser, Apfelmus und Vanille in einer Küchenmaschine oder in einem starken Mixer pürieren, dann gut mit den restlichen Zutaten vermengen.
Aus jeweils 2 TL Teig Kekse formen. Diese auf einem leicht eingeölten oder mit Backpapier ausgelegten Backblech verteilen. Bei sehr geringer Hitze (95 °C) 1 1/2 bis 2 Stunden backen.

Schokoladendip mit frischem Obst und Beeren

Ergibt 4 Portionen

2 Tassen junger Spinat
1 1/2 Tassen Sojamilch
1 Tasse tiefgefrorene Heidelbeeren
1 Tasse entsteinte Datteln
2/3 Tassen rohe Mandeln
2 1/2 EL echtes Kakaopulver
Inhalt 1/2 Vanilleschote
4 EL Gojibeeren

Alle Zutaten in einem starken Mixer pürieren, bis ein sehr sämiger, cremiger Brei entsteht.
Als Dip für frisches Obst reichen oder auf Obst- und Beerenscheiben geben.

Stückiges Heidelbeer-Walnuss-Sorbet

Ergibt 4 Portionen

1 Tasse ungesüßte Soja-, Hanf- oder Mandelmilch
3 Tassen tiefgefrorene Heidelbeeren
2 tiefgefrorene Bananen*, eine davon in mundgerechte Happen gehackt
1 Tasse gehackte Walnüsse
1 EL gemahlene Leinsamen

Sojamilch, 2 Tassen tiefgefrorene Heidelbeeren, eine tiefgefrorene Banane (nicht gehackt) und 1/2 Tasse Walnüsse in einem starken Mixer pürieren. Dann in eine gekühlte Schüssel gießen und restliche Heidelbeeren und Walnüsse einrühren. Gemahlene Leinsamen darüberstreuen und servieren.

* Die reifen Bananen mindestens 24 Stunden im Voraus einfrieren. Vorher schälen, in Drittel schneiden und eng in Frischhaltefolie einwickeln.

Sahnecremetorte mit Kokosnuss und Möhren

Ergibt 8 Portionen

Für die Füllung:
1/2 Tasse Muskateller (oder anderer süßer Dessertwein)
3 Äpfel, gerieben
1 Tasse getrocknete Äpfel, ungeschwefelt, gehackt
1/3 Tasse Rosinen
1/3 Tasse getrocknete Aprikosen, ungeschwefelt, gehackt
1/4 Tasse Walnüsse
1 1/2 Tassen Möhren, gehackt
1/2 Tasse Zucchini, gehackt
1/2 Tasse Rote Beete, gehackt
1/2 Tasse ungesüßte Kokosraspeln
3/4 TL Zimt
1/4 TL Muskat

Für den Tortenboden:
1 Tasse rohe Mandeln
1 Tasse Datteln, entsteint
2 EL Chiasamen
1/3 Tasse Vollkornhaferflocken, im Mixer gemahlen

Für die Glasur:
1 1/3 Tassen Macadamianüsse
1 Tasse Soja-, Hanf- oder Mandelmilch
2/3 Tassen entsteinte Datteln
1 TL Vanille

Füllung: Die gehackten getrockneten Äpfel und Aprikosen mindestens eine Stunde, besser über Nacht im Kühlschrank im Wein einweichen lassen. Rosinen und Walnüsse in einer Küchenmaschine oder im Mixer vermengen, dann die Obst-Wein-Mischung dazugeben und das Ganze pürieren. Kokosraspeln, Zimt und Muskat dazugeben und von Hand mit den fein gehackten (nicht pürierten) Möhren, Zucchini und Rüben vermengen.

Tortenboden: 2 EL Chiasamen in 1/4 Tasse Wasser rühren und mindestens 15 Minuten stehen lassen. In einer Küchenmaschine zu einer Paste verarbeiten, dann beiseitestellen. Mandeln in der Küchenmaschine sehr fein zerkleinern und ebenfalls beiseitestellen. Haferflocken trocken zu grobem Mehl mahlen, dann die Mandeln wieder in die Küchenmaschine geben und mit dem Hafermehl vermengen. Datteln hinzufügen und verarbeiten, bis sie zerkleinert und mit den anderen Zutaten gut vermengt sind. Chiasamenpaste dazugeben und mit den anderen Zutaten vermengen, dabei Pulsschaltung verwenden. Die Mischung fest in eine Tortenform pressen, um den Boden zu formen.

Glasur: Macadamianüsse, Milch, restliche Datteln und Vanille in einem starken Mixer pürieren.

Golden-Delicious-Trüffel

Ergibt 30 bis 40 Trüffel

1 1/2 Tassen rohe Cashewnüsse
1 Tasse rohe Mandeln
1 mittelgroßer Apfel, Sorte Golden Delicious, geschält, entkernt, in Scheiben geschnitten
1 TL gemahlene Chiasamen
8 getrocknete Aprikosen, fein gehackt
Zimt (für den Überzug)
ungesüßte Kokosraspeln (für den Überzug)
echtes Kakaopulver (für den Überzug)

Cashewnüsse und Mandeln in einem starken Mixer zu Mehl verarbeiten, dann Apfelscheiben, gemahlene Chiasamen und getrocknete Aprikosen dazugeben und pürieren. Aus der Mischung kleine Kugeln formen und jede Kugel entweder im Zimt oder in einer Mischung aus Kokosraspeln und Kakaopulver wenden.

Gesunder Schokoladenkuchen

Ergibt 12 Portionen

Für den Kuchen:
1 2/3 Tassen Vollkornweizenmehl
1 TL Backpulver
3 TL Backnatron
3 1/2 Tassen entsteinte Datteln
1 Tasse Ananasstücke im eigenen Saft, abgetropft
1 Banane
1 Tasse ungesüßtes Apfelmus
1 Tasse rohe Rote Rüben, gehackt
3/4 Tassen rohe Möhren, gehackt
1/2 Tasse rohe Zucchini, gehackt
3 EL echtes Kakaopulver
1/2 Tasse Korinthen
1 Tasse gehackte Walnüsse
1 1/2 Tassen Wasser
Inhalt von 2 Vanilleschoten

Für die Schoko-Nuss-Glasur:
1 Tasse rohe Macadamianüsse und/oder rohe Cashewnüsse
1 Tasse Soja-, Hanf- oder Mandelmilch mit Vanillegeschmack
2/3 Tassen entsteinte Datteln
1/3 Tasse Paranüsse oder Haselnüsse
2 EL Kakaopulver
Inhalt einer Vanilleschote

Den Herd auf 175 °C vorheizen. Mehl, Backpulver und Backnatron in einer kleinen Schüssel vermengen und beiseitestellen. 3 Tassen Datteln sowie Ananas, Banane und Apfelmus in einem Mixer oder in einer Küchenmaschine pürieren. Restliche Datteln (1/2 Tasse) in 6 mm dicke Scheiben schneiden. Dattelscheiben, Rote Rüben, Möhren, Zucchini, Kakaopulver, Korinthen, Walnüsse, Wasser, Vanille und Mehlmischung in einer großen Schüssel vermengen. Die pürierte Masse dazugeben und gut einrühren. Alles in einer Kuchenform (23 × 33 cm) mit Antihaftbeschichtung verteilen. Eine Stunde backen. (Wenn Sie mit einem Zahnstocher bis in die Mitte stechen, sollte er nach dem Herausziehen sauber sein.) Für die Glasur alle Zutaten in einem starken Mixer pürieren und den abgekühlten Kuchen damit bestreichen.

Apfelkuchen mit Heidelbeeren

Ergibt 8 Portionen

Für den Boden:
1 Tasse rohe Mandeln
1 TL fein gemahlene Chiasamen
1 Tasse entsteinte Datteln
2 TL Wasser

Für die Füllung:
1/2 Tasse Wasser
1/2 Tasse entsteinte Datteln
1 Apfel, geschält, entkernt, gehackt
2 TL fein gemahlene Chiasamen
1 Tasse tiefgefrorene Heidelbeeren, leicht aufgetaut
4 mittelgroße Äpfel, geschält, entkernt, in Scheiben geschnitten
1 EL Zimt
1/2 Tasse Rosinen

Boden: Rohe Mandeln und Chiasamen in einer Küchenmaschine mixen. Pulsieren, bis sie fein gemahlen sind. Datteln und Wasser dazugeben und vermengen, bis die Mischung Kugelform annimmt. Dann die Mischung fest in eine sehr leicht eingeölte Kuchenform (20 cm Durchmesser) drücken, um einen dünnen Boden zu formen. Den Boden bei 120 °C 5 Minuten vorbacken.

Füllung: Wasser, entsteinte Datteln, gehackten Apfel und Chiasamen in einem Mixer vermengen, bis ein Brei entsteht. Dattelmischung und Heidelbeeren, Apfelscheiben, Zimt und Rosinen in einer großen Rührschüssel gut vermengen. Dann die Füllung auf dem Kuchenboden verteilen und 1 1/2 Stunden bei 95 °C backen. Vor dem Schneiden und Servieren abkühlen lassen.

Anmerkungen

Einführung: Was ist Superimmunität?

1. National Intelligence Council. The global infectious disease threat and its implications for the United States. Januar 2000; NIE 99-17D. www.dni.gov/nic/special_globalinfectious.html.

2. Global alert and response: cumulative number of reported probable cases of severe acute respiratory syndrome (SARS). www.who.int/csr/sars/country/en/index.html.

3. Fisher ES, Wennberg DE, Stukel TA. The implications of regional variations in Medicare spending. Ann Int Med 2003; 138(4): 288-298.

4. Velicer CM, Heckbert SR, Lampe JW et al. Antibiotic use in relation to the risk of breast cancer. JAMA 2004; 291(7): 827-835.

Kapitel 1: Essen = Gesundheit

1. Boggs DA, Palmer JR, Wise LA et al. Fruit and vegetable intake in relation to risk of breast cancer in the Black Women's Health Study. Am J Epidemiol 2010; DOI: 10.1093/aje/kwq293. Gullett NP, Ruhul Amin AR, Bayraktar S et al. Cancer prevention with natural compounds. Semin Oncol 2010; 37(3): 258-281.

2. Li C, Ford ES, Zhao G et al. Serum alpha-carotene concentrations and risk of death among U.S. adults. Third national Health and Nutrition Examination Survey follow-up study. Arch Intern Med, 22. Nov 2010; DOI [Innenministerium der USA]: 10.1001/archinternmed.2010.440.

3. Robbins J. Healthy at 100. Ballantine Books, 2007.

4. Lui RH. Potential synergy of phytochemicals in cancer prevention: mechanism of action. J Nutri 2004; 134(12 Suppl): 3479S-3485S.

5. Hoover's directories: fast food and quick service restaurants 2005; www.hoovers.com/industry/fast_food_quick_service_restaurants/1444_1.html.

6. Steinmetz KA, Potter JD. Vegetables fruit, and cancer prevention: a review. J Am Diet Assoc. Okt 1996; 96(10): 1027-39.

7. www.who.int/whr/1996/media_centre/press_release/en/index.html.

8. Sripaipan T, Schroeder DG, Marsh DR et al. Effect of an integrated nutrition program on child morbidity due to respiratory infection and diarrhea in northern Viet Nam. Food Nutr Bull 2002; 23(4): 70-77.

9   Taylor CE, Higgs ES. Micronutrients and infectious diseases: thoughts on integration of mechanistic approaches into micronutrient research. J Infect Dis, Sep 2000; 182(1 Suppl): S1-S4.

10 Keusch GT. The history of nutrition: malnutrition, infection and immunity. J Nutr 2003; 133: 336S-340S.

11 Peterhans E. Oxidants and antioxidants in viral diseases: disease mechanisms and metabolic regulation. J Nutr 1997; 127: 962S-965S.

12 Beck MA. Antioxidants and viral infections: host immune response and viral pathogenicity. J Am Coll Nutr 2001; 20(5 Suppl): 348S-388S, Diskussion 396S-397S.

13 Peterhans E. Oxidants and antioxidants in viral diseases: disease mechanisms and metabolic regulation. J Nutr 1997; 127: 962S-965S.

14 Dreyfuss ML, Fawzi WW. Micronutrients and vertical transmission of HIV-1. Am J Clin Nutr 2002; 75(6): 959-970.

15 Domingo E. Newly emerging viral diseases: what role for nutrition? J Nutr 1999; 127: 958S-961S.

16 Román GC. An Epidemic in Cuba of optic neuropathy, sensorineural deafness, peripheral sensory neuropathy, and dorsolateral myeloneuropathy. J Neurol Sci 1994; 127: 11-28.

17 Reid AH, Taubenberger JK, Fanning TG. The 1918 Spanish influenza: integrating history and biology. Microbes Infect 2001; 3(1): 81-87. Afkhami A. Compromised constitutions: the Iranian experience with the 1918 influenza pandemic. Bull Hist Med 2003; 77(2): 367-392.

Kapitel 2: Das Versagen der modernen Medizin

1   Achievements in public health, 1900-1999: control of infectious diseases. MMWR 1999; 48(29): 621-629.

2   McManus IC. Life expectation of Italian Renaissance artists. Lancet 1975; 1(7901): 266-267.

3   Baicker K, Chandra A. Health affairs (2004): Medicare spending, the physician workforce, and beneficiaries' quality of care; DOI: 10.1377/hlthaff.w4.184. Abramson J. Overdosed America: The Broken Promise of American Medicine. HarperCollins, 2004.

4   Tzoulaki I, Molokhia M, Curcin V et al. Risk of cardiovascular disease and all cause mortality among patients with type 2 diabetes prescribed oral anti-diabetes drugs: retrospective cohort study using UK general practice research database. BMJ 2009; 339: b4731; DOI: 10.1136/bmj.b4731. Pantalone KM, Kattan MW, Yu C et al. The risk of developing coronary artery disease or congestive heart failure, and overall mortality, in type 2 diabetic patients receiving rosiglitazone, pioglita-

zone, metformin, or sulfonylureas: a retrospective analysis. Acta Diabetol 2009; 46(2): 145–154.

5   Bowker SL, Majumdar SR, Veugelers P, Johnson JA. Increased cancer-related mortality for patients with type 2 diabetes who use sulfonylureas or insulin. Diab Care 2006; 29(2): 254–258.

6   Gerstein HC, Miller ME, Byington RP et al. Effects of intensive glucose lowering in type 2 diabetes. N Eng J Med 2008; 358(24): 254 559.

7   Sipahi I, Debanne SM, Rowland DY et al. Angiotensin-receptor blockade and risk of cancer: meta-analysis of randomised controlled trials. Lancet Oncol, Jul 2010; 11(7): 627–636.

8   US Food and Drug Administration. Benicar (olmesartan): ongoing safety review. www.fda.gov/Safety/MedWatch/SafetyInformation/SafetyAlertsforHumanMedicalProducts/ucm215249.htm.

9   POISE Study Group. Effects of extended-release metoprolol succinate in patients undergoing non-cardiac surgery (POISE trial): a randomized controlled trial. Lancet 2008; DOI: 10.1016/S0140-6736(08) 60601-7.

10 Bangalore S, Messerli FH, Kostis JB, Pepine CJ. Cardiovascular protection using betablockers. J Am Coll Cardiol 2007; 50(7): 563–572.

11 Wiysonge CS, Bradley H, Mayosi BM et al. Beta-blockers for hypertension. Cochrane Database Syst Rev 2007; (1): CD002 003.

12 Swaminathan RV, Alexander KP. Pulse pressure and vascular risk in the elderly: associations and clinical implicatios. Am J Geriatr Cardiol 2006; 15(4): 226–232; Diskussion 133–134.

13 Mitchell GF, Vasan RS, Keyes MJ et al. Pulse pressure and risk of new-onset atrial fibrillation. JAMA 2007; 297(7): 709–715.

14 Messerli FH, Mancia G, Conti CR, Hewkin AC, Kupfer S, Champion A, Koloch R, Benetos A, Pepine CJ. Dogma disputed: can aggressively lowering blood pressure in hypertensive patients with coronary artery disease be dangerous? Ann Intern Med, 20. Jun 2006; 144(12): 884–893.

15 Agency for Healthcare Research and Quality. Medication-related adverse outcomes in U.S. hospitals and emergency departments: healthcare cost and utilization project statistical brief 109; Apr 2008; www.hcup-us.ahrq.gov/reports/statbriefs/sb109.pdf.

16 Estimates of deaths associated with seasonal influenza – United States, 1976–2007. Morbidity and Mortality Weekly Report (MMWR) 2010; 59(33); 1057–1062.

17 Jefferson T, Di Pietrantonj C, Rivetti A et al. Vaccines for preventing influenza in healthy adults. Cochrane Database Syst Rev 2010; (7): CD001 269.

18 Jefferson T, Rivetti A, Hamden AR et al. Vaccines for preventing influenza in healthy children. Cochrane Database Syst Rev 2008; (2): CD004 879.

19 Jefferson T, Di Pietrantonj C, Al-Ansary LA et al. Vaccines for preventing influenza in the elderly. Cochrane Database Syst Rev 2010; (2): CD004876.

20 Cauchon D. FDA advisers tied to industry. USA Today, 25. Sep 2000. Chairman Dan Burton. Opening statement. Committee on government reform. FACA: Conflicts of interests and vaccine development: preserving the integrity of the process. 15. Jun 2000. 2154 Rayburn House Office Building, Washington, DC 20515.

21 Watanabe T. Henoch-Schönlein purpura following influenza vaccinations during the pandemic of influenza A (H1N1). Pediatr Nephrol 2011; 26(5): 795–798.

Kapitel 3: Superimmunität durch Superlebensmittel

1 Amadori D, Sansoni E, Amadori A. Ovarian cancer: natural history and metastatic pattern. Front in Biosc 1996; (1): 56–59.

2 Stidley CA, Picchi MA, Leng S et al. Multivitamins, folate, and green vegetables protect against gene promoter methylation in the aerodigestive tract of smokers. Cancer Res, 15. Jan 2010; 70(2): 568-74.

3 Siehe zum Beispiel Yuasa Y., Nagasaki H, Akiyama Y et al. Relationship between CDX2 gene methylation and dietary factors in gastric cancer patients. Carcinog 2005; 26(1): 193–200.

4 Walters DG, Young PJ, Agus C et al. Cruciferous vegetable consumption alters the metabolism of the dietary carcinogen 2-amino-1-methyl-6-phenyl-imidazo [4,5-b]pyridine (PhIP) in humans. Carcinog 2004; 25: 1659–1669.

5 Higdon JV, Delage B, Williams DE et al. Criciferous vegetables and human cancer risk: epidemiologic evidence and mechanistic basis. Pharma Res, Mär 2007; 55(3): 224–236.

6 Brandi G, Schiavano GF, Zaffaroni N et al. Mechanisms of action and anti-proliferative properties of Brassica oleracea juice in human breast cancer cell lines. J Nutr 2005; 135(6): 1503–1509. Gamet-Payrastre I, Li P, Lumeau S et al. Sulforaphane, a naturally occurring isothiocyanate, induces cell cycle arrest and apoptosis in HT29 human colon cancer cells. Cancer Res 2000; 60: 1426–1433.

7 Yuan F, Chen DZ, Liu K et al. Anti-estrogenic activities of indole-3-carbinol in cervical cells: implication for prevention of cervical cancer. Anticancer Res, Mai-Jun 1999; 19(3a): 1673–1680. Dalessandri KM, Firestone GL, Fitch MD et al. Pilot study: effect of 3,3'-diindolylmethane supplements on urinary hormone metabolites in postmenopausal women with a history of early-stage breast cancer. Nutr Cancer 2004; 50: 161–167.

8 Michaud DS, Spiegelman D, Clinton SK et al. Fruit and vegetable intake and incidence of bladder cancer in a male prospective cohort. J Natl Cancer Inst 1999; 91(7): 605–613.

Anmerkungen

9   Cohen JH, Kristal AR, Stanford JL. Fruit and vegetable intake and prostate cancer risk. J Natl Cancer Inst 2000; 92(1): 61–68.

10 Larsson SC, Hakansson N, Naslund I et al. Fruit and vegetable consumption in relation to pancreatic cancer: a prospective study. Cancer Epidemiol Biomark Prev 2006; 15: 301–305.

11 Xue L, Pestka JJ, Li M et al. 3,3'-diindolylmethane stimulates murine immune function in vitro and in vivo. J Nutr Biochem 2008; 19(5): 336–344.

12 Zeligs MA, Sepkovic DW, Manrique C et al. Absorption-enhanced 3,3'-diindolylmethane: human use in HPV-related, benign, and pre-cancerous conditions. Proc Am Assoc Cancer Res 2003; 44: 3198.

13 Conrad A, Bauer D, Nobis T et al. In vitro activity of a mixture of mustard oils (isothiocynanates) against antimicrobial and multidrug-resistant bacteria. 18th European Congress of Clinical Microbiology and Infectious Diseases, 19. Apr 2008; Barcelona, Spanien. Zusammenfassung Nr. P614.

14 Fahey JW, Haristoy X, Dolan PM et al. Sulforaphane inhibits extracellular, intracellular, and antibiotic-resistant strains of Helicobacter pylori and prevents benzo[a]pyrene-induced stomach tumors. Proc Natl Acad Sci 2002; 99(11): 7610–7615. Haristoy X, Angioi-Duprez K, Duprez A, Lozniewski A. Efficacy of sulforaphane in eradicating Helicobacter pylori in human gastric xenografts implanted in nude mice. Antimicrob Agents Chemother 2003; 47(12): 3982–3984. Galan MV, Kishan AA, Silverman AL. Oral broccoli sprouts for the treatment of Helicobacter pylori infection: a preliminary report. Dig Dis Sci 2004; 49(7-8): 1088–1090.

15 Zakkar M, Van der Heiden KI, Luong LA et al. Activation of Nrf2 in endothelial cells protects arteries from exhibiting a proinflammatory state. Arteriosc Thromb & Vasc Biol 2009; 29: 1851.

16 Kohno K, Miyake M, Sano O et al. Anti-inflammatory and immunomodulatory properties of 2-amino-3H-phenoxazin-3-one. Biol Pharma Bull 2008; 31: 1938–1945. Lee JS, Park SY, Thapa D et al. Grifola frondosa water extract alleviates intestinal inflammation by suppressing TNF-alpha production and its signaling. Exp Mol Med 2010; 42: 143–154.

17 Borchers AT, Keen CL, Gershwin ME. Mushrooms, tumors, and immunity: an update. Exp Biol Med 2004; 229: 393–406. Borchers AT, Krishnamurthy A, Keen CL et al. The immunobiology of mushrooms. Exp Biol Med 2008; 233: 259–276.

18 Martin KR, Brophy SK. Commonly consumed and specialty dietary mushrooms reduce cellular proliferation in MCF-7 human breast cancer cells. Exp Biol Med 2010; 235: 1306–1314. Fang N, Li Q, Yu S et al. Inhibition of growth and induction of apoptosis in human cancer cell lines by an ethyl acetate fraction from shiitake mushrooms. J Altern Complement Med 2006; 12: 125–132. Ng ML, Yap AT. Inhibition of human colon carcinoma development by lentinan from shiitake mushrooms (Lentinus edodes). J Altern Complement Med 2002; 8: 581–589. Adams LS, Phung S, Wu X et al. White button mushroom (Agaricus bisporus) exhibits anti-

proliferative and proapoptotic properties and inhibits prostate tumor growth in athymic mice. Nutr Cancer 2008; 60: 744-756. Lakshmi B, Ajith TA, Sheena N et al. Antiperoxidative, anti-inflammatory, and antimutagenic activities of ethanol extract of the mycelium of Ganoderma lucidum occurring in South India. Teratog Carcinog Mutagen 2003; (1 Suppl): 85-97. Cao QZ, Lin ZB. Antitumor and anti-angiogenic activity of Ganoderma lucidum polysaccharides peptide. Acta Sinica 2004; 25: 833-838. Lin ZB, Zhang HN. Anti-tumor and immunoregulatory activities of Ganoderma lucidum and its possible mechanisms. Acta Pharma Sinica 2004; 25: 1387-1395.

19 Yu L, Fernig DG, Smith JA et al. Reversible inhibition of proliferation of epithelial cell lines by Agaricus bisporus (edible mushroom) lectin. Cancer Res 1993; 53: 4627-4632. Carrizo ME, Capaldi S, Perduca M et al. The antineoplastic lectin of the common edible mushroom (Agaricus bisporus) has two binding sites, each specific for a different configuration at a single epimeric hydroxyl. Journal Biol Chem 2005; 280: 10614-10623.

20 Hong SA, Kim K, Nam SJ et al. A case-control study of the dietary intake of mushrooms and breast cancer risk among Korean women. Int J Cancer 2008; 122: 919-923. Shin A, Kim J, Lim SY et al. Dietary mushroom intake and the risk of breast cancer based on hormone receptor status. Nutr Cancer 2010; 62: 476-483. Zhang M, Huang J, Xie X et al. Dietary intakes of mushrooms and green tea combine to reduce the risk of breast cancer in Chinese women. Int J Cancer 2009; 124: 1404-1408.

21 Hara M, Hanaoka T, Kobayashi M et al. Cruciferous vegetables, mushrooms, and gastrointestinal cancer risks in a multicenter, hospital-based case-control study in Japan. Nutr Cancer 2003; 46: 138-147.

22 Chen S, Oh SR, Phung S et al. Anti-aromatase activity of phytochemicals in white button mushrooms (Agaricus bisporus). Cancer Res 2006; 66(24): 12026-12034.

23 Chen S, Oh SR, Phung S et al. Anti-aromatase activity of phytochemicals in white button mushrooms (Agaricus bisporus). Cancer Res 2006; 66(24): 12026-034. Su B, Wong C, Hong Y et al. Growth factor signaling enhances aromatase activity of breast cancer cells via post-transcriptional mechanisms. J Steroid Biochem Molec Biol 2011; 123: 101-108.

24 Burstein HJ, Prestrud AA, Seidenfeld J et al. American Society of Clinical Oncology clinical practice guideline: update on adjuvant endocrine therapy for women with hormone receptor-positive breast cancer. J Clin Oncol 2010; 28: 3784-3796. Riemsma R, Forbes CA, Kessels A et al. Systematic Review of aromatase inhibitors in the first-line treatment for hormone sensitive advanced or metastatic breast cancer. Breast Cancer Res Treat 2010; 123: 9-24.

25 Grube BJ, Eng ET, Kao YC et al. White button mushroom phytochemicals inhibit aromatase activity and breast cancer cell proliferation. J Nutr 2001; 131: 3288-3293.

26 Ren Z, Guo Z, Meydani SN et al. White button mushroom enhances maturation of bone marrow-derived dendritic cells and their antigen presenting function in mice. J Nutr 2008; 138(3): 544-550.

27 Kim HJ, Barajas B, Wang M et al. Nrf2 activation by sulforaphane restores the age-related decrease of T(H)1 immunity: role of dendritic cells. J Allergy Clin Immunol 2008; 121(5): 1255-1261.

28 Yoon M, Lee J, Choi B et al. Apigenin inhibits immunostimulatory function of dendritic cells: implication of immunotherapeutic adjuvant. Molec Pharma 2006; 70(3): 1033-1044.

29 National Cancer Institute. Angiogenesis inhibitors therapy. www.cancer.gov/cancertopics/factsheet/Therapy/angiogenesis-inhibitors.

30 Pool-Zobel BL, Schmezer P, Sinrachatanant Y et al. Mutagenic and genotoxic activities of extracts derived from the cooked and raw edible mushroom Agaricus bisporus. J Cancer Res Clin Oncol 1990; 116: 475-479. Toth B, Erickson J. Cancer induction in mice by feeding of the uncooked cultivated mushroom of commerce Agaricus bisporus. Cancer Res 1986; 46: 4007-4011. Toth B, Erickson J, Gannett P. Lack of carcinogenesis by the baked mushroom Agaricus bisporus in mice: different feeding regimen [corrected]. In Vivo 1997; 11: 227-231.

31 Rupnick MA, Panigrahy D, Zhang CY et al. Adipose tissue mass can be regulated through the vasculature. Proc Natl Acad Sci 2002; 99: 10730-735. Cao Y. Adipose tissue angiogenesis as a therapeutic target for obesity and metabolic diseases. Nature Rev Drug Disc 2010; 9: 107-115. Lijnen HR. Angiogenesis and obesity. Cardiovasc Res 2008; 78: 286-93. Aoki N, Yokoyama R, Asai N et al. Adipocyte-derived microvesicles are associated with multiple angiogenic factors and induce angiogenesis in vivo and in vitro. Endocrinol 2010; 151: 2567-2576.

32 Seyfi P, Mostafaie A, Mansouri K et al. In vitro and in vivo anti-angiogenesis effect of shallot (Allium ascalonicum): a heat-stable and flavonoid-rich fraction of shallot extract potently inhibits angiogenesis. Toxicol in Vitro 2010; 24: 1655-1661. Jung SK, Lee KW, Byun S et al. Myricetin inhibits UVB-induced angiogenesis by regulating PI-3 kinase in vivo. Carcinog 2010; 31: 911-917. Powolny A, Singh S. Multitargeted prevention and therapy of cancer by diallyl trisulfide and related Allium vegetable-derived organosulfur compounds. Cancer Lett 2008; 269: 305-314.

33 Nandakumar V, Singh T, Katiyar SK. Multi-targeted prevention and therapy of cancer by proanthocyanidins. Cancer Lett 2008; 269: 378-387. Wang LS, Hecht SS, Carmella SG et al. Anthocyanins in black raspberries prevent esophageal tumors in rats. Cancer Prev Res 2009; 2: 84-93. Stoner GD, Wang LS, Casto BC. Laboratory and clinical studies of cancer chemoprevention by antioxidants in berries. Carcinog 2008; 29: 1665-1674. Roy S, Khanna S, Alessio HM et al. Anti-angiogenic property of edible berries. Free Radic Res 2002; 36: 1023-1031.

34 Hui C, Bin Y, Xiaoping Y et al. Anticancer activities of an anthocyanin-rich extract from black rice against breast cancer cells in vitro and in vivo. Nutr Cancer 2010; 62: 1128-1136.

35 Lu J, Zhang K, Nam S et al. Novel angiogenesis inhibitory activity in cinnamon extract blocks VEGFR2 kinase and downstream signaling. Carcinog 2010; 31: 481–488.

36 Kunimasa K, Ikekita M, Sato M et al. Nobiletin, a citrus polymethoxy-flavonoid, suppresses multiple angiogenesis-related endothelial cell functions and angiogenesis in vivo. Cancer Sci 2010; 101: 2462–2469. Ashino H, Shimamura M, Nakajima H et al. Novel function of ascorbic acid as an angiostatic factor. Angiogen 2003; 6: 259–269.

37 Cavell BE, Syed Alwi SS, Donlevy A et al. Anti-angiogenic effects of dietary isothiocyanates: mechanisms of action and implications for human health. Biochem Pharma 2011; 81: 327–336. Kunimasa K, Kobayashi T, Kaji K et al. Antiangiogenic effects of indole-3-carbinol and 3,3'-diindolylmethane are associated with their differential regulation of ERK1/2 and Akt in tube-forming HUVEC. J Nutr 2010; 140: 1–6. Davis R, Singh KP, Kurzrock R et al. Sulforaphane inhibits angiogenesis through activation of FOXO transcription factors. Oncol Rep 2009; 22: 1473–1478. Kumar A, D'Souza SS, Tickoo S et al. Antiangiogenic and proapoptotic activities of allyl isothiocyanate inhibit ascites tumor growth in vivo. Integr Cancer Ther 2009; 8: 75–87.

38 Bergman Jungestrom M, Thompson LU, Dabrosin C. Flaxseed and its lignans inhibit estradiol-induced growth, angiogenesis, and secretion of vascular endothelial growth factor in human breast cancer xenofgrafts in vivo. Clin Cancer Res 2007; 13: 1061–1067.

39 Kim EC, Min JK, Kim TY et al. [6]-Gingerol, a pungent ingredient of ginger, inhibits angiogenesis in vitro and in vivo. Biochem Biophys Res Commun 2005; 335: 300–308.

40 Liu M, Liu RH, Song BB et al. Antiangiogenetic effects of 4 varieties of grapes in vitro. J Food Sci 2010; 75: T99–104.

41 Jung YD, Ellis LM. Inhibition of tumour invasion and angiogenesis by epigallocatechin gallate (EGCG), a major component of green tea. Int J Exp Pathol 2001; 82: 309–316. Rodriguez SK, Guo W, Liu L et al. Green tea catechin, epigallocatechin-3-gallate, inhibits vascular endothelial growth factor angiogenic signaling by disrupting the formation of a receptor complex. Int J of Cancer 2006; 118: 1635–1644. Domingo DS, Camouse MM, Hsia AH et al. Anti-angiogenic effects of epigallocatechin-3-gallate in human skin. Int J Clin and Exp Pathol 2010; 3: 705–9. Murugan RS, Vinothini G, Hara Y et al. Black tea polyphenols target matrix metalloproteinases, RECK, proangiogenic molecules, and histone deacetylase in a rat hepatocarcinogenesis model. Anticancer Res 2009; 29: 2301–2305.

42 Lee JS, Park BC, Ko YJ et al. Grifola frondosa (maitake mushroom) water extract inhibits vascular endothelial growth factor-induced angiogenesis through inhibition of reactive oxygen species and extracellular signal-regulated kinase phosphorylation. J Med Food 2008; 11: 643–651. Chang HH, Hsieh KY, Yeh CH et al. Oral administration of an Enoki mushroom protein FVE activates innate and adaptive immunity and induces anti-tumor activity against murine hepatocellu-

lar carcinoma. Int Immunopharma 2010; 10: 239–246. Cao QZ, Lin ZB. Antitumor and anti-angiogenic activity of Ganoderma lucidum polysaccharides peptide. Acta Pharma Sinica 2004; 25: 833–838.

43 Szymczak M, Murray M, Petrovic N. Modulation of angiogenesis by omega-3 polyunsaturated fatty acids is mediated by cyclooxygenases. Blood 2008; 111: 3514–3521.

44 Min JK, Han KY, Kim EC et al. Capsaicin inhibits in vitro and in vivo angiogenesis. Cancer Res 2004; 64: 644–651.

45 Khan N, Afaq F, Kweon MH et al. Oral consumption of pomegranate fruit extracts inhibits growth and progression of primary lung tumors in mice. Cancer Res 2007; 67: 3475–3482. Toi M, Bando H, Ramachandran C et al. Preliminary studies on the anti-angiogenic potential of pomegranate fractions in vitro and in vivo. Angiogenesis 2003; 6: 121–128. Sartippour MR, Seeram NP, Rao JY et al. Ellagitannin-rich pomegranate extract inhibits angiogenesis in prostate cancer in vitro and in vivo. Int J Oncol 2008; 32: 475–480.

46 Nandakumar V, Singh T, Katiyar SK. Multi-targeted prevention and therapy of cancer by proanthocyanidins. Cancer Lett 2008; 269: 378–387.

47 Kang X, Jin S, Zhang Q. Antitumor and antiangiogenic activity of soy phytoestrogen on 7,12-dimethylbenz[alpha]anthracene-induced mammary tumors following ovariectomy in Sprague-Dawley rats. J Food Sci 2009; 74: H237–242. Fotsis T, Pepper M, Adlercreutz H et al. Genistein, a dietary-derived inhibitor of in vitro angiogenesis. Proc Natl Acad Sci 1993; 90: 2690–2694.

48 Maeda N, Kokai Y, Ohtani S et al. Anti-tumor effect of orally administered spinach glycolipid fraction on implanted cancer cells, colon-26, in mice. Lipids 2008; 43: 741–748.

49 Pannellini T, Iezzi M, Liberatore M et al. A dietary tomato supplement prevents prostate cancer in TRAMP mice. Cancer Prev Res 2010; 3: 1284–1291.

50 Bhandarkar SS, Arbiser JL. Curcumin as an inhibitor of angiogenesis. Adv Exp Med Biol 2007; 595: 185–195.

51 Szymczak M, Murray M, Petrovic N. Modulation of angiogenesis by omega-3 polyunsaturated fatty acids is mediated by cyclooxygenases. Blood 2008; 111: 3514–3521. Llaverias G, Danilo C, Mercier I et al. Role of cholesterol in the development and progression of breast cancer. Am J Path 2011; 178: 402–412. Llaverias G, Danilo C, Wang Y et al. A Western-type diet accelerates tumor progression in an autochthonous mouse model of prostate cancer. Am J Path 2010; 177: 3180–3191.

52 Powolny A, Sing S. Multitargeted prevention and therapy of cancer by diallyl trisulfide and related Allium vegetable-derived organosulfur compounds. Cancer Lett 2008; 269(2): 305–314.

53 Galeone C, Pelucchi C, Levi F et al. Onion and garlic use and human cancer. Am J Clin Nutr 2006; 84(5): 1027–1032.

54 Neurath AR, Strick N, Li YY et al. Punica granatum (pomegranate) juice provides an HIV-1 entry inhibitor and candidate topical microbicide. BMC Infect Dis 2004; 4: 41. Jurenka JS. Therapeutic applications of pomegranate (Punica granatum L.): a review. Altern Med Rev 2008; 13(2): 128-144. Lansky EP, Newman RA. Punica granatum (pomegranate) and its potential for prevention and treatment of inflammation and cancer. J Ethnopharma 2007; 109(2): 177-1206.

55 Kim ND, Mehta R, Yu W et al. Chemopreventive and adjuvant therapeutic potential of pomegranate (Punica granatum) for human breast cancer. Breast Cancer Res Treat 2002; 71(3): 203-217. Kohno H, Suzuki R, Yasui Y et al. Pomegranate seed oil rich in conjugated linolenic acid suppresses chemically induced colon carcinogenesis in rats. Cancer Sci 2004; 95(6): 481-486. Toi M, Bando H, Ramachandran C et al. Preliminary studies on the anti-angiogenic potential of pomegranate fractions in vitro and in vivo. Angiogen 2003; 6(2): 121-128. Kawaii S, Lansky EP. Differentiation-promoting activity of pomegranate (Punica granatum) fruit extracts in HL-60 human promyelocytic leukemia cells. J Med Food 2004; 7(1): 13-18.

56 Aviram M, Dornfeld L. Pomegranate juice consumption inhibits serum angiotensin coveting enzyme activity and reduces systolic blood pressure. Atheroscl 2001; 158(1): 195-198.

57 Aviram M, Dornfeld L, Rosenblat M et al. Pomegranate juice consumption reduces oxidative stress, atherogenic modifications to LDL, and platelet aggregation: studies in humans and in atherosclerotic apolipoprotein E-deficient mice. Am J Clin Nutr 2000; 71(5): 1062-1076.

58 Mori-Okamoto J, Otawara-Hamamoto Y, Yamato H, Yoshimura H. Pomegranate extract improves a depressive state and bone properties in menopausal syndrome model ovariectomized mice. J Ethnopharma 2004; 92(1): 93-101.

59 American Society of Nephrology (19. Nov 2010). Pomegranate juice reduces damage to tissues, inflammation, and infections, study suggests. Science Daily. Abgerufen am 12. März 2011 unter www.sciencedaily.com/releases/2010/11/101119083126.htm.

60 Aviram M, Rosenblat M, Gaitini D et al. Pomegranate juice consumption for 3 years by patients with carotid artery stenosis reduces common carotid intima-media thickness, blood pressure, and LDL oxidation. Clin Nutr 2004; 23(3): 423-433.

61 Adams LS, Zhang Y, Seeram NP et al. Pomegranate ellagitannin-derived compounds exhibit antiproliferative and antiaromatase activity in breast cancer cells in vitro. Cancer Prev Res 2010; 3(1): 108-113.

62 Syed DN, Afaq F, Mukhtar H. Pomegranate derived products for cancer chemoprevention. Semin Cancer Biol 2007; 17(5): 377-385.

63 Stoner GD, Dombkowski AA, Reen RK et al. Carcinogen-altered genes in Rat esophagus positively modulated to normal levels of expression by both black raspberries and phenylethyl isothiocyanate. Cancer Res 2008; 68(15): 6460-6467.

64 Ravoori S, Kausar H, Aqil F et al. Distinct molecular targets of blueberry and black raspberry in breast cancer prevention. Cancer Res 2010; 70(8): S1.

65 Hu FB, Stampfer MJ, Manson JE et al. Frequent nut consumption and risk of coronary heart disease in women: prospective cohort study. BMJ 1998; 317(7169): 1341-1345. Albert CM, Gaziano JM, Willett WC et al. Nut consumption and decreased risk of sudden cardiac death in the Physicians' Health Study. Arch Intern Med 2002; 162(12): 1382-1387. Kris-Etherton PM, Hu FB, Ros E et al. The role of tree nuts and peanuts in the prevention of coronary heart disease: multiple potential mechanisms. J Nutr 2008; 138(9): 1746S-1751S. Ellsworth JL, Kushi LH, Folsom AR. Frequent nut intake and risk of death from coronary heart disease and all causes in postmenopausal women: the Iowa Women's Health Study. Nutr Metab Cardiovasc Dis 2001; 11(6): 372-377. Sabaté J, Oda K, Ros E. Nut consumption and blood lipid levels: a pooled analysis of 25 intervention trials. Arch Intern Med, 10. Mai 2010; 170(9): 821-827. Bes-Rastrollo M, Wedick NM, Martinez-Gonzalez MA et al. Prospective study of nut consumption, long-term weight change, and obesity risk in women. Am J Clin Nutr 2009; 89(6): 1913-1919.

66 Thompson LU, Chen JM, Li T et al. Dietary flaxseed alters tumor biological markers in postmenopausal breast cancer. Clin Cancer Res 2005; 11(10): 3828-3835.

67 Cooney RV, Custer LJ, Okinaka L et al. Effects of dietary sesame seeds on plasma tocopherol levels. Nutr Cancer 2001; 39(1): 66-71.

68 Wu WH, Kang YP, Wang NH et al. Sesame ingestion affects sex hormones, antioxidant status, and blood lipids in postmenopausal women. J Nutr 2006; 136(5): 1270-1275.

Kapitel 4: Erkältungen und Grippe – was wir wissen müssen

1 Linder JA, Singer DE. Desire for antibiotics and antibiotic prescribing for adults with upper respiratory tract infections. J Gen Intern Med 2003; 18(10): 795-801. Nash DR, Harman J, Wald ER, Kelleher KJ. Antibiotic prescribing by primary care physicians for children with upper respiratory tract infections. Arch Pediatr Adolesc Med 2002; 156(11): 1114-1119.

2 Stone S, Gonzales R, Maselli J, Lowenstein SR. Antibiotic prescribing for patients with colds, upper respiratory tract infections, and bronchitis: a national study of hospital-based emergency departments. Ann Emerg Med 2000; 36(4): 320-327.

3 Sharp HJ, Denman D, Puumala S, Leopold DA. Treatment of acute and chronic rhinosinusitis in the United States, 1999-2002. Arch Otolaryng Head Neck Surg, Mär 2007; 133(3): 260-265.

4 DiFrancesco E. Stop treating colds with antibiotics. Infect Dis News, Aug 1992; 12. Orr PH, Scherer, KS, Macdonald A, Moffatt MEK. Randomized placebo-controlled trials of antibiotics for acute bronchitis: a critical review of the literature. J Fam Pract 1993; 36: 507-512.

5   Shehab N, Patel PR, Srinivasan A, Budnitz DS. Emergency department visits for antibiotic-associated adverse events. Clin Infect Dis, 15. Sep 2008; 47(6): 735–743.

6   Beringer PM, Wong-Beringer A, Rho JP. Economic aspects of antibacterial adverse effects. PharmacoEcon, Jan 1998; 13: 35–49.

7   Chang ET, Smedby KE, Hjalgrim H et al. Medication use and risk of non-Hodgkin's lymphoma. Am J Epidemiol 2005; 162(10): 965–974.

8   Velicer CM, Heckbert SR, Lampe JW et al. Antibiotic use in relation to the risk of breast cancer. JAMA 2004; 291: 827–835.

9   Crider KS, Cleves MA, Reefhuis J et al. Antibacterial medication use during pregnancy and risk of birth defects: national birth defects prevention study. Arch Pediatr Adolesc Med 2009; 163(11): 978–985.

10 Belanger K, Murk W, Bracken MB. Antibiotic exposure by 6 months and asthma and allergy at 6 years: findings in a cohort of 1,401 U.S. children. Am J Epidemiol 2010; DOI: 10.1093/aje/kwq400.

11 Paul IM, Yoder KE, Crowell KR et al. Effect of dextromethorphan, diphenhydramine, and placebo on nocturnal cough and sleep quality for coughing. Pediatrics 2004; 114(1): e85–e90.

12 Sutter AI, Lemiengre M, Campbell H, Mackinnon HF. Antihistamines for the common cold. Cochrane Database Syst Rev 2003; (3): CD001267.

13 Simasek M, Blandino DA. Treatment of the common cold. Am Fam Phys 15. Feb 2007; 75(4): 515–520.

14 Mackowiak P. Benefits versus risk of the febrile response. In Mackowiak P (Hrsg.). Fever: Basic Mechanisms and Management. Lippincott-Raven, 1997; 279–286. Husseini RH, Sweet C, Collie MH et al. Elevation of nasal viral levels by suppression of fever in ferrets infected with influenza viruses of differing virulence. J Infect Dis 1982; 145: 520–524.

15 Graham NM, Burrell CJ, Douglas RM et al. Adverse effects of aspirin, acetaminophen, and ibuprofen on immune function, viral shedding, and clinical status in rhinovirus-infected volunteers. J Infect Dis 1990; 162: 1277–1282. Stanley ED, Jackson GG, Panusarn C et al. Increased virus shedding with aspirin treatment of rhinovirus infection. JAMA 1975; 231: 1248–1251.

16 Graham NM, Burrell CJ, Douglas RM et al. Adverse effects of aspirin, acetaminophen, and ibuprofen on immune function, viral shedding, and clinical status in rhinovirus-infected volunteers. J Infect Dis 1990; 162(6): 1277–1282.

17 Rennard BO, Ertl RF, Gossman GL et al. Chicken soup inhibits neutrophil chemotaxis in vitro. Chest 2000; 118(4): 1150–1157.

18 Singh M. Heated, humidified air for the common cold. Cochrane Database Syst Rev 2001; (4): CD0011728. Arroll B. Non-antibiotic treatments for upper-respiratory tract infections (common cold). Respir Med 2005; 99(12): 1477–1484. Moore

M, Little P. Humidified air inhalation for treating croup. Cochrane Database Syst Rev 2006; (3): CD002870.

19 Guppy MP, Mickan SM, Del Mar CB. Advising patients to increase fluid intake for treating acute respiratory infections. Cochrane Database Syst Rev 2005; (4): CD004419.

20 Rabago D, Zgierska A, Mundt MJ et al. Efficacy of daily hypertonic saline nasal irrigation among patients with sinusitis: a randomized controlled trial. J Fam Pract 2002; 51(12): 1049–1055.

21 Kassel JC, King D, Spurling GK. Saline nasal irrigation for acute upper respiratory tract infections. Cochrane Database Syst Rev 2007; (3): CD006821.

22 Vickers AJ, Smith C. Homoeopathic Oscillococcinum for preventing and treating influenza and influenza-like syndromes. Cochrane Database Syst Rev 2006; (3): CD001957.

23 Douglas RM, Hemilä H, Chalker E et al. Vitamin C for preventing and treating the common cold. Cochrane Database Syst Rev 2007; (3): CD000980.

24 Taylor JA, Weber W, Standish L et al. Efficacy and safety of echinacea in treating upper respiratory tract infections in children: a randomised controlled trial. JAMA 2003; 290(21): 2824–2830.

25 Turner RB, Bauer R, Woelkart K et al. An evaluation of Echinacea angustifolia in experimental rhinovirus infections. N Engl J Med 2005; 353: 341-48. Yale SH, Liu K. Echinacea purpurea therapy for the treatment of the common cold: a randomised, double-blind, placebo-controlled clinical trial. Arch Intern Med 2004; 164: 1237–1241.

26 Lissiman E, Bhasale AL, Cohen M. Garlic for the common cold. Cochrane Database Syst Rev 2009; (3): CD006206. Josling P. Preventing the common cold with a garlic supplement: a double-blind, placebo-controlled survey. Adv Ther 2001; 18(4): 198–193.

27 Chen Q, Ganapathy S, Singh KP et al. Resveratrol induces growth arrest and apoptosis through activation of FOXO transcription factors in prostate cancer cells. PloS One 2010; 5(12): e15288. Patel KR, Brown VA, Jones DJ et al. Clinical pharmacology of resveratrol and its metabolites in colorectal cancer patients. Cancer Res 2010; 70(19): 7392–7399.

28 Ghanim H, Sia CL, Korzeniewski K et al. A resveratrol and polyphenol preparation suppresses oxidative and inflammatory stress response to a high-fat, high-carbohydrate meal. J Clin Endocrinol Metab 2011; 0: jc.2010-1812v1-jc.2010-1812.

29 Kraft TE, Parisotto D, Schempp C, Efferth T. Fighting cancer with red wine? Molecular mechanisms of resveratrol. Crit Rev Food Sci Nutr 2009; 49(9): 782–799.

30 Meydani SN, Barnett JB, Dallal GE et al. Serum zinc and pneumonia in nursing home elderly. Am J Clin Nutr 2007; 86(4): 1167–1173.

31 Fischer Walker C, Black RE. Zinc and the risk for infectious disease. Ann Rev Nutr 2004; 24: 255–275.

32 Singh M, Das RR. Zinc for the common cold. Cochrane Database Syst Rev 2011; (2): CD001364.

33 Cannell JJ, Vieth R, Umhau JC et al. Epidemic influenza and vitamin D. Epidemiol Infect 2006; 134: 1129–1140. Urashima M, Segawa T, Okazaki M et al. Randomized trial of vitamin D supplementation to prevent seasonal influenza A in schoolchildren. Am J Clin Nutr 2010; 91: 1255–1260.

34 Yamshchikov AV, Desai NS, Blumberg HM et al. Vitamin D for treatment and prevention of infectious diseases: a systematic review of randomised controlled trials. Endocr Pract 2009; 15: 438–449.

35 Roschek B jun., Fink RC, McMichael MD et al. Elderberry flavonoids bind to and prevent H1N1 infection in vitro. Phytochem 2009; 70: 1255–1261.

36 Zakay-Rones Z, Thom E, Wollan T, Wadstein J. Randomized study of the efficacy and safety of oral elderberry extract in the treatment of influenza A and B virus infections. J Int Med Res 2004; 32: 132–140. Vlachojannis JE, Cameron M, Chrubasik S. A systematic review of the sambuci fructus effect and efficacy profiles. Phytother Res 2010; 24(1): 1–8.

37 Roll S., Nocon M, Willich SN et al. Reduction of common cold symptoms by encapsulated juice powder concentrate of fruits and vegetables: a randomised, double-blind, placebo-controlled trial. Brit J Nutr 2011; 105: 118–122.

38 Barringer TA, Kirk JK, Santaniello AC. Effect of a multivitamin and mineral supplement on infection and quality of life: a randomized, double-blind, placebo-controlled trial. Ann Intern Med 2003; 138(5): 365–371.

Kapitel 5: Gesunde Kohlenhydrate, Fette und Proteine

1 Lanza E, Hartman TJ, Albert PS et al. High dry bean intake and reduced risk of advanced colorectal adenoma recurrence among participants in the polyp prevention trial. J Nutr 2006; 136: 1896–903. Finley JW, Burrell JB, Reeves PG et al. Pinto bean consumption changes SCFA profiles in fecal fermentations, bacterial populations of the lower bowel, and lipid profiles in blood of humans. J Nutr 2007; 137(11): 2391-2398.

2 Sluijs I, van der Schouw YT et al. Carbohydrate quantity and quality and risk of type 2 diabetes in the European Prospective Investigation into Cancer and Nutrition-Netherlands (EPIC-NL) study. Am J Clin Nutr 2010; 92(4): 905–911. Barclay AW, Petocz P, McMillan-Price J et al. Glycemic index, glycemic load, and chronic disease risk – a meta-analysis of observational studies. Am J Clin Nutr, März 2008; 87(3): 627–637. Gnagnarella P, Gandini S, La Vecchia C et al. Glycemic index, glycemic load, and cancer risk: a meta-analysis. Am J Clin Nutr 2008; 87: 1793–801. Sieri S, Krogh V, Berrino F et al. Dietary glycemic load and index and risk of coronary heart disease in a large Italian

Anmerkungen

cohort: the EPICOR study. Arch Intern Med 2010; 170: 640-647. Buyken AE, Toeller M, Heitkamp G et al. Glycemic index in the diet of European outpatients with type 1 diabetes: relations to glycated hemoglobin and serum lipids. Am J Clin Nutr 2001; 73(3): 574-581.

3   Larsson SC, Bergkvist L, Wolk A. Glycemic load, glycemic index, and breast cancer risk in a prospective cohort of Swedish women. Int J Cancer, 1. Jul 2009; 125(1): 153-157. Wen W, Shu XO, Li H et al. Dietary carbohydrates, fiber, and breast cancer risk in Chinese women. Am J Clin Nutr, Jan 2009; 89(1): 283-289. Pisani P. Hyper-insulinaemia and cancer, meta-analyses of epidemiological studies. Arch Physiol Biochem, Feb 2008; 114(1): 63-70. Rossi M, Lipworth L, Polesel J et al. Dietary glycemic index and glycemic load and risk of pancreatic cancer: a case-controlled study. Ann Epidemiol, Juni 2010; 20(6): 460-465. Thompson CL, Khiani V, Chak A et al. Carbohydrate consumption and esophageal cancer: an ecological assessment. Am J Gastroenterol, März 2008; 103(3): 555-561. Augustin LS, Gallus S, Negri E, La Vecchia C. Glycemic index, glycemic load, and risk of gastric cancer. Ann Oncol, Apr 2004; 15(4): 581-584.

4   Brown MJ, Ferruzzi MG, Nguyen ML et al. Carotenoid bioavailability is higher from salads ingested with full-fat than with fat-reduced salad dressings as measured with electrochemical detection. Am J Clin Nutr 2004; 80(2): 396-403.

5   Hu FB, Stampfer MJ. Nut consumption and risk of coronary heart disease: a review of epidemiologic evidence. Curr Atheroscler Rep, Nov 1999; 1(3): 204-9. Mukuddem-Petersen J, Oosthuizen W, Jerling JC. A systematic review of the effects of nuts on blood lipid profiles in humans. J Nutr 2005; 135(9): 2082-2089. Lamarche B, Desroche S, Jenkins DJ et al. Combined effects of a dietary portfolio of plant sterols, vegetable protein, viscous fiber, and almonds on LDL particle size. Br J Nutr 2004; 92(4): 654-663.

6   Cerda B, Tomas-Barberan FA, Espin JC. Metabolism of antioxidant and chemopreventive ellagitannins from strawberries, raspberries, walnuts, and oak-aged wine in humans: identification of biomarkers and individual variability. J Agric Food Chem 2005; 53(2): 227-235. Ros E, Naatez I, Parez-Heras A et al. A walnut diet improves endothelial function in hypercholesterolemic subjects: a randomized crossover trial. Circulation 2004; 109(13): 1609-1614.

7   Hu FB, Willett WC. Optimal diets for prevention of coronary heart disease. JAMA 2002; 288(20): 2569-2578. Sabaté J. Nut consumption, vegetarian diets, ischemic heart disease risk, and all-cause mortality: evidence from epidemiologic studies. Am J Clin Nutr, Sep 1999; 70(3): 500S-503S.

8   Ellsworth JL, Kushi LH, Folsom AR. Frequent nut intake and risk of death from coronary heart disease and all causes in postmenopausal women: the Iowa Women's Health Study. Nutr Metab Cardiovasc Dis 2001; 11(6): 372-377.

9   Coates AM, Howe PR. Edible nuts and metabolic health. Curr Opin Lipidol 2007; 18(1): 25-30. Segura R, Javierre C, Lizarraga MA, Ros E. Other relevant compo-

nents of nuts: phytosterols, folate, and minerals. Br J Nutr 2006; 96(2 Suppl): S36–44.

10 Rajaram S, Sabate J. Nuts, body weight, and insulin resistance. Br J Nutr 2006; 96(2 Suppl): S79–86. Sabat ÃJ. Nut consumption and body weight. Am J Clin Nutr 2003; 78(3 Suppl): 647S–650S. Bes-Rastrollo M, Sabat ÃJ, Gamez-Gracia E et al. Nut consumption and weight gain in a Mediterranean cohort: the SUN study. Obesity 2007; 15(1): 107–116. Garca-Lorda P, Megias Rangil I, Salas-Salvada J. Nut consumption, body weight, and insulin resistance. Eur J Clin Nutr 2003; 57(1 Suppl): S8–11. Megias-Rangil I, Garca-Lorda P, Torres-Moreno M et al. Nutrient content and health effects of nuts. Arch Latinoam Nutr 2004; 54(2 Suppl): 83–86.

11 Baron S, Rinsky R. NIOSH mortality study of NFL football players: 1959–1988. Centers for Disease Control, National Institute for Occupational Safety and Health 1994 (HETA 88-085).

12 Gualberto A, Pollak M. Emerging role of insulin-like growth factor receptor inhibitors in oncology: early clinical trial results and future directions. Oncogene 2009; 28: 3009–3021.

13 Bartke A. Minireview: role of the growth hormone/insulin-like growth factor system in mammalian aging. Endocrinol 2005; 146: 3718–3723.

14 Kaaks R. Nutrition, insulin, IGF-1 metabolism, and cancer risk: a summary of epidemiological evidence. Novartis Found Symp 2004; 262: 247–260, Diskussion 260–268. McCarty MF. Vegan proteins may reduce risk of cancer, obesity and cardiovascular disease by promoting increased glucagon activity. Med Hypoth 1999; 53: 459–485.

15 Cannata D, Fierz Y, Vijayakumar A et al. Type 2 diabetes and cancer: what is the connection? Mt Sinai J Med 2010; 77: 197–213. Venkateswaran V, Haddad AQ, Fleshner NE et al. Association of diet-induced hyperinsulinemia with accelerated growth of prostate cancer (LNCaP) xenografts. J Natl Cancer Inst 2007; 99: 1793–800.

16 Laron Z. The GH-IGF1 axis and longevity: the paradigm of IGF1 deficiency. Hormones (Athen) 2008; 7: 24–27.

17 Bonafe M, Barbieri M, Marchegiani F et al. Polymorphic variants of insulin-like growth factor I (IGF-I) receptor and phosphoinositide 3-kinase genes affect IGF-I plasma levels and human longevity: cues for an evolutionarily conserved mechanism of life span control. J Clin Endocrinol Metab 2003; 88: 3299–304. Cheng CL, Gao TQ, Wang Z et al. Role of insulin/insulin-like growth factor 1 signaling pathway in longevity. World J Gastroenterol 2005; 11: 1891–1895.

18 Vardy ER, Rice PJ, Bowie PC et al. Increased circulating insulin-like growth factor-1 in late-onset Alzheimer's disease. J Alz Dis 2007; 12: 285–290. Cohen E. Countering neurodegeneration by reducing the activity of the insulin/IGF signaling pathway: current knowledge and future prospects. Exp Gerontol 2010; 5: 58–71.

19 Berryman DE, Christiansen JS, Johannsson G et al. Role of the GH/IGF-1 axis lifespan and healthspan: lessons from animal models. Growth Horm IGF Res 2008; 18: 455-471.

20 Werner H, Bruchim I. The insulin-like growth factor-I receptor as an oncogene. Arch Physiol Biochem 2009; 115: 58-71. Chitnis MM, Yuen JS, Protheroe AS et al. The type 1 insulin-like growth factor receptor pathway. Clin Cancer Res 2008; 14: 6364-6370.

21 Rinaldi S., Peeters PH, Berrino F et al. IGF-I, IGFBP-3 and breast cancer risk in women: the European Prospective Investigation into Cancer and Nutrition (EPIC). Endocr Relat Cancer 2006; 13: 593-605.

22 Hankinson SE, Willett WC, Colditz GA et al. Circulating concentrations of insulin-like growth factor-I and risk of breast cancer. Lancet 1998; 351: 1393-1396.

23 Lann D, LeRoith D. The role of endocrine insulin-like growth factor -I and insulin in breast cancer. J Mammary Gland Biol Neoplasia 2008; 13: 371-379. Allen NE, Roddam AW, Allen DS et al. A prospective study of serum insulin-like growth factor-I (IGF-I) IGF-II, IGF-binding protein-3 and breast cancer risk. Br J Cancer 2005; 92: 1283-1287. Fletcher O, Gibson L, Johnson N et al. Polymorphisms and circulating levels in the insulin-like growth factor system and risk of breast cancer: a systematic review. Cancer Epidemiol Biomark Prev 2005; 14: 2-19. Renehan AG, Zwahlen M, Minder C et al. Insulin-like growth factor (IGF)-I, IGF binding protein-3, and cancer risk: systematic review and meta-regression analysis. Lancet 2004; 363: 1346-1353. Shi R, Yu H, McLarty J et al. IGF-I and breast cancer: a meta-analysis. Int J Cancer 2004; 111: 418-423. Sugumar A, Liu YC, Xia Q et al. Insulin-like growth factor (IGF)-I and IGF-binding protein-3 and the risk of premenopausal breast cancer : a meta-analysis of literature. Int J Cancer 2004; 111: 293-297. Baglietto L, English DR, Hopper JL et al. Circulating insulin-like growth factor-I and binding protein-3 and the risk of breast cancer. Cancer Epidemiol Biomark Prev 2007; 16: 763-768.

24 Davies M, Gupta S, Goldspink G et al. The insulin-like growth factor system and colorectal cancer: clinical and experimental evidence. Int J Colorectal Dis 2006; 21: 201-8. Sandhu MS, Dunger DB, Giovannucci EL. Insulin, insulin-like growth factor-I (IGF-I), IGF binding proteins, their biologic interactions, and colorectal cancer. J Natl Cancer Inst 2002; 94: 972-980. Werner H, Bruchim I. The insulin-like growth factor-I receptor as an oncogene. Arch Physiol Biochem 2009; 115: 58-71.

25 Rowlands MA, Gunnell D, Harris R et al. Circulating insulin-like growth factor peptides and prostate cancer risk: a systematic review and meta-analysis. Int J Cancer 2009; 124: 2416-2429. Weiss JM, Huang WY, Rinaldi S et al. Endogenous sex hormones and the risk of prostate cancer: a prospective study. Int J Cancer 2008; 122: 2345-2350.

26 Salvioli S, Capri M, Bucci L et al. Why do centenarians escape or postpone cancer? The role of IGF-1, inflammation, and p53. Cancer Immunol Immunother 2009; 58: 1909-1917.

27 Giovannucci E, Pollak M, Liu Y et al. Nutritional predictors of insulin-like growth factor I and their relationship to cancer in men. Cancer Epidemiol Biomark Prev 2003; 12: 84–89.

28 Thissen JP, Ketelslegers JM, Underwood LE. Nutritional regulation of the insulin-like growth factors. Endocr Rev 1994; 15: 80–101. Clemmons DR, Seek MM, Underwood LE. Supplemental essential amino acids augment the somatomedin-C/insulin-like growth factor I response to refeeding after fasting. Metabolism 1985; 34: 391–395.

29 Holmes MD, Pollak MN, Willett WC et al. Dietary correlates of plasma insulin-like growth factor I and insulin-like growth factor binding protein 3 concentrations. Cancer Epidemiol Biomark Prev 2002; 11: 852–861.

30 Fontana L, Weiss EP, Villareal DT et al. Long-term effects of calorie or protein restriction on serum IGF-1 and IGFBP-3 concentration in humans. Aging Cell 2008; 7: 681–687. Allen NE, Appleby PN, Davey GK et al. The associations of diet with serum insulin-like growth factor I and its main binding proteins in 292 women meat-eaters, vegetarians, and vegans. Cancer Epidemiol Biomark Prev 2002; 11: 1441-48. Allen NE, Appleby PN, Davey GK et al. Hormones and diet: low insulin-like growth factor-I but normal bioavailable androgens in vegan men. Br J Cancer 2000; 83: 95–97.

31 Young VR, Pellett PL. Plant proteins in relation to human protein and amino acid nutrition. Am J Clin Nutr 1994; 59: 1203S–1212S.

32 Dewell A, Weidner G, Sumner MD et al. Relationship of dietary protein and soy isoflavones to serum IGF-1 and IGF binding proteins in the Prostate Cancer Lifestyle Trial. Nutr Cancer 2007; 58: 35–42.

33 Dewell A, Weidner G, Sumner MD et al. Relationship of dietary protein and soy isoflavones to serum IGF-1 and IGF binding proteins in the Prostate Cancer Lifestyle Trial. Nutr Cancer 2007; 58: 35–42. Gann PH, Kazer R, Chatterton R et al. Sequential, randomized trial of a low-fat, high-fiber diet and soy supplementation: effects on circulating IGF-I and its binding proteins in premenopausal women. Int J Cancer 2005; 116: 297–303. Khalil DA, Lucas EA, Juma S et al. Soy protein supplementation increases serum insulin-like growth factor-I in young and old men but does not affect markers of bone metabolism. J Nutr 2002; 132: 2605–2608.

34 Fuhrman J, Sarter B, Glaser D, Acocella S. Changing perceptions of hunger on a high nutrient density diet. Nutr J 2010; 9: 51; DOI: 10.1186/1475-2891-9-51.

Kapitel 6: Die richtigen Entscheidungen

1 Key TJ, Fraser GE, Thorogood M et al. Mortality in vegetarians and nonvegetarians: detailed findings from a collaborative analysis of 5 prospective studies. Am J Clin Nutr 1999; 70(3): 516S–524S. Key TJA, Thorogood M, Appleby PN, Burr ML. Dietary habits and mortality in 11,000 vegetarians and health conscious people:

results of a 17 year follow up. BMJ 1996; 313: 775–779. Key TJ, Appleby PN, Davey GK. Mortality in British vegetarians: review and preliminary results from EPIC-Oxford. Am J Clin Nutr 2003; 78(3 Suppl): 533S–538S.

2   Robbins J. Healthy at 100. Ballantine Books, 2007.

3   Campbell TC, Junshi C. Diet and chronic degenerative diseases: perspective from China. Am J Clin Nutr 1994; 59(5 Suppl): 1153S–1161S.

4   Tucker KL, Hallfrisch J, Qiao N et al. The combination of high fruit and vegetable and low unsaturated fat intakes is more protective against mortality in aging men than is either alone: the Baltimore Longitudinal Study of Aging. J Nutr 2005; 135(3): 556–561.

5   Fraser G. Diet, Life Expectancy, and Chronic Disease. Oxford University Press, 2003. Fraser GE, Shavlik DJ. Ten Years of life: is it a matter of choice? Arch Intern Med 2001; 161: 1645–1652.

6   Nieman DC, Henson DA, Austin MD et al. Upper respiratory tract infection is reduced in physically fit and active adults. Br J Sports Med; DOI: 10.1136/bjsm.2010.077875.

7   Lee I, Hsieh C, Paffenbarger RS. Exercise intensity and longevity in men. JAMA 1995; 273: 1179–1184.

8   Franco OH, de Laet C, Peeters A et al. Effects of physical activity on life expectancy with cardiovascular disease. Arch Intern Med 2005; 165(20): 2355–2360.

9   Bjelakovic G, Nikolova D, Gluud LL et al. Antioxidant supplements for prevention of mortality in healthy participants and patients with various diseases. Cochrane Database Syst Rev 2008; (2): CD007176.

10 Xu Q, Parks CG, DeRoo LA et al. Multivitamin use and telomere length in women. Am J Clin Nutr 2009; 89(6): 1757–1763.

11 Omenn GS, Goodman GE, Thornquist MD et al. Effects of a combination of beta carotene and vitamin A on lung cancer and cardiovascular disease. N Eng J Med 1996; 334(18): 1150–1155. Hennekens CH, Buring JE, Manson JE et al. Lack of effect of long-term supplementation with beta carotene on the incidence of malignant neoplasms and cardiovascular disease. N Eng J Med 1996; 334(18): 1145–1149. Albanes D, Heinonen OP, Taylor PR et al. Alpha-tocopherol and beta-carotene supplements and lung cancer incidence in the alpha-tocopherol, beta-carotene cancer prevention study: effects of base-line characteristics and study compliance. J Nat Cancer Inst 1996; 88(21): 1560–1570. Rapola JM, Virtamo J, Ripatti S et al. Randomized trial of alpha-tocopherol and beta-carotene supplements on incidence of major coronary events in men with previous myocardial infarction. Lancet 1997; 349(9067): 1715–1720.

12 Omenn GS, Goodman GE, Thornquist MD et al. Risk factors for lung cancer and for intervention effects in CARET, the Beta-Carotene and Retinol Efficacy Trial. J Natl Cancer Inst. 1996; 88(21): 1550–1559.

13 Bjelakovic G, Nikolova D, Gluud LL et al. Mortality in randomized trials of antioxidant supplements for primary and secondary prevention. JAMA 2007; 297: 842-857.

14 Whiting SJ, Lemke B. Excess retinol intake may explain the high incidence of osteoporosis in northern Europe. Nutr Rev 1999; 57(6): 192-195.

15 Melhus H, Michaelson K, Kindmark A et al. Excessive dietary intake of vitamin A is associated with reduced bone mineral density and increased risk of hip fracture. Ann Intern Med 1998; 129(10): 770-778.

16 Charles D, Ness AR, Campbell D et al. Taking folate in pregnancy and risk of maternal breast cancer. BMJ 2004; 329(7479): 1375-1376.

17 Stolzenberg-Solomon RZ, Chang S, Leitzmann MF et al. Folate intake, alcohol use, and postmenopausal breast cancer risk in the Prostate, Lung, Colorectal, and Ovarian Cancer Screening Trial. Am J Clin Nutr 2006; 83(4): 895-905.

18 Whitrow MJ, Moore VM, Rumbold AR et al. Effect of supplemental folic acid in pregnancy on childhood asthma: a prospective birth control study. Am J Epidemiol 2009; 170: 1486-1493. Haberg SE, London SJ, Stigum H et al. Folic acid supplements in pregnancy and early childhood respiratory health. Arch Dis Child 2009; 94: 180-184. Kallen B. Congenital malformations in infants whose mothers reported the use of folic acid in early pregnancy in Sweden: a prospective population study. Congenit Anom 2007; 47: 119-124.

19 Fife J, Raniga S, Hider PN, Frizelle FA. Folic acid supplementation and colorectal cancer risk: a meta-analysis. Colorectal Dis 2011; 13(2): 132-137.

20 Figueiredo JC, Grau MV, Haile RW et al. Folic acid and risk of prostate cancer: results from a randomized clinical trial. J Natl Cancer Inst 2009; 101(6): 432-435.

21 Ebbing M, Bønaa KH, Nygård O et al. Cancer incidence and mortality after treatment with folic acid and vitamin B12. JAMA 2009; 302(19): 2119-2126.

22 Ebbing M, Bønaa KH, Nygård O et al. Cancer incidence and mortality after treatment with folic acid and vitamin B12. JAMA 2009; 302(19): 2119-2126.

23 Figueiredo JC. Grau MV, Haile RW et al. Folic acid and risk of prostate cancer: results from a randomized clinical trial. J Natl Cancer Inst, 18. Mär 2009; 101(6): 432-435. Sellers TA, Kushi LH, Cerhan JR et al. Dietary folate intake, alcohol, and risk of breast cancer in a prospective study of postmenopausal women. Epidemiol, Jul 2001; 12(4): 420-428. Shrubsole MJ, Jin F, Dai Q et al. Dietary folate intake and breast cancer risk: results from the Shanghai Breast Cancer Study. Cancer Res, 1. Okt 2001; 61(19): 7136-7141.

24 Schlotz W, Jones A, Phillips DI et al. Lower maternal folate status in early pregnancy is associated with childhood hyperactivity and peer problems in offspring. J Child Psychol & Psych, Mai 2010; 51(5): 594-602.

25 Kwan ML, Jensen CD, Block G et al. Maternal diet and risk of childhood acute lymphoblastic leukemia. Pub Health Rep, Jul-Aug 2009; 124(4): 503-514.

26 Petridou E, Ntouvelis E, Dessypris N et al. Maternal diet and acute lymphoblastic leukemia in young children. Cancer Epidemiol Biomark Prev, Aug 2005; 14(8): 1935-1939. Huncharek M, Kupelnick B. A meta-analysis of maternal cured meat consumption during pregnancy and the risk of childhood brain tumors. Neuroepidemiol, Jan-Apr 2004; 23(1-2): 78-84. Pogoda JM, Preston-Martin S, Howe G et al. An international case-control study of maternal diet during pregnancy and childhood brain tumor risk: a histology-specific analysis by food group. Ann Epidemiol, Mär 2009; 19(3): 148-160.

27 Turnlund JR, Jacob RA, Keen CL et al. Long-term high copper intake: effects on indexes of copper status, antioxidant status, and immune function in young men. Am J Clin Nutr, Jun 2004; 79(6): 1037-1044.

28 Morris MC, Evans DA, Tangney CC et al. Dietary copper and high saturated and trans fat intakes associated with cognitive decline. Arch Neurol, Aug 2006; 63(8): 1085-1088.

29 Ascherio A, Willett WC, Rimm EB et al. Dietary iron intake and risk of coronary heart disease among men. Circulation 1994; 89(3): 969-974. Morrison HI, Semenciw RM, Mao Y et al. Serum iron and risk of fatal acute myocardial infarction. Epidemiol 1994; 5(2): 243-246.

30 Clarke TB, Davis KM, Lysenko ES et al. Recognition of peptidoglycan from the microbiota by Nod1 enhances systemic innate immunity. Nat Med 2010; 16: 228-231.

31 De Vrese M, Rautenberg P, Laue C et al. Probiotic bacteria reduced duration and severity but not the incidence of common cold episodes in a double blind, randomized, controlled trial. Vaccine 2006; 24: 6670-6674. Pregliasco F, Anselmi G, Fonte L et al. A new chance of preventing winter diseases by the administration of symbiotic formulations. J Clin Gastroenterol 2008; 42(3 Suppl): S224-S233. Tiollier E, Chennaoui M, Gomez-Merino D et al. Effect of a probiotics supplementation on respiratory infections and immune and hormonal parameters during intense military training. Mil Med 2007; 172: 1006-1011. Kekkonen RA, Vasankari TJ, Vuorimaa T et al. The effect of probiotics on respiratory infections and gastrointestinal symptoms during training in marathon runners. Int J Sport Nutr Exerc Metab 2007; 17: 352-363. Kekkonen RA, Lummela N, Karjalainen H et al. Probiotic intervention has strain specific anti-inflammatory effects in healthy adults. World J Gastroenterol 2008; 14: 2029-2036.

32 He FJ, MacGregor GA. A comprehensive review on salt and health and current experience of worldwide salt reduction programmes. J Hum Hypertens, 2009; 23(6): 363-384.

33 Sanders PW. Vascular consequences of dietary salt intake. Am J Physiol Renal Physiol 2009; 297(2): 237-243. Simon G. Experimental evidence for blood pressure-independent vascular effects of high sodium diet. Am J Hypertens 2003; 16(12): 1074-1078.

34 Dickinson KM, Clifton PM, Keogh JB. Endothelial function is impaired after a high-salt meal in healthy subjects. Am J Clin Nutr 2011; 93(3): 500-505. Lin J, Hu

FB, Curhan GC. Association of diet with albuminuria and kidney function decline. Clin J Am Soc Nephrol 2010; 5(5): 836-843.

35 Lorenz MW, Markus HS, Bots ML et al. Prediction of clinical cardiovascular events with carotid intima-media thickness: a systematic review and meta-analysis. Circulation 2007; 115(4): 459-467.

36 Teucher B, Dainty JR, Spinks CA et al. Sodium and bone health: impact of moderately high and low salt intakes on calcium metabolism in postmenopausal women. J Bone Min Res 2008; 23(9): 1477-1485. Heaney RP. Role of dietary sodium in osteoporosis. J Am Coll Nutr 2006; 25(3 Suppl): 271S-276S.

37 Sonnenberg A. Dietary salt and gastric ulcer. Gut 1986; 27(10): 1138-42. Tsugane S, Sasazuki S. Diet and the risk of gastric cancer: review of epidemiological evidence. Gastr Cancer 2007; 10(2): 75-83.

38 de Wardener HE, MacGregor GA. Harmful effects of dietary salt in addition to hypertension. J Hum Hypertens 2002; 16(4): 213-223.

39 Tuomilehto J, Jousilahti P, Rastenyte D et al. Urinary sodium excretion and cardiovascular mortality in Finland: a prospective study. Lancet 2001; 357(9259): 848-851.

40 Huxley R, Man Ying Lee C, Barzi F et al. Coffee, decaffeinated coffee and tea consumption in relation to incident type 2 diabetes mellitus. Arch Intern Med 2009; 169(22): 2053-2063.

41 Greenberg JA, Owen DR, Geliebter A. Decaffeinated coffee and glucose metabolism in young men. Diab Care 2010; 33: 278-280.

42 Pereira MA, Parker ED, Folsom AR. Coffee consumption and risk of type 2 diabetes mellitus: an 11-year prospective study of 28,812 postmenopausal women. Arch Intern Med 2006; 166: 1311-1316. Van Dijk AE, Olthof MR, Meeuse JC et al. Acute effects of decaffeinated coffee and the major coffee components chlorogenic acid and trigonelline on glucose tolerance. Diab Care 2009; 32: 1023-1025.

43 Mikuls TR, Julian BA, Bartolucci A et al. Coffee, tea, and caffeine consumption and risk of rheumatoid arthritis. Arth & Rheum 2002; 46(1): 83-91.

44 Noordzij M, Uiterwaal CS, Arends LR et al. Blood pressure response to chronic intake of coffee and caffeine: a meta-analysis of randomized controlled trials. J Hypertens 2005; 23: 921-928. James JE. Critical review of dietary caffeine and blood pressure: a relationship that should be taken more seriously. Psychosom Med 2004; 66: 63-71.

45 Korde LA, Wu AH, Fears T et al. Childhood soy intake and breast cancer risk in Asian American women. Cancer Epidemiol Biomark Prev 2009; 18(4): 1050-1059. Lee SA, Shu X, Li H et al. Adolescent and adult soy food intake and breast cancer risk: results from the Shanghai Women's Health Study. Am J Clin Nutr 2009; 89(6): 1920-1926. Shu XO, Jin F, Wen W et al. Soybean intake during adolescence and

subsequent risk of breast cancer among Chinese women. Cancer Epidemiol Biomark Prev 2001; 10: 483-488.

46 Trock BJ, Hilakivi-Clarke L, Clarke R. Meta-analysis of soy intake and breast cancer risk. J Natl Cancer Inst 2006; 98(7): 459-471.

47 Wu AH, Yu MC, Tseng CC, Pike MC. Epidemiology of soy exposures and breast cancer risk. Br J Cancer 2008; 98(1): 9-14.

48 Guha N, Kwan ML, Quesenberry CP jun. et al. Soy isoflavones and risk of cancer recurrence in a cohort of breast cancer survivors: the Life after Cancer Epidemiology study. Breast Cancer Res Treat 2009; 118(2): 395-405.

49 Hwang YW, Kim SY, Jee SH et al. Soy food consumption and risk of prostate cancer: a meta-analysis of observational studies. Nutr Cancer 2009; 61(5): 598-606.

50 Myung SK, Ju W, Choi HJ, Kim SC, Korean Meta-Analysis (KORMA) Study Group. Soy intake and risk of endocrine-related gynecological cancer: a meta-analysis. BJOG 2009; 116(13): 1697-705.

51 Davis BC, Kris-Etherton PM. Achieving optimal essential fatty acid status in vegetarians: current knowledge and practical implications. Am J Clin Nutr 2003; 78(3 Suppl): 640S-646S. Brenna JT. Efficiency of conversion of alpha-linolenic aid to long chain n-3 fatty acids in men. Curr Opin Clin Nutr Metab Care 2002; 5(2): 127-132.

52 Giovannucci E, Pollak M, Liu Y et al. Nutritional predictors of insulin-like growth factor I and their relationships to cancer in men. Cancer Epidemiol Biomark Prev 2003; 12: 84-89.

53 Hardell L, Andersson SO, Carlberg M et al. Adipose tissue concentrations of persistent organic pollutants and the risk of prostate cancer. J Occup Environ Med 2006; 48: 700-707. Van Maele-Fabry G, Libotte V, Willems J et al. Review and meta-analysis of risk estimates for prostate cancer in pesticide manufacturing workers. Cancer Caus Contr 2006; 17: 553-573. Stripp C, Overvad K, Christensen J et al. Fish intake is positively associated with breast cancer incidence rate. J Nutr 2003; 133(11): 3664-3669. Aronson KJ, Miller AB, Wollcott CG et al. Breast adipose tissue concentrations of polychlorinated biphenyls and other organochlorines and breast cancer risk. Cancer Epidemiol Biomark Prev, Jan 2000; 9: 55. Unger M, Olsen J. Organochlorine compounds in the adipose tissue of deceased people with and without cancer. Environ Res 1980; 23: 257-263.

54 Kaushik M, Mozaffarian D, Spiegelman D et al. Long-chain omega-3-fatty acids, fish intake, and the risk of type 2 diabetes mellitus. Am J Clin Nutr 2009; 90: 613-620. Brasky TM, Till C, White E et al. Serum phospholipid fatty acids and prostate cancer risk: results from the Prostate Cancer Prevention Trial. Am J Epidemiol, vor dem Druck veröffentlicht am 24. Apr 2011; DOI: 10.1093/aje/kwr027. Am J Epidemiol 2011; DOI: 10.1093. Stripp C, Overvad K, Christensen J et al. Fish intake is positively associated with breast cancer incidence rate. J Nutr 2003; 133(11): 3664-3669.

55 Geppert J, Kraft V, Demmelmair H, Koltzko B. Docosahexaenoic acid supplementation in vegetarians effectively increases omega-3 index: a randomized trial. Lipids, Aug 2005; 40(8): 807-814.

56 Mills PK, Dodge J, Yang R. Cancer in migrant and seasonal hired farm workers. J Agromed 2009; 14(2): 185-191.

57 Bouchard MF, Bellinger DC, Wright RO et al. Attention-deficit hyperactivity disorder and urinary metabolites of organophosphate pesticides. Pediatrics 2010; 125: e1270-e1277.

58 Dinis-Oliveira RJ, Remião F, Carmo H et al. Paraquat exposure as an etiological factor of Parkinson's disease. Neurotox, Dez 2006; 27(6): 1110-1122. Tanner CM, Kamel F, Ross GW et al. Rotenone, paraquat, and Parkinson's disease. Environ Health Perspect 2011; DOI: 10.1289/ehp.1002839 (online 26. Jan 2011).

59 US-Landwirtschaftsministerium. www.ams.usda.gov/AMSv1.0/nop.

60 Grinder-Pedersen L, Rasmussen SE, Bügel S et al. Effect of diets based on foods from conventional versus organic production on intake and excretion of flavonoids and markers of antioxidative defense in humans. J Agric Food Chem , 10. Sep 2003; 51(19): 5671-5676. Olsson ME, Andersson CS, Oredsson S et al. Antioxidant levels and inhibition of cancer cell proliferation in vitro by extracts from organically and conventionally cultivated strawberries. J Agric Food Chem 2006; 54(4): 1248-1255.

61 Fuhrman J, Sarter B, Calabro DJ. Brief case reports of medically supervised, water-only fasting associated with remission of autoimmune disease. Altern Ther Health, Jul-Aug 2002; 8(4): 110-112.

62 Müller H, de Toledo FW, Resch KL et al. Fasting followed by vegetarian diet in patients with rheumatoid arthritis: a systematic review. Scand J Rheum 2001; 30(1): 1-10. Darlington LG, Ramsey NW, Mansfield JR. Placebo-controlled, blind study of dietary manipulation therapy in rheumatoid arthritis. Lancet 1986; 1(8475): 236-238.

63 Nenonen M, Törrönen R, Häkkinen AS et al. Antioxidants in vegan diet and rheumatic disorders. Toxicol 2000; 155(1-3): 45-53.

64 Leiba A, Armital H, Gershwin ME, Shoenfeld Y. Diet and Lupus 2001; 10(3): 246-248. McCarty MF. Upregulation of lymphocyte apoptosis as a strategy for preventing and treating autoimmune disorders: a role for whole-food vegan diets, fish oil, and dopamine agonists. Med Hypoth 2001; 57(2): 258-275.

65 Simopoulos AP. Omega-3 fatty acids in inflammation and autoimmune disease. J Am Coll Nutr 2002; 26(6): 495-405. Ergas D, Eilat E, Mendlovic S, Sthoeger ZM. n-3 fatty acids and the immune system in autoimmunity. Isr Med Assoc J 2002; 4(1): 34-38. Kelley DS. Modulation of human immune and inflammatory responses by dietary fatty acids. Nutr 2001; 17(7): 669-673.

66 Cantona MT. Vitamin D and autoimmunity: is vitamin D status an environmental factor affecting autoimmune disease prevalence? Proc Soc Exp Biol Med 2000; 223(3): 230–233. Merlino LA, Curtis J, Mikuls TR et al. Vitamin D intake is inversely associated with rheumatoid arthritis: results from the Iowa Women's Health Study. Arth & Rheum 2004; 50(1): 72–77. Oelzner P, Muller A, Deschner F et al. Relationship between disease activity and serum levels of vitamin D metabolites and PTH in rheumatoid arthritis. Calcif Tissue Int 1998; 62(3): 193–198. Muller K, Kriegbaum NJ, Baslund B et al. Vitamin D3 metabolism in patients with rheumatic diseases: low serum levels of 25-hydroxyvitamin D3 in patients with systemic lupus erythematosus. Clin Rheum 1995; 14(4): 397–400.

Glossar

Adenom: Ein benigner (gutartiger) Tumor im Epithelgewebe. Adenome können in vielen Organen entstehen und sich mit der Zeit zu einem malignen (bösartigen) Tumor entwickeln.

Akute Krankheit: Eine Krankheit, die plötzlich beginnt und meist nicht lange dauert.

Aminosäuren: Moleküle aus Stickstoff, Kohlenstoff und Sauerstoff. Als Bausteine der körpereigenen Proteine sind sie lebenswichtig für den Stoffwechsel. In der Natur gibt es zwanzig Aminosäuren; elf davon kann der menschliche Körper herstellen, die anderen neun müssen wir ihm mit dem Essen zuführen.

Anämie: Ein Mangel an roten Blutkörperchen, die Sauerstoff in die Körpergewebe transportieren.

Angiogenese: Das Wachstum neuer Blutgefäße aus bereits vorhandenen Blutgefäßen. Dies ist ein normaler Teil des Wachstums und der Entwicklung des Organismus sowie der Wundheilung. Die Angiogenese spielt aber auch eine fundamentale Rolle bei der Entwicklung gutartiger Tumoren zu bösartigen Tumoren.

Angiogenesehemmer: Eine Substanz, die die Angiogenese (das Wachstum neuer Blutgefäße) hemmt. Jeder solide Tumor braucht neue Blutgefäße, sobald er eine bestimmte Größe erreicht hat, um sich mit Nährstoffen zu versorgen. Angiogenesehemmer verlangsamen oder verhindern also das Tumorwachstum.

Antigen: Eine Substanz, die das Immunsystem veranlasst, Antikörper zu produzieren. Antigene können fremde Stoffe aus der Umwelt sein (Chemikalien, Bakterien, Viren, Pollen) oder im Körper entstehen.

Antioxidans: Eine Substanz, die Zellen vor schädlichen freien Radikalen schützt, indem sie diese neutralisiert oder stabilisiert. Antioxidanzien sind in Obst, Gemüse, Nüssen und Samen enthalten.

Apoptose: Ein Prozess, bei dem eine Zelle sich selbst zerstört (»programmierter Zelltod«). Auf diese Weise beseitigt der Körper geschädigte oder nicht benötigte Zellen.

Aromatasehemmer: Eine Substanz, die die Produktion des Hormons Östrogen hemmt oder verlangsamt. Aromatasehemmer werden oft eingesetzt, um östrogenabhängige Krebserkrankungen zu behandeln, zum Beispiel Eierstock- und Brustkrebs.

Glossar

Arteriosklerose: Ablagerungen an den Arterienwänden. Dort bilden sie einen dicken, harten Belag (Plaque), der den Blutstrom zum Herzen behindert und Brustschmerzen, Herzinfarkte und Schlaganfälle auslösen kann.

Beriberi: Eine Krankheit, deren Ursache ein Mangel an Thiamin (Vitamin B_1) ist. Sie kann das Herz-Kreislauf-System oder das Nervensystem schädigen und unbehandelt zum Tod führen. Diese Krankheit lässt sich verhindern, wenn wir reichlich Gemüse, Nüsse und Vollkorngetreide essen, die Vitamin B_1 enthalten.

B-Zellen: Lymphozyten (weiße Blutkörperchen), die beim Kampf des Immunsystems gegen Krankheitserreger eine wichtige Rolle spielen. B-Zellen haben vor allem die Aufgabe, Antikörper gegen Antigene herzustellen, anderen Blutkörperchen Antigene zu präsentieren und sich schließlich nach einer Aktivierung durch die Interaktion mit Antigenen zu Gedächtnis-B-Zellen zu entwickeln. B-Zellen sind ein unerlässlicher Bestandteil der spezifischen Immunabwehr.

Carotinoide: Natürliche Farbstoffe mit Nährstoffcharakter, die das Obst und Gemüse färben. Sie fungieren als Antioxidanzien und können vom Körper in lebenswichtige Vitamine umgewandelt werden.

Chronische Krankheit: Eine Krankheit, die lange dauert und meist langsam fortschreitet.

Crohnsche Krankheit (*Morbus Crohn*): Eine Entzündung des Verdauungstraktes. Diese Krankheit verursacht Unterleibsschmerzen oder Durchfall, der zu Nährstoffmängeln führen kann. Die genaue Ursache ist unbekannt; die Erkrankung hängt aber vermutlich mit einer Immunstörung zusammen.

Dendritische Zellen: Ein spezieller Zelltyp, der das Immunsystem reguliert. Diese Zellen können fremde Stoffe »einfangen«, die später von anderen Immunzellen zerstört werden.

DHA (englische Abkürzung für Docosahexaensäure): Eine Omega-3-Fettsäure, die für eine normale Gehirnfunktion und die Entwicklung des Nervensystems wichtig ist. Der Körper kann DHA aus Alpha-Linolensäure (in Samen und Grüngemüse enthalten) herstellen oder direkt Fisch oder speziellen Algen- oder Fischölkapseln entnehmen.

Endogenes Abfallprodukt: Ein Abfallprodukt, das im Körper selbst, im Gewebe oder in einer Zelle produziert wurde.

Entgiftung: Maßnahmen des Körpers, die seine Belastung mit Toxinen verringern. Dabei werden Reizstoffe in eine weniger schädliche Form überführt oder in eine Form, die leichter auszuscheiden ist. Auch die Beseitigung von Toxinen über den Schleim, den Urin oder durch die Haut ist Teil der Entgiftung.

Enzym: Eine Eiweißverbindung, die chemische Reaktionen beschleunigt, ohne dabei zerstört oder verändert zu werden.

EPA (englische Abkürzung für Eicosapentaensäure): Eine Omega-3-Fettsäure, die Entzündungen lindert, Krebs hemmt und Blutgefäße schützt. EPA ist in Fisch, Fischölkapseln und einer speziellen Hefe enthalten.

Epigenetische Veränderungen: Veränderungen im Inneren einer Zelle. Sie betreffen die Aktivitäten und die Expression der Gene, nicht aber den genetischen Code. Dennoch werden sie an mindestens eine folgende Generation weitergereicht. Epigenetische Veränderungen können durch Umweltfaktoren und andere äußere Faktoren ausgelöst und beeinflusst werden.

Exogene Abfallstoffe: Schädliche Substanzen, die von außerhalb auf den Organismus, die Zellen und das Gewebe eindringen (zum Beispiel Pestizide).

Flavonoide: Polyphenolverbindungen, die in der Natur häufig vorkommen. In buntem Obst und Gemüse wurden über 4000 Flavonoide entdeckt, die antivirale, antiallergische, entzündungshemmende, krebshemmende und antioxidative Wirkungen haben.

Freie Radikale: Atome oder Moleküle mit einer ungeraden Zahl von Elektronen. Das ungepaarte Elektron macht das freie Radikal instabil und reaktiv. Sobald sich freie Radikale gebildet haben, setzen sie eine Kettenreaktion in Gang, die wichtige Zellbestandteile (zum Beispiel die DNA) schädigen kann. Die Folge sind verschiedene Krankheiten einschließlich Krebs.

Gelenkarthrose: Eine häufige Gelenkerkrankung, bei der die Gelenke versteift, schmerzhaft und schwer zu bewegen sind.

Gen: Eine DNA-Sequenz, die bestimmte Proteine so codiert, dass diese die Eigenschaften eines Organismus bestimmen. Die in Genen gespeicherten Informationen werden von einer Generation an die nächste weitergegeben.

Glucosinolate (Senfölglykoside): Eine Gruppe schützender Phytochemikalien, die in Kreuzblütlern (Brokkoli, Weißkohl, Grünkohl, Blumenkohl usw.) vorkommen. Etwa 120 verschiedene Glucosinolate helfen dem Körper, Karzinogene zu beseitigen, und verleihen dem Kohlgemüse einen leicht bitteren Geschmack.

Halbvegetarier: Ein Mensch, der sich überwiegend vegetarisch ernährt, aber gelegentlich tierische Produkte (Fleisch, Geflügel, Fisch usw.) zu sich nimmt.

Herzkranzgefäße: Blutgefäße, die den Herzmuskel mit Blut versorgen.

Glossar

Homocystein: Ein Eiweiß, das bei der Synthese der Aminosäure Cystein als Zwischenprodukt entsteht. Der Homocysteingehalt des Blutes steigt als Folge von Nährstoffmangel (vor allem bei Mangel an Vitamin B_{12} oder Folat). Dieser Zustand wird mit Krankheiten der Herzkranzgefäße und mit Herzinfarkten in Zusammenhang gebracht.

Immungedächtnis: Die Fähigkeit des Immunsystems, einen Krankheitserreger zu erkennen und anzugreifen, dem es früher schon einmal begegnet ist. Wird der Körper von einem Krankheitserreger infiziert, den er früher abgewehrt hat, besitzt er eine angepasste Untergruppe von B-Zellen, die eine sehr spezifische und schnelle sekundäre Reaktion veranlassen. Das geschieht meist so schnell und effizient, dass wir von der erneuten Infektion gar nichts merken.

Interferon: Ein Eiweiß, das der Körper als Reaktion auf Krankheitserreger (Viren, Bakterien, Parasiten) oder Krebszellen herstellt. Es ermöglicht eine Kommunikation zwischen Zellen und löst eine Abwehrreaktion des Immunsystems aus, bei der eindringende Krankheitserreger vernichtet werden.

Isothiocynanate (ITC): Schwefelhaltige Phytochemikalien, die sich aus den Glucosinolaten im Kreuzblütengemüse bilden. ITC neutralisieren Karzinogene (krebserregende Substanzen), hemmen die Zellvermehrung und das Tumorwachstum und veranlassen die Vernichtung kranker Zellen.

Jodmangelsyndrom, angeborenes: Ein Geburtsfehler, dessen Ursache ein Mangel an Jod oder am Schilddrüsenhormon während der vorgeburtlichen Entwicklung ist. Typische Symptome sind Zwergwuchs und eine verzögerte geistige Entwicklung.

Karzinogen: Eine Substanz, die Krebs verursacht. Bekannte Karzinogene sind unter anderem Asbest, Arsen, Tabakrauch, Pestizide im Essen und schadstoffhaltige Kunststoffverpackungen. Karzinogene können sich auch beim Kochen bei hoher Temperatur bilden, etwa beim Grillen, Rösten und Braten.

Kehlkopfpapillome: Benigne (gutartige) Epitheltumoren des Kehlkopfes oder der oberen Atemwege. Die Ursache ist eine Infektion mit dem menschlichen Papillomavirus (englisch HPV).

Krebszellen: Zellen, die die Fähigkeit verloren haben, sich ordnungsgemäß zu teilen. Die Folgen ist eine ungezügelte oder schnelle Zellteilung und damit die Entstehung von Tumoren. Ein maligner (bösartiger) Tumor besteht aus einer Ansammlung von Krebszellen, die sich rasch teilen und sich mit der Zeit in andere Körperteile ausbreiten können.

Kropf: Eine Missbildung, deren Ursache Jodmangel ist. Dabei vergrößert sich die Schilddrüse. Die Schwellung ist vorne am Hals sichtbar.

Lymphozyten: Weiße Blutkörperchen, die vor allem für den Schutz vor Viren zuständig sind. Die drei Haupttypen von Lymphozyten sind T-Zellen, B-Zellen und natürliche Killerzellen (NK-Zellen).

Makronährstoffe: Fette, Kohlenhydrate und Proteine (Eiweiße), die Kalorien (Energie) liefern und die für das Wachstum und normale Körperfunktionen benötigt werden.

Makrophagen: Große Fresszellen, die Bakterien und andere fremde Substanzen in sich aufnehmen und vernichten. Sie sind Teil der Immunreaktion und helfen, Bakterien, Protozoen und Tumorzellen zu zerstören. Sie präsentieren Antigene und geben Substanzen ab, die andere Zellen des Immunsystems, zum Beispiel Neutrophile und T-Zellen, stimulieren, damit sie sich an der Immunreaktion beteiligen. Als Fresszellen beseitigen Makrophagen unbrauchbar gewordene Zellen und andere Abfallstoffe des Körpers.

Maligne: Die Neigung eines krankhaften Zustandes, vor allem eines Tumors, sich allmählich zu verschlimmern. Meist bezeichnet man mit diesem Wort einen bösartigen Tumor (Krebs), der sich in benachbarte Gewebe ausbreiten kann.

Meningitis: Eine potenziell gefährliche Infektion des Gehirns und des Rückenmarks. Eine bakterielle Meningitis ist gefährlicher als eine Virusmeningitis.

Methylierung: Der Transfer eines einfachen vieratomigen Moleküls (mit einem Kohlenstoffatom und drei Wasserstoffatomen, der »Methylgruppe«) auf eine Substanz. Der Transfer oder die Entfernung einer Methylgruppe verändert die DNA und wird mit Krebs in Zusammenhang gebracht.

Mikronährstoffe: Wichtige Substanzen im Essen, die der Körper für verschiedene Zwecke in kleinen Mengen braucht. Sie sind jedoch keine Energielieferanten. Zu den Mikronährstoffen gehören Mineralien, Vitamine und Phytochemikalien.

Mikroorganismen: Winzige lebende Organismen, zum Beispiel Bakterien, Pilze, Protozoen oder Viren. Es ist umstritten, ob Viren tatsächlich lebendig sind, da sie sich ohne Wirt nicht fortpflanzen können; dennoch gelten sie als Mikroorganismen.

Natürliche Killer-T-Zellen (NKT-Zellen): Spezielle T-Zellen, die an der Oberfläche Rezeptoren von NK-Zellen besitzen. Es sind keine NK-Zellen, aber sie teilen bestimmte Eigenschaften sowohl mit T-Zellen als auch mit NK-Zellen. Sie bilden Interferon und andere chemoattraktive Moleküle, die eine Immunreaktion auslösen.

Glossar

Natürliche Killerzellen (NK-Zellen): Lymphozyten (weiße Blutkörperchen), die Teil des Immunsystems sind. NK-Zellen spielen eine wichtige Rolle bei der Zerstörung abnormer (dysplastischer) Zellen, aus denen sich Tumoren und Krebs entwickeln können. Außerdem greifen sie Zellen an, die mit Viren infiziert sind. NK-Zellen unterscheiden infizierte Zellen und Tumorzellen von normalen, nicht infizierten Zellen, indem sie Mengenveränderungen eines Oberflächenmoleküls namens MHC (Haupthistokompatibilitätskomplex) erkennen. Aktivierte NK-Zellen setzen Zellgifte frei, die abnorme Zellen vernichten.

Neutrophile: Weiße Blutkörperchen, die gegen eingedrungene Krankheitserreger kämpfen. Sie sind mit winzigen Speicherkörnchen voller Enzyme gefüllt, die Mikroorganismen töten und verdauen, nachdem diese von den Neutrophilen eingeschlossen und verschlungen wurden. Wenn die Zahl der Neutrophilen im Blut steigt, ist dies ein Hinweis auf eine bakterielle Infektion. In deren Anfangsphase gehören die Neutrophilen zu den ersten Angreifern; sie hemmen vor allem Entzündungen.

Omega-3-Fettsäuren: Zu diesen Fettsäuren gehören unter anderem Alpha-Linolensäure (ALA), die im Gemüse sowie in Nüssen und Samen enthalten ist, sowie EPA und DHA, die vor allem im Fischöl vorkommen (der Körper kann sie jedoch auch aus ALA herstellen). Omega-3-Fettsäuren haben verschiedene gesundheitliche Vorteile und werden benötigt, damit das Immunsystem, das Gehirn sowie das Herz und die Gefäße optimal arbeiten.

Onkologe: Ein Arzt, der auf die Diagnose und Behandlung von Krebs spezialisiert ist.

Osteoporose: Eine häufige Knochenerkrankung, bei der Knochenmasse abgebaut wird und die Knochen allmählich brüchiger werden.

Pellagra: Eine Krankheit, die bei einem Mangel an Niacin (einem B-Vitamin) oder Tryptophan (einer Aminosäure) auftritt. Symptome sind Demenz, Durchfall und Hautkrankheiten. Pellagra kann sogar zum Tod führen.

Phenol: Eine chemische Verbindung in Pflanzen, die eine antioxidative Wirkung hat.

Phytochemikalien: Zahlreiche neu entdeckte Mikronährstoffe in pflanzlichen Nahrungsmitteln, die dem Körper helfen, sich gegen Krankheitserreger, Toxine und Karzinogene zu wehren.

Phytoöstrogene: Eine Gruppe von Chemikalien in Bohnen, Samenkernen und Getreide, die ähnliche Wirkungen wie das Hormon Östrogen hat.

Placebo: Ein inaktives Medikament oder eine Scheinbehandlung. Wird in wissenschaftlichen Studien benutzt, um standardmäßig ein echtes (experimentelles) Medikament oder eine (experimentelle) Therapie damit zu vergleichen.

Präbiotika: Nahrungsmittel oder Ergänzungsmittel, die das Wachstum von Probiotika fördern.

Probiotika: Bakterien, die dazu beitragen, das natürliche Gleichgewicht nützlicher Organismen (der Bakterienflora) im Darm zu bewahren.

Rachitis: Eine Krankheit, deren Ursache Vitamin-D-, Kalzium- oder Phosphatmangel ist. Jeder dieser Mangelzustände, vor allem ihr gleichzeitiges Auftreten, führt zu Skelettstörungen und anderen Symptomen.

Schleimstoff: Eine dicke, klebrige Substanz, die die meisten Pflanzen produzieren.

Skorbut: Eine Krankheit, deren Ursache Vitamin-C-Mangel ist. Skorbut kann zu allgemeiner Schwäche, Anämie, Zahnfleischerkrankungen und Hautblutungen führen.

Standardkost, westliche: Die Ernährungsweise vieler Menschen in den entwickelten Ländern, vor allem in Nordamerika und Europa. Typisches Merkmal ist der Konsum von tierischen Produkten, Süßigkeiten, Speiseölen, fettreichen Nahrungsmitteln und industriell verarbeiteten Nahrungsmitteln in großen Mengen. Diese Standardkost wird mit Herzkrankheiten und Krebs in Zusammenhang gebracht.

Sterberate: Ein Maß für die Zahl der Todesfälle in einer Bevölkerungsgruppe.

Streptokokkus pneumoniae: Eine Bakterie, die Lungenentzündung, Mittelohrentzündung und Meningitis verursachen kann.

T-Zellen oder T-Lymphozyten: Weiße Blutkörperchen, die bei der zellvermittelten Immunabwehr eine wichtige Rolle spielen. Das T steht für Thymus, das Organ, das hauptsächlich für die Reifung der T-Zellen verantwortlich ist. Man hat mehrere Untergruppen von T-Zellen entdeckt, jede mit ihrer eigenen Aufgabe. Zu den T-Zellen gehören unter anderem die Gedächtnis-T-Zellen, die sich an frühere Antigene und Krankheiten erinnern, zytotoxische T-Zellen, die Viren und abnorme Zellen vernichten, sowie Helfer- und Unterdrückerzellen, die die Immunreaktion steuern, indem sie die Bildung von B-Zellen und Makrophagen veranlassen.

Virulenz: Die »Ansteckungskraft«, also das krankheitserregende Potenzial eines Erregers. Gemessen wird sie anhand der Todesrate und/oder der Fähigkeit des Erregers, in die Gewebe des Wirtes einzudringen und Krankheiten auszulösen.

Zervikale Dysplasie: Abnorme Veränderungen in den Zellen am Gewebe des Gebärmutterhalses (der Zervix), der in die Vagina mündet. Obwohl diese Zellveränderungen kein Krebs sind, können sie zu Krebs führen, wenn man sie nicht behandelt oder entfernt.

Register

A
Abramson, John 43
Acaibeeren. 79
Aids *siehe* HIV
Algen 155–157
Allergien 12, 28, 61, 87, 146, 147, 156
Allium 24
Allylsulfid 24
Alpha-Carotin. 21–24, 32, 39, 113
Alpha-Liponsäure 21, 89
Alterung 22, 67, 99, 121, 152
Alzheimer-Krankheit 122, 156
Aminosäuren 117, 120, 123–124, 137
Ananas 160, 171
angereicherte Nahrungsmittel 27, 28, 100, 142–143
Angiogenese. . . 33, 45, 64, 72–77, 100, 122
Angiotensin-Rezeptorenblocker (ARB) .45
Anthocyane 21, 24, 77, 79, 103
antibakterielle Substanzen. 89
Antibiotika 9, 12–13, 35, 47, 66, 85–91, 101, 146–148, 163, 167
Antihistaminika 12, 93, 98
Antioxidanzien 21, 22–23, 64, 66–67, 76, 77–78, 80, 81, 97, 104, 107, 112, 114, 116, 118, 141, 145, 151, 155, 160–161, 162
antivirale Substanzen 55, 100
Äpfel 32, 158, 160
Apoptose. 26
ARE 67
Aromatase 33, 71, 79
Aspirin 93–94
Asthma 55, 61, 87, 144
Aubergine 103, 160
Autoimmunkrankheiten 28, 54, 70, 90, 147, 156, 161–166
Avocados 32, 114, 137, 160

B
Bakterien, gesunde 109, 146–148
Ballaststoffe 32, 89, 108, 109–112, 115, 116, 136, 146–147, 155,
Bananen .32
Barsamian, Aram. 16

Beeren . . . 19, 32, 60,72, 74, 75, 77–79, 81, 82, 99–100, 103, 105, 109–110, 111, 114, 125, 127, 158, 160–161, 164
Betablocker 45–46
Beta-Carotin. . 21–23, 32, 39, 113, 141–142
Betalaine 24
Bimi 69
Bioflavonoide 21, 24, 38, 114, 165
Bioprodukte 160–161
Black, Debra 163–164
Blumenkohl siehe auch Kohl . 32, 63, 69, 109, 127
Bluthochdruck 45–47, 116, 148–149
Body-Mass-Index (BMI) 120, 138
Bohnen und andere Hülsenfrüchte . . 27, 31, 32–33, 34, 40, 75, 82, 101–102, 109–111, 115, 116, 118, 124–127, 136–137, 143, 144, 148, 151, 153, 154, 164, 167–169
Boller, Emily 7–8
Brokkoli 24, 32, 63, 64, 69, 81, 102, 127, 143, 165
Brombeeren 32, 60, 79
Bronchitis 7, 85–86, 92
Brustkrebs 10, 12–13, 31, 70–71, 79, 81, 87, 121–122, 143–144, 153, 155, 157

C
Carotine siehe auch Alpha-Carotin und Beta-Carotin 21, 23, 38, 113, 141
Chlorogensäure 151
Cholesterin 59, 75, 81, 107, 114
Colitis ulcerosa 161
Crohn-Krankheit 137, 161

D
Dampfinhalation 95, 104, 105
Demenz 19, 40, 82, 122
dendritische Zellen 72
Depressionen 55, 78, 156
DHA (Docosahexaensäure) 113, 155–158, 165
Diabetes 7, 44, 47, 54–55, 77, 107, 109, 114, 116, 121, 122, 151–152, 157,

Dickdarmkrebs . . 65, 70–71, 78–79, 88–89, 121, 122, 144, 155
DIM (Diindolylmethan) 65–66
Dr. Fuhrmans Nahrungsmittelpyramide 33
Dr. Fuhrmans Tabelle der Nährstoffdichten 32
DrFuhrman.com 161, 180

E
Echinacea 98–99, 105
Edamame 102, 143, 154
Eier 32, 117, 128
Eierstockkrebs 61, 76, 154
Eisen 32, 80, 81, 145–146
Eiweiß 17, 24–26, 28, 80–81, 108, 113, 114, 115, 117–124, 126, 131, 133, 136–137, 154, 156
Ellagtannine 114
Ellagsäure 79
Entgiftung 25, 64, 67, 76, 135–136, 152, 164
EPA (Eicosapentaensäure) . . 155–157, 165
Erbsen 143, 160
Erdbeeren 161
Ergänzungsmittel 20, 23, 59, 99, 120, 134, 140–141, 144, 146–147, 157, 158, 164–165
Erkältungen 17, 85–106, 138,

F
Fast Food 28, 128, 147
fermentierte Nahrungsmittel 146
Fett im Essen siehe auch Omega-5-Fettsäuren 25, 29, 32, 40, 75, 99, 108, 113–114, 115, 117, 124, 126, 128, 137, 159
Fettleibigkeit siehe auch Gewichtsabnahme 28, 44, 73, 117, 125
Fieber 41, 92, 94, 105
Fisch . . . 100, 128, 132, 134, 155–159, 169
Fischöl 113, 155, 157–158
Flavonoide . . 21, 24, 38, 72, 103, 105, 114, 116, 165
Flavonole und Glucosinolate . . 24, 33, 68
Folat 22, 32, 38, 142–145
Folsäure 140, 142–145
freie Radikale . . 19, 22, 25, 81, 89, 114, 118, 123, 139
Fruchtsäfte 107, 110, 112

G
Gebärmutterhalskrebs 66, 153, 154
gebratene Nahrungsmittel 126
Gelbwurz 75, 98
Gerste 110, 111
Gewicht halten 75, 90, 114, 137
Gewichtsabnahme . . 43, 114, 116, 133, 152
Ginseng 98
Glucosinolate 33, 68
glykämische Last (GL) 109–110
glykämischer Index (GI) . . . 109–110, 112
Gojibeeren 79
Granatapfel(saft) . 19, 32, 60, 76–79, 81, 82, 104, 125, 127
Grapefruit 160
Grippe siehe auch Erkältungen . 8, 11, 14, 15, 37, 38, 39, 41, 48–49, 54–57, 85–106, 147
Grippeimpfung 48, 50–55
Grüngemüse 19, 22, 23, 30–31, 40, 60, 63, 64, 66, 67, 69, 70, 71, 72, 74, 75, 82, 108, 115, 118, 125–126, 144, 145, 155, 156, 164, 165, 167, 168
Grünkohl siehe auch Kohl . 32, 63, 69, 81, 102, 127, 160, 165
Grüntee 71, 75
Guillain-Barré-Syndrom 51, 53
Gurken 32

H
Hafer, Haferflocken 32, 110, 111, 128
Hanfsamen 32, 127, 137, 155
Harnwege, Infekte 12, 87
Hefen 90, 99, 146, 147
Heidelbeeren 32, 79, 109, 151, 160
Helicobacter pylori 66, 150
Hepatitis 66
Herpes 39, 100
Herzkrankheiten 7, 31, 40, 42, 44, 46, 61, 67, 108, 109, 114, 115, 116, 132, 135, 138, 141, 145, 148, 156
Himbeeren 32, 79
Hirse 110, 111
HIV 38, 66, 100
Holunderbeeren 79, 103, 104, 105
Homöopathie 96–97
Huhn . . . 20, 32, 40, 95, 104, 105, 128, 170
Hustenmittel 92–93

Register

I

Ibuprofen 93–94, 105
Indischer Senf. 127
Indole. 24
industriell verarbeitete Lebensmittel . 10, 20, 27, 28, 34, 36, 42, 107, 126, 148, 150, 154, 169
Infektionskrankheiten . . 9, 35, 37, 38, 41, 42, 102
Influenza *siehe* Grippe
Ingwer 75, 165
Inhalationsgeräte. 95
Insulin 44, 75, 120, 121, 151
insulinähnlicher Wachstumsfaktor (IGF-3) 120
Interferon 65
Isoflavone 24, 153
Isothiocynanate (ITC). 64–69, 72

J

Jod 27, 134, 139

K

Kaffee. 135, 151–152
Kalmegh (Andrographis paniculata). . .98
kalziumreiche Nahrungsmittel . . .81, 149
Kaminski, Laura 11–12
Kartoffeln . . 32, 34, 40, 109, 110, 111, 112, 114, 160
Käse *siehe auch* Milchprodukte 20, 40, 126, 128, 154
Kehlkopfpapillom 66
Kichererbsen 143
Kirschen 32, 103, 125, 160
Kiwi 160
Knoblauch. 76–77, 81, 99, 104, 150
Knochen, gesunde 120
Kohl. 32, 63, 64, 65, 69, 81
Kopfsalat. 81, 125, 127, 160
Körperfett siehe auch Fettleibigkeit und Gewichtsabnahme 44, 73, 108, 115, 156
Kupfer 32, 145
Kürbis. 24, 111
Kürbiskerne 81, 101

L

Langlebigkeit, Lebenserwartung . 11, 120, 123
Lauch. 76

Leinsamen. . 32, 75, 80, 116, 137, 155, 156, 158
Leukämie 78, 145, 158
Lignane. 21, 24, 80, 114, 155
Liminoide 24
Limonaden 20, 107, 126
Linsen 110, 111, 119, 143, 151
Lungenentzündung 9, 17, 40, 48, 57, 66, 93, 101
Lungenkrebs 45, 141
Lupus erythematodes 70, 161–166
Lutein. 21, 32, 38, 141
Lycopin. 21, 32, 38–39, 113, 141
Lymphom 59, 87, 158

M

Magen-Darm-Trakt 49, 89–90
Magenkrebs . . 31, 66, 71, 77, 149–150, 158
Mais 32, 110, 111, 119, 158, 160
Makronährstoffe siehe auch Fett, Eiweiß. 17, 26, 28, 29, 30, 67, 108, 112, 113
Mandeln .32
Mangelkrankheiten 27–28
Mango 160
Mangold 24, 32, 127
Markstammkohl siehe auch Kohl 24, 32, 69, 81, 127, 180
medizinische Versorgung 11, 42
Meerrettich 69
Meersalz 150
Menüs 60, 136, 167–176
Mikronährstoffe . 14, 17, 19, 20, 23, 25–27, 28, 29–31, 36–37, 38–40, 62–64, 66, 69, 76, 82–83, 107, 108, 109, 110, 111, 123, 125, 135, 154, 162
Milchprodukte 117, 126, 159
Mittelmeerkost 116
moderne Ernährung. . . 20, 22, 24, 75, 123
Möhren. 23, 24, 32, 81, 127
Mundkrebs 79
Myrosinase 68–69

N

Nährstoffdichte. 32, 111, 116, 127
nährstoffreiche Kost *siehe auch* Supernahrungsmittel 19, 23, 28, 34, 36–39, 55, 61, 69, 82, 89, 104, 107, 109, 125, 137, 150, 151, 158, 165, 167

Nakajima, Hiroshi 35
Nieren 53, 78, 88, 119, 136
Nrf0 66–67
Nudeln 20, 25, 32, 34, 40, 109, 110, 111, 112, 126, 128
Nüsse 31, 32, 33, 34, 39, 40, 49, 80, 82, 99, 102, 109, 113, 114–115, 116–117, 118, 125, 126, 127, 133, 137, 154, 155–156, 168–169
Obst . . 22, 30, 31, 33–34, 39–40, 49, 57, 69, 72, 79, 97, 104, 109, 111, 116, 125, 128, 132, 141, 154, 158–160, 168–169
Olivenöl 32, 115–116, 128
Omega-5-Fettsäuren . . . 75, 80–81, 113, 131, 134, 137, 154, 155–158
Omega-8-Fettsäuren 113, 155
Orangen 24, 27, 32, 125
Organosulfide 24, 33
Osteoporose 27, 119, 138, 149
Overdosed America 43

P
Pak Choi 24, 32, 69, 127
Pankreaskrebs 65
Papillome 66
Paprika(schoten) 75, 127, 160
Paracetamol 94–95, 105
Pektin 21, 24
Pestizide 158–161
Pflaumen 32, 125, 160
Pharyngitis 86, 92
Phenolsäuren 21
Phenylethyl-Isothiocyanat (PEITC) . . .65
Phytoöstrogene 151, 153
Pinienkerne 101, 137
Pistazien .32
Platt, Cheryl 163
Polyphenole 21, 77, 79, 114
Probiotika 89, 104, 109, 146–148, 165
Prostatakrebs 65, 77, 122, 124, 144, 153–154
Psoriasis 161

Q
Quercetin 21, 165
Quinoa 111
Quitte 75

R
Resveratrol 33, 75, 99–100
Rettich 69
rheumatoide Arthritis 161
Riboflavin 32, 38–39
Ricci, Diana 41
Rindfleisch 128, 159
ROS (reaktive Sauerstoffspezies) 67
Rosenkohl 32, 64, 69, 81, 127, 143
Rüben 69, 127
Rucola 32, 69, 81, 127
Rutin 21

S
Salatsoßen 117
Salz 43, 45, 96, 119, 131, 136, 139, 142, 148–150, 154, 165
Samenkerne 80–81, 114, 125, 155
SARS 9–10
Schlaganfall 49
Schwangerschaft 87, 143
Selen 22, 32, 38–39, 80, 117
Sellerie 160
Sesamsamen 80–81, 101, 116
Sieben-Tage-Adventisten (Studie) 132–133
Sinusitis 86, 92
Sojabohnen 75, 102, 124, 137, 151, 153–154
Sonnenblumenkerne . 32, 80–81, 102, 119, 127, 137, 151
Spargel 24, 32, 127, 143, 160
Speiseröhrenkrebs 76
Spinat 32, 75, 119, 127, 143, 160
Sport 113, 117–120, 138–139, 168
Stanole 115
Steckrüben 63
Sterine 24, 33, 114–115
Sulforaphan 64
Supernahrungsmittel . . 26, 60–61, 70, 75, 77, 79–82, 126–127
Suppenrezepte 95
Süßkartoffeln 110–111, 160
Süßstoffe 34, 112, 126, 128
Tannine 77, 114

T
Taurin 137
Tempeh 124, 154
Terpene (Isoprenoide) 24
Tofu 32, 124, 154

Tomaten 32, 75, 81, 111, 125, 127
Toxine 22, 25, 44, 59, 63, 154, 156, 158, 162
Tragant .... .98
Transkriptionsfaktor. 66-67
Trigonellin 151
Tyrosolester .... .24

V
vegane Kost 124, 134, 162, 165
verarbeitete Nahrungsmittel siehe industriell verarbeitete Lebensmittel Verdampfer .... .95
Vitamin A .... .32, 140-142
Vitamin B12 ....
   32, 134, 139
Vitamin C .. 19, 22, 32, 40, 67, 97-98,105
Vitamin D 40, 54, 102, 104, 134, 139
Vitamin E 19, 22, 32, 39, 67, 80-81, 140-141
Vitamin K 33, 89
Vitamine siehe einzelne Vitamine

W
Wacholder .... .98

Wachstumshormon (GH) 120-122
Walnüsse 32, 114, 116, 137, 155, 156
Warzen .... .66
Wassermelonen in den
   »Clean Fifteen« 160
Weintrauben 32, 75, 99, 103, 127, 158, 160
Weißbrot und andere
   Feinmehlprodukte . . 20, 32, 107, 109, 112
Weizen .... .32, 110-112, 165
Westfall, Ondria 167
Wildbrokkoli .... .69

Z
Zabransky, Irene .... .60
Zeaxanthin 21, 32
zervikale Dysplasie .... .66
Zimt .... .75
Zink ..... .81, 100-102, 104-105, 134, 139
Zwiebeln . 19, 32, 60, 72, 74-77, 81-82, 99, 127, 150, 160, 164, 167

Danksagung

Ich möchte meinem hart arbeitenden, professionellen Team meine Anerkennung aussprechen: Linda Popescu, einer examinierten Diätassistentin, die mir bei meinen Nährwertberechnungen und nährstoffreichen Rezepten hilft; Dr. phil. Deana Ferreri, einer Forscherin, die mit mir Forschungsergeb- nisse analysiert; Jay Benson, Doktor der Osteopathie, der Überstunden mach- te, um mir Arbeit abzunehmen, sodass ich dieses Buch rechtzeitig beenden konnte; Christine Waltermyer, die meine Rezepte ausprobierte und ihnen den letzten Schliff gab. Außerdem danke ich meinem Team bei Dr-Fuhrman. com: Janice Marra, Dominic Ambrosio und Elijah Lynn – sie alle arbeiten un- ermüdlich und voller Begeisterung.